中国古医籍整理丛书

内经评文素问

清·周学海 撰

邹纯朴 薛 辉 李海峰 校注

中国中医药出版社
·北 京·

图书在版编目（CIP）数据

内经评文素问/（清）周学海撰；邹纯朴，薛辉，李海峰
校注.—北京：中国中医药出版社，2015.1（2024.7重印）
（中国古医籍整理丛书）
ISBN 978 - 7 - 5132 - 2220 - 4

Ⅰ.①内… Ⅱ.①周… ②邹… ③薛… ④李…
Ⅲ.①《内经》–研究 Ⅳ.①R221

中国版本图书馆 CIP 数据核字（2014）第 289277 号

中国中医药出版社出版
北京经济技术开发区科创十三街 31 号院二区 8 号楼
邮政编码 100176
传真 010 64405721
北京盛通印刷股份有限公司印刷
各地新华书店经销
*
开本 710 × 1000 1/16 印张 21.25 字数 159 千字
2015 年 1 月第 1 版 2024 年 7 月第 2 次印刷
书 号 ISBN 978 - 7 - 5132 - 2220 - 4
*
定价 60.00 元
网址 www.cptcm.com

如有印装质量问题请与本社出版部调换
版权专有 侵权必究
服务热线 010 64405510
购书热线 010 64065415 010 64065413
微信服务号 zgzyycbs
书店网址 csln.net/qksd/
官方微博 http：//e.weibo.com/cptcm
淘宝天猫网址 http：//zgzyycbs.tmall.com

项目专家组

顾　问　马继兴　张灿玾　李经纬

组　长　余瀛鳌

成　员　李致忠　钱超尘　段逸山　严世芸　鲁兆麟

　　　　郑金生　林端宜　欧阳兵　高文柱　柳长华

　　　　王振国　王旭东　崔　蒙　严季澜　黄龙祥

　　　　陈勇毅　张志清

项目办公室（组织工作委员会办公室）

主　任　王振国　王思成

副主任　王振宇　刘群峰　陈榕虎　杨振宁　朱毓梅

　　　　刘更生　华中健

成　员　陈丽娜　邱　岳　王　庆　王　鹏　王春燕

　　　　郭瑞华　宋咏梅　周　扬　范　磊　张永泰

　　　　罗海鹰　王　爽　王　捷　贺晓路　熊智波

秘　书　张丰聪

前 言

中医药古籍是传承中华优秀文化的重要载体，也是中医学传承数千年的知识宝库，凝聚着中华民族特有的精神价值、思维方法、生命理论和医疗经验，不仅对于传承中医学术具有重要的历史价值，更是现代中医药科技创新和学术进步的源头和根基。保护和利用好中医药古籍，是弘扬中国优秀传统文化、传承中医学术的必由之路，事关中医药事业发展全局。

1949年以来，在政府的大力支持和推动下，开展了系统的中医药古籍整理研究。1958年，国务院科学规划委员会古籍整理出版规划小组在北京成立，负责指导全国的古籍整理出版工作。1982年，国务院古籍整理出版规划小组召开全国古籍整理出版规划会议，制定了《古籍整理出版规划（1982—1990）》，卫生部先后下达了两批200余种中医古籍整理任务，掀起了中医古籍整理研究的新高潮，对中医文化与学术的弘扬、传承和发展，发挥了极其重要的作用，产生了不可估量的深远影响。

2007年《国务院办公厅关于进一步加强古籍保护工作的意见》明确提出进一步加强古籍整理、出版和研究利用，以及

"保护为主、抢救第一、合理利用、加强管理"的方针。2009年《国务院关于扶持和促进中医药事业发展的若干意见》指出，要"开展中医药古籍普查登记，建立综合信息数据库和珍贵古籍名录，加强整理、出版、研究和利用"。《中医药创新发展规划纲要（2006—2020）》强调继承与创新并重，推动中医药传承与创新发展。

2003～2010年，国家财政多次立项支持中国中医科学院开展针对性中医药古籍抢救保护工作，在中国中医科学院图书馆设立全国唯一的行业古籍保护中心，影印抢救濒危珍本、孤本中医古籍1640余种；整理发布《中国中医古籍总目》；遴选351种孤本收入《中医古籍孤本大全》影印出版；开展了海外中医古籍目录调研和孤本回归工作，收集了11个国家和2个地区137个图书馆的240余种书目，基本摸清流失海外的中医古籍现状，确定国内失传的中医药古籍共有220种，复制出版海外所藏中医药古籍133种。2010年，国家财政部、国家中医药管理局设立"中医药古籍保护与利用能力建设项目"，资助整理400余种中医药古籍，并着眼于加强中医药古籍保护和研究机构建设，培养中医古籍整理研究的后备人才，全面提高中医药古籍保护与利用能力。

在此，国家中医药管理局成立了中医药古籍保护和利用专家组和项目办公室，专家组负责项目指导、咨询、质量把关，项目办公室负责实施过程的统筹协调。专家组成员对古籍整理研究具有丰富的经验，有的专家从事古籍整理研究长达70余年，深知中医药古籍整理研究的重要性、艰巨性与复杂性，履行职责认真务实。专家组从书目确定、版本选择、点校、注释等各方面，为项目实施提供了强有力的专业指导。老一辈专家的学术水平和智慧，是项目成功的重要保证。项目承担单位山东中医药大学、南京中医药大学、上海中医药大学、福建中医药大学、浙江省中医药研究院、陕西省中医药研究院、河南省中医药研究院、辽宁中医药大学、成都中医药大学及所在省市中医药管理部门精心组织，充分发挥区域间互补协作的优势，并得到承担项目出版工作的中国中医药出版社大力配合，全面推进中医药古籍保护与利用网络体系的构建和人才队伍建设，使一批有志于中医学术传承与古籍整理工作的人才凝聚在一起，研究队伍日益壮大，研究水平不断提高。

本着"抢救、保护、发掘、利用"的理念，该项目重点选择近60年未曾出版的重要古医籍，综合考虑所选古籍的保护价值、学术价值和实用价值。400余种中医药古籍涵盖了医经、基础理论、诊法、伤寒金匮、温病、本草、方书、内科、外科、女科、儿科、伤科、眼科、咽喉口齿、针灸推拿、养生、医案医话医论、医史、临证综合等门类，跨越唐、宋、金元、明以迄清末。全部古籍均按照项目办公室组织完成的行业标准《中医古籍整理规范》及《中医药古籍整理细则》进行整理校注，绝大多数中医药古籍是第一次校注出版，一批孤本、稿本、抄本更是首次整理面世。对一些重要学术问题的研究成果，则集中收录于各书的"校注说明"或"校注后记"中。

"既出书又出人"是本项目追求的目标。近年来，中医药古籍整理工作形势严峻，老一辈逐渐退出，新一代普遍存在整理研究古籍的经验不足、专业思想不坚定等问题，使中医古籍整理面临人才流失严重、青黄不接的局面。通过本项目实施，搭建平台，完善机制，培养队伍，提升能力，经过近5年的建设，锻炼了一批优秀人才，老中青三代齐聚一堂，有效地稳定了研究队伍，为中医药古籍整理工作的开展和中医文化与学术的传承提供必备的知识和人才储备。

本项目的实施与《中国古医籍整理丛书》的出版，对于加强中医药古籍文献研究队伍建设、建立古籍研究平台，提高古籍整理水平均具有积极的推动作用，对弘扬我国优秀传统文化，推进中医药继承创新，进一步发挥中医药服务民众的养生保健与防病治病作用将产生深远影响。

第九届、第十届全国人大常委会副委员长许嘉璐先生，国家卫生计生委副主任、国家中医药管理局局长、中华中医药学会会长王国强先生，我国著名医史文献专家、中国中医科学院马继兴先生在百忙之中为丛书作序，我们深表敬意和感谢。

由于参与校注整理工作的人员较多，水平不一，诸多方面尚未臻完善，希望专家、读者不吝赐教。

国家中医药管理局中医药古籍保护与利用能力建设项目办公室
二〇一四年十二月

许 序

　　"中医"之名立，迄今不逾百年，所以冠以"中"字者，以别于"洋"与"西"也。慎思之，明辨之，斯名之出，无奈耳，或亦时人不甘泯没而特标其犹在之举也。

　　前此，祖传医术（今世方称为"学"）绵延数千载，救民无数；华夏屡遭时疫，皆仰之以度困厄。中华民族之未如印第安遭染殖民者所携疾病而族灭者，中医之功也。

　　医兴则国兴，国强则医强。百年运衰，岂但国土肢解，五千年文明亦不得全，非遭泯灭，即蒙冤扭曲。西方医学以其捷便速效，始则为传教之利器，继则以"科学"之冕畅行于中华。中医虽为内外所夹击，斥之为蒙昧，为伪医，然四亿同胞衣食不保，得获西医之益者甚寡，中医犹为人民之所赖。虽然，中国医学日益陵替，乃不可免，势使之然也。呜呼！覆巢之下安有完卵？

　　嗣后，国家新生，中医旋即得以重振，与西医并举，探寻结合之路。今也，中华诸多文化，自民俗、礼仪、工艺、戏曲、历史、文学，以至伦理、信仰，皆渐复起，中国医学之兴乃属必然。

迄今中医犹为国家医疗系统之辅，城市尤甚。何哉？盖一则西医赖声、光、电技术而于20世纪发展极速，中医则难见其进。二则国人惊羡西医之"立竿见影"，遂以为其事事胜于中医。然西医已自觉将入绝境：其若干医法正负效应相若，甚或负远逾于正；研究医理者，渐知人乃一整体，心、身非如中世纪所认定为二对立物，且人体亦非宇宙之中心，仅为其一小单位，与宇宙万象万物息息相关。认识至此，其已向中国医学之理念"靠拢"矣，虽彼未必知中国医学何如也。唯其不知中国医理何如，纯由其实践而有所悟，益以证中国之认识人体不为伪，亦不为玄虚。然国人知此趋向者，几人？

国医欲再现宋明清高峰，成国中主流医学，则一须继承，一须创新。继承则必深研原典，激清汰浊，复吸纳西医及我藏、蒙、维、回、苗、彝诸民族医术之精华；创新之道，在于今之科技，既用其器，亦参照其道，反思己之医理，审问之，笃行之，深化之，普及之，于普及中认知人体及环境古今之异，以建成当代国医理论。欲达于斯境，或需百年欤？予恐西医既已醒悟，若加力吸收中医精粹，促中医西医深度结合，形成21世纪之新医学，届时"制高点"将在何方？国人于此转折之机，能不忧虑而奋力乎？

予所谓深研之原典，非指一二习见之书、千古权威之作；就医界整体言之，所传所承自应为医籍之全部。盖后世名医所著，乃其秉诸前人所述，总结终生行医用药经验所得，自当已成今世、后世之要籍。

盛世修典，信然。盖典籍得修，方可言传言承。虽前此50余载已启医籍整理、出版之役，惜旋即中辍。阅20载再兴整理、出版之潮，世所罕见之要籍千余部陆续问世，洋洋大观。

今复有"中医药古籍保护与利用能力建设"之工程，集九省市专家，历经五载，董理出版自唐迄清医籍，都400余种，凡中医之基础医理、伤寒、温病及各科诊治、医案医话、推拿本草，俱涵盖之。

嘻！璐既知此，能不胜其悦乎？汇集刻印医籍，自古有之，然孰与今世之盛且精也！自今而后，中国医家及患者，得览斯典，当于前人益敬而畏之矣。中华民族之屡经灾难而益蕃，乃至未来之永续，端赖之也，自今以往岂可不后出转精乎？典籍既蜂出矣，余则有望于来者。

谨序。

第九届、十届全国人大常委会副委员长

许嘉璐

二○一四年冬

王 序

中医学是中华民族在长期生产生活实践中，在与疾病作斗争中逐步形成并不断丰富发展的医学科学，是中国古代科学的瑰宝，为中华民族的繁衍昌盛作出了巨大贡献，对世界文明进步产生了积极影响。时至今日，中医学作为我国医学的特色和重要医药卫生资源，与西医学相互补充、相互促进、协调发展，共同担负着维护和促进人民健康的任务，已成为我国医药卫生事业的重要特征和显著优势。

中医药古籍在存世的中华古籍中占有相当重要的比重，不仅是中医学术传承数千年最为重要的知识载体，也是中医为中华民族繁衍昌盛发挥重要作用的历史见证。中医药典籍不仅承载着中医的学术经验，而且蕴含着中华民族优秀的思想文化，凝聚着中华民族的聪明智慧，是祖先留给我们的宝贵物质财富和精神财富。加强对中医药古籍的保护与利用，既是中医学发展的需要，也是传承中华文化的迫切要求，更是历史赋予我们的责任。

2010 年，国家中医药管理局启动了中医药古籍保护与利用能力建设项目。这既是传承中医药的重要工程，也是弘扬优秀民族文化的重要举措，不仅能够全面推进中医药的有效继承和创新发展，为维护人民健康作出贡献，也能够彰显中华民族的璀璨文化，为实现中华民族伟大复兴的中国梦作出贡献。

相信这项工作一定能造福当今，嘉惠后世，福泽绵长。

国家卫生和计划生育委员会副主任

国家中医药管理局局长

中华中医药学会会长

王国强

二〇一四年十二月

王序

二

马 序

新中国成立以来，党和国家高度重视中医药事业发展，重视古籍的保护、整理和研究工作。自 1958 年始，国务院先后成立了三届古籍整理出版规划小组，分别由齐燕铭、李一氓、匡亚明担任组长，主持制定了《整理和出版古籍十年规划（1962—1972）》《古籍整理出版规划（1982—1990）》《中国古籍整理出版十年规划和"八五"计划（1991—2000）》等，而第三次规划中医药古籍整理即纳入其中。1982 年 9 月，卫生部下发《1982—1990 年中医古籍整理出版规划》，1983 年 1 月，中医古籍整理出版办公室正式成立，保证了中医古籍整理出版规划的实施。2002 年 2 月，《国家古籍整理出版"十五"（2001—2005）重点规划》经新闻出版署和全国古籍整理出版规划领导小组批准，颁布实施。其后，又陆续制定了国家古籍整理出版"十一五"和"十二五"重点规划。国家财政多次立项支持中国中医科学院开展针对性中医药古籍抢救保护工作，文化部在中国中医科学院图书馆专门设立全国唯一的行业古籍保护中心，国家先后投入中医药古籍保护专项经费超过 3000 万元，影印抢救濒危珍、善、孤本中医古籍 1640 余种，开展了海外中医古籍目录调研和孤本回归工作。2010 年，国家财政部、国家中医药管理局安排国家公共卫生专项资金，设立了"中医药古籍保护与利用能力建设项目"，这是继 1982～1986 年第一批、第二批重要中医药古籍整理之后的又一次大规模古籍整理工程，重点整理新中国成立后未曾出版的重要古籍，目标是形成并普及规范的通行本、传世本。

为保证项目的顺利实施，项目组特别成立了专家组，承担咨询和技术指导，以及古籍出版之前的审定工作。专家组中的许多成员虽逾古稀之年，但老骥伏枥，孜孜不倦，不仅对项目进行宏观指导和质量把关，更重要的是通过古籍整理，以老带新，言传身教，培养一批中医药古籍整理研究的后备人才，促进了中医药古籍保护和研究机构建设，全面提升了我国中医药古籍保护与利用能力。

作为项目组顾问之一，我深感中医药古籍保护、抢救与整理工作的重要性和紧迫性，也深知传承中医药古籍整理经验任重而道远。令人欣慰的是，在项目实施过程中，我看到了老中青三代的紧密衔接，看到了大家的坚持和努力，看到了年轻一代的成长。相信中医药古籍整理工作的将来会越来越好，中医药学的发展会越来越好。

欣喜之余，以是为序。

中国中医科学院研究员

马继兴

二〇一四年十二月

校注说明

　　《内经评文》分为《内经评文素问》与《内经评文灵枢》两部分，为清·周学海所撰。周学海，字澄之。生于1856年，卒于1906年，安徽建德人（今东至县），清代著名医学家。他对中医学的重要贡献在于校勘评注古医籍，辑为丛书，推广流传。其主要著作收于《周氏医学丛书》。

　　《内经评文》于清光绪二十四年（1898）初刻完成，分《内经评文素问》《内经评文灵枢》两部分。《内经评文素问》共二十四卷。《内经评文》初以单行本先行于世，后又收录于《周氏医学丛书》，所以《内经评文》有单行本和丛书本两种形式。现存版本有四种，均为清光绪二十四年皖南建德周氏藏版重印或影印而得。因单行本印刷最早，故该书印制精良，文字清晰，错漏之处甚少，为清代古医籍中的精刻本。所以，我们采用1898年最早刊行的《内经评文》单行本作为底本。

　　参校本采用上海涵芬楼影印明顾氏翻宋本《重广补注黄帝内经素问》（简称顾本）；中国国家图书馆藏元读书堂刻本影印《新刊黄帝内经素问》（简称读书堂本）；上海涵芬楼《道藏》影印本《黄帝内经素问补注释文》，文物出版社、天津古籍出版社、上海书店联合出版1988年版（简称道藏本）。

　　他校本采用晋·皇甫谧著，黄龙祥整理，人民卫生出版社2006年版《针灸甲乙经》（简称《甲乙经》）；隋·杨上善著，王洪图、李云点校，科学技术文献出版社2005年版《黄帝内经太素》（简称《太素》）；明·张介宾著，人民卫生出版社1965年版《类经》等。

本书校注重点在周氏的夹注、旁注、尾评和刻本的错漏之处，以及刻本模糊之处。此外，为便于读者阅读理解，我们还对与底本有出入处进行了校勘，对周氏评注中生僻字句进行了注释。

校注方法如下：

1. 原书为竖排繁体字，现改为横排规范简化字（除"藏""府"二字外），并采用现代标点符号对原书进行标点。

2. 对于底本中字形属一般笔画之误，以及明显的错别字径改，不出校记。如"日"改为"曰"、"己"改为"已"等。其他底本文字改动，均出校记说明。

3. 底本中的异体字、古字、俗字、避讳字，径改不出校记。

4. 底本中的通假字，若见于《素问》原文中，一般不做处理，若见于周氏评文中，或校本（或参校资料）使用本字者，先出异文校记，再说明通假关系。

5. 原书中旁注内容以另体小字置于"（ ）"之内；原书正文中批注和尾评用另体小字；原书中用□圈示的文字现用"【 】"标示。

6. 对文中个别冷僻字词加以注音和解释。

7. 鉴于篇幅所限，本书对《内经》原文一律不出注释，请读者自选适合注本参阅。

8. 本次整理，收选了《周氏医学丛书》1936 年福慧双修馆缩印影币本周学熙所撰周序，附于书后，以备参考。

自　序

　　《素问》《灵枢》，医之祖也，即文之祖也。其义理法度传于邃古，非秦汉诸子之所能臆度也；其精神格力①比于六经，非秦汉诸子之所能攀拟也。且夫藏府、脉络、阴阳、运气，曲折微渺，至难摩绘，而两经英词风发，浩然沛然，析及毫芒，昭于日月，是神于医而雄于文者。秦汉之际，未闻其人，况秦汉文多奇崛，是书宽平正大，不动声色，而天地万物已在涵盖之中，糟粕精华尽入微言之内，故常以为此三代②之盛，涵养有道之士之所为作也。古者，医术以口相授，每历一师，必加润色，谓是增润于三代之后可也，谓非出于三代之前不可也。虽然，世之诋其伪者多矣，辩之即累千百言，亦终不能祛其惑，而又何所轻重于圣经？独其文之可法可师，稍知慕古者，莫不知好。向来选家遗而不录，何哉？徒以隶于方伎而薄之。又其语皆实事，非如空谈名理者之易为讲说也。夫孰知其内益于身心性命，外神于文章功力，有胜于泛读空文万万者乎！学海不揣固陋，辄仿茅鹿门③、储同人④评《左氏传》《战国策》文例，取两经之文，为之分析膆理，指点起伏，使览者见其脉络贯通，义理昭著，抑扬顿挫，情韵流连，足以发人之神智，而

自
序

一

---

　　①　格力：诗文的格调、气势。

　　②　三代：指夏、商、周三代。

　　③　茅鹿门：茅坤（1512—1601），字顺甫，号鹿门，浙江归安（今吴兴）人。明嘉靖进士，散文家。评著有《唐宋八大家文钞》《史记钞》等，行世者有《茅鹿门集》。

　　④　储同人：储欣（1631—1706），清朝宜兴人，字同人，自幼好学，精通经史。著有《左转选》《战国策选》《史记选》等。

舞蹈①于不自觉也，倘亦昌明圣经之一术欤。是书也，得其精微，可以入圣；而广其功用，亦以济人。和阴阳，拯夭札，儒者之责也，而又不背于文事，儒者不能读此，更责谁读之？而乃竞名利，从②嗜欲，大道之要，漠不关及，坐使古法失传，荡然无存，迄今之日，天下不乏有志之士而穷于无所受。每览斯文，未尝不抚膺悼痛也。

光绪二十二年岁次丙申新春人日③
皖南建德周学海澄之氏书于蠖④庐

内经评文素问

二

①　舞蹈：手舞足蹈。表示欣庆或颂扬。
②　从：通"纵"。《左转·昭公二十年》："从欲厌私，高台深池，撞钟舞女。"又："暴虐淫从，肆行非度。"杨伯峻注："从读为纵，放纵也。"
③　人日：农历正月初七。
④　蠖（huò 或）：屈身退隐之意。蠖，尺蠖蛾的幼虫，生长在树上，行动时身体一屈一伸地前进。

黄帝内经素问原序

臣闻安不忘危，存不忘亡者，往圣之先务；求民之瘼，恤民之隐者，上主之深仁。在昔黄帝之御极也，以理身绪余治天下，坐于明堂之上，临观八极，考建五常。以谓人之生也，负阴而抱阳，食味而被色，外有寒暑之相荡，内有喜怒之交侵，夭昏札瘥，国家代有。将欲敛时五福，以敷锡厥庶民，乃与岐伯上穷天纪，下极地理，远取诸物，近取诸身，更相问难，垂法以福万世。于是雷公之伦，授业传之，而《内经》作矣。历代宝之，未有失坠。苍周之兴，秦和述六气之论，具明于《左史》。厥后越人得其一二，演而述《难经》。西汉仓公传其旧学，东汉仲景撰其遗论，晋皇甫谧刺而为《甲乙》，及隋杨上善纂而为《太素》。时则有全元起者，始为之训解，阙第七十一通。迄唐宝应中，太仆王冰笃好之，得先师所藏之卷，大为次注，犹是三皇遗文，烂然可观。惜乎唐令列之医学，付之执技之流，而荐绅先生罕言之，去圣已远，其术晻昧，是以文注纷错，义理混淆。殊不知三坟之余，帝王之高致，圣贤之能事，唐尧之授四时，虞舜之齐七政，神禹修六府以兴帝功，文王推六子以叙卦气，伊尹调五味以致君，箕子陈五行以佐世，其致一也。奈何以至精至微之道，传之以至下至浅之人，其不废绝，为已幸矣。顷在嘉祐中，仁宗念圣祖之遗事，将坠于地，乃诏通知其学者，俾之是正。臣等承乏典校，伏念旬岁。遂乃搜访中外，裒集众本，浸寻其义，正其讹舛，十得其三四，余不能具。窃谓未足以称明诏，副圣意，而又采汉唐书录古医经之存于世者，得数十家，叙而考正焉。贯穿错综，磅礴会通，或端本以寻支，或泝流而讨源，定其可知，次以旧目，正缪误者六千余字，增注义者二千余条，一言去取，必有稽考，舛文疑义，于是详明，以之治身，可以消患于未兆，施于有政，可以广生于无穷。恭惟皇帝抚大同之运，拥无疆之休，述先志以奉成，兴微学而永正，则和气可召，灾害不生，陶一世之民，同跻于寿域矣。

国子博士臣高保衡
光禄卿直秘阁臣林亿　等谨上

黄帝内经素问原序

　　夫释缚脱艰，全真导气，拯黎元于仁寿，济羸劣以获安者，
非三圣道则不能致之矣。孔安国序《尚书》曰：伏羲、神农、
黄帝之书，谓之三坟，言大道也。班固《汉书·艺文志》曰：
《黄帝内经》十八卷。《素问》即其经之九卷也，兼《灵枢》九
卷，乃其数焉。虽复年移代革，而授学犹存，惧非其人，而时
有所隐，故第七一卷，师氏藏之，今之奉行，惟八卷尔。然而
其文简，其意博，其理奥，其趣深，天地之象分，阴阳之候列，
变化之由表，死生之兆彰，不谋而遐迩自同，勿约而幽明斯契，
稽其言有征，验之事不忒，诚可谓至道之宗，奉生之始矣。

　　假若天机迅发，妙识玄通，蒇谋虽属乎生知，标格亦资于
诂训，未尝有行不由径，出不由户者也。然刻意研精，探微索
隐，或识契真要，则目牛无全，故动则有成，犹鬼神幽赞，而
命世奇杰，时时间出焉。则周有秦公，汉有淳于公，魏有张公
华公，皆得斯妙道者也。咸日新其用，大济蒸人，华叶递荣，
声实相副，盖教之著矣，亦天之假也。

　　冰弱龄慕道，夙好养生，幸遇真经，式为龟镜。而世本纰
缪，篇目重迭，前后不伦，文义悬隔，施行不易，披会亦难，
岁月既淹，袭以成弊。或一篇重出，而别立二名；或两论并吞，
而都为一目；或问答未已，别树篇题；或脱简不书，而云世阙；
重《经合》而冠《针服》，并《方宜》而为《咳篇》，隔《虚
实》而为《逆从》，合《经络》而为《论要》，节《皮部》为
《经络》，退《至教》以先针，诸如此流，不可胜数。且将升岱
岳，非径奚为，欲诣扶桑，无舟莫适。乃精勤博访，而并有其

人，历十二年，方臻理要，询谋得失，深遂夙心。时于先生郭子斋堂，受得先师张公秘本，文本昭晰，义理环周，一以参详，群疑冰释。恐散于末学，绝彼师资，因而撰注，用传不朽，兼旧藏之卷，合八十一篇，二十四卷，勒成一部。冀乎究尾明首，寻注会经，开发童蒙，宣扬至理而已。

其中简脱文断，义不相接者，搜求经论所有，迁移以补其处；篇目坠缺，指事不明者，量其意趣，加字以昭其义；篇论吞并，义不相涉，缺漏名目者，区分事类，别目以冠篇首；君臣请问，礼仪乖失者，考校尊卑，增益以光其意；错简碎文，前后重迭者，详其指趣，削去繁杂，以存其要；辞理秘密，难粗论述者，别撰《玄珠》，以陈其道。凡所加字，皆朱书其文，使今古必分，字不杂糅。庶厥昭彰圣旨，敷畅玄言，有如列宿高悬，奎张不乱，深泉净滢，鳞介咸分，君臣无夭枉之期，夷夏有延龄之望。俾工徒勿误，学者惟明，至道流行，徽音累属，千载之后，方知大圣之慈惠无穷。

时大唐宝应元年岁次壬寅序

启玄子王冰　撰

目 录

上古天真论篇第一

　　昔在黄帝（高唱而入，是全书开宗气象），一顿。生而神灵，弱而能言，幼而徇齐，长而敦敏，四句一气读。成而登天。此句逐字重读、缓读。登天即天位，为天子也，非鼎湖①之事。乃问于天师曰（郑重）：余闻上古之人，春秋皆度百岁，而动作不衰。今时之人，年半百而动作皆衰者，时世异耶？人将失之耶（古今双提，平中寓侧）？《千金方》作"将人失之也"。以上提笔总冒通篇。岐②伯对曰：上古之人（顶古字起，笔干直立），其知道者，提出"道"字，为一篇主脑，即全书主脑。造句跌宕，上四字通指，下四字专属。"人""者"二字不嫌相碰，若去"人""其③"二字，文气便疲，可悟造句之法。法于阴阳，和于术数，食饮有节，起居有常，不妄作劳，故能形与神俱，而尽终其天年（词精而炼，笔曲而劲），度百岁乃去（回应）。今时之人不然也（转势飘逸），上用直笔起，此用横笔转，若去"不然也"三字，便无生趣。以酒为浆，以妄为常，醉以入房，以欲竭其精，以耗散其真，不知持满，不时御神，

---

① 鼎湖：指帝王崩逝。
② 岐：顾本作"歧"。以下皆同。
③ 其：据上文，当作"者"。

务快其心，逆于生乐（生炼），起居无节，故半百而衰也（回应）。以上为第一节。上用重笔压住，此用轻笔勒住。

夫上古圣人之教下也（掀然大波起），皆谓之虚邪贼风（以下重发"皆"字），避之有时（屹立）。"教下"二字是为"皆"字抉根。上文义似已尽矣，忽开异境，却仍是提笔甲里事①。恬惔虚无，真气从之，精神内守，病安从来（用反笔略顿）。是以志闲而少欲（正接有力），上用反顿正接，方能有力。所谓直而有曲体也。心安而不惧，形劳而不倦（排比以厚其力），气从以顺，各从其欲，"各"字为"皆"字脑后一针，惟不强之使同，故能皆得所愿也。皆得所愿（承"各"字说）。故美其食，任其服，乐其俗，高下不相慕，其民故曰朴。一顿。是以嗜欲不能劳其目（归到"皆"字），淫邪不能惑其心（"皆"字十分酣足②），愚智贤不肖，不惧于物，故合于道（醒"道"字回应。笔致顿挫，极俯仰低徊之意）。所以能年皆度百岁而动作不衰者，以其德全不危也。以上为第二节，当合前为一大节。以上正义已尽矣，下二节一推其原，以明天数，一辨其等，以明道力③。

帝曰：人年老而无子者，材力尽邪？将天数然也（句法仍照前提笔，局便整齐）？岐伯曰：女子七岁，肾气盛，齿更发长。二七而天癸至，任脉通，太冲脉盛，月事以时

---

① 甲里事：义不明，待考。
② 酣足：痛快满足。
③ 道力：修身养性之功力。

下，故有子（轻点）。三七，肾气平均，故真牙生而长极。四七，筋骨坚，发长极，身体盛壮。五七，阳明脉衰，面始焦，发始堕。六七，三阳脉衰于上，面皆焦，发始白。七七，任脉虚，太冲脉衰少，天癸竭，地道不通，故形坏而无子也（轻点）。丈夫八岁，肾气实，发长齿更。二八，肾气盛，天癸至，精气溢写，阴阳和，故能有子（轻点）。三八，肾气平均，筋骨劲强，故真牙生而长极。四八，筋骨隆盛，肌肉满壮。五八，肾气衰，发堕齿槁。六八，阳气衰竭于上，面焦，发鬓颁白。七八，肝气衰，筋不能动，天癸竭，精少，肾藏衰，形体皆极。八八，则齿发去。肾者主水，受五藏六府之精而藏之，故五藏盛乃能写（振一笔势便不平，极行文断续之妙）。今五藏皆衰，筋骨懈堕，天癸尽矣，故发鬓白，身体重，行步不正，而无子耳（遥接前以"故形坏而无子"一句轻点，而此以纡回唱叹出之，布置有法）。"八八，齿发去"下不直接"五藏皆衰"而推原肾者，一笔其妙，正如画家水口山势尽处，突起高峰。"今"字遥接"八八"矣，字一宕耳，字一兜，笔力曲屈遒劲。帝曰：有其年已老而有子者，何也（补叙是拶①进一层，带出道者）？岐伯曰：此其天寿过度，气脉常通，而肾气有余也（前路皆缓，应用详笔；此急，应用略笔），此虽有子（曲一笔），男不过尽八八，女不过尽七七，此言常人年老有子者，总不得过男八女七之天数也。旧注未协。而天地之精气皆竭矣。帝曰：夫道者（回绕"道"字，

———————————————————

① 拶（zǎn 攒）：压紧。指文章布局紧凑。

收束完密），年皆百数，能有子乎？岐伯曰：夫道者，能却老而全形（束上即以起下，一笔两用），身年虽寿，能生子也。此言道者年百数而有子，不拘于男八女七之天数也。二语力极遒劲，束本节即通束上节。此节推论天真盛衰之常数，是补足上节之义，下复置身题上而唱叹之。

黄帝曰：余闻上古有真人者（高峰突起），提挈天地（顶道者来分析等），把握阴阳，呼吸精气，独立守神，肌肉若一，始终不改，老有少容。故能寿敝天地（醇厚），无有终时，此其道生（屹立）。言道之所由生也，是开天而立极者也。此句是特笔，涵下三节在内。下三节末句皆是回顾此句。中古之时，有至人者（层递而下，齐若列眉①），淳德全道，和于阴阳，调于四时，去世离俗，积精全神，游行天地之间，视听八达之外，此盖益其寿命而强者也（姿态横生），亦归于真人（与后两"亦"字呼应）。其次有圣人者，处天地之和，从八风之理，适嗜欲于世俗之间，无恚嗔之心，行不欲离于世②，举不欲观于俗，外不劳形于事，内无思想之患，以恬愉为务，以自得为功，形体不敝，精神不散，亦可以百数。其次有贤人者，法则天地，象似日月，辩列星辰，逆从阴阳，分别四时，将从上古合同于道，亦可使益寿而有极时（勒住遒劲）。前三段末句皆有未了之势，此以"而有极时"一

① 列眉：两眉对列，谓真切无疑。
② 顾本"行不欲离于世"后有"被服章"三字。王冰注："新校正云，详被服章三字疑衍，此三字上下文不属。"

曲作回勒之势，遂使气舒词重而可压住矣，用笔极巧。四项衔接而下，有宣圣①中行狂狷②之思，直起直落，阵势奇横③。

此全部提纲也，以"道"字为主，以精气神为注脚，细缊④浑穆⑤，涵盖八荒⑥，真太古元气之文。

四气调神大论篇第二

春三月（直起峭拔），此谓发陈，天地俱生，万物以荣（摩绘天地，大笔如椽），夜卧早起，广步于庭，被发缓形，以使志生，生而勿杀，予而勿夺，赏而勿罚，此春气之应（叫醒），养生之道也。逆之则伤肝（反煞矫健），夏为寒变，奉长者少（屹立）。夏三月，此谓蕃秀，天地气交，万物华实，夜卧早起，无厌于日，使志无怒，使华英成秀，使气得泄，若所爱在外（传神入妙），此夏气之应，养长之道也。逆之则伤心，秋为痎疟，奉收者少，冬至重病（增一句）。秋三月，此谓容平，天气以急，地气以明，早卧早起，与鸡俱兴，使志安宁，以缓秋刑，收敛神气，使秋气平，无外其志，使肺气清，此秋气之应，养收之道也，逆之则伤

---

① 宣圣：指孔子。

② 中行狂狷（juàn 卷）：《论语·子路》中"不得中行而与之，必也狂狷乎"的缩写。中行为正行，狂狷为妄行。狷，急躁。

③ 奇横：奇特。

④ 细缊：古代指天地阴阳二气交互作用的状态。

⑤ 浑穆：质朴淳和。

⑥ 八荒：八荒也称八方，指东、西、南、北、东南、东北、西南、西北等八面方向，此泛指四面八方遥远之地。

肺，冬为飧泄，奉藏者少。冬三月，**此谓闭藏，水冰地坼，无扰乎阳，早卧晚起，必待日光，使志若伏若匿**（传神入妙），**若有私意，若已有得，去寒就温，无泄皮肤，使气亟夺**（八字当作一句读），**此冬气之应，养藏之道也。逆之则伤肾，春为痿厥，奉生者少。**

天气，二字高唱重顿。**清净**二字略顿，**光明者也**（突起石破天惊之句），上四大排，以单句陡接，束上领下，是何力量？真是擎天之笔。谓天气以清净而成其光明者也。**藏德不止，故不下也。天明则日月不明**（申复一笔，以舒其气，反接有力，四句总叙），**邪害空窍，阳气者闭塞，地气者冒明**（一顿。三段分叙，逐段首句紧承上文），**云雾不精，则上应白露不下。交通不表，万物命故不施，不施则名木多死。恶气不发，风雨不节，白露不下，则菀槁不荣。贼风数至，暴雨数起**（三排直下，逐节加甚，笔势横绝），**天地四时不相保，与道相失，则未央绝灭**（应"道"字如神龙露爪，落到圣人，笔力千钧）。**唯圣人从之，故身无奇病，万物不失，生气不竭**（领下八"气"字）。自天气清净直趋至此，势已落下矣，下复以反笔接之，遂使文势夭矫①盘旋空中。"未央灭绝"下，何以不径接四逆？须知四逆是从圣人心中看出。**逆春气，则少阳不生，肝气内变；逆夏气，则太阳不长，心气内洞；逆秋气，则太阴不收，肺气焦满；**

---

① 夭矫：纵恣貌。《文选·张衡〈思玄赋〉》："偃蹇夭矫，娩以连卷兮。"李善注："夭矫，自纵恣貌也。"宋·张世南《游宦纪闻》卷三："余尝见碑本，字势夭矫，洒落奇妙。"

逆冬气，则少阴不藏，肾气独沉。

夫四时阴阳者（近束上文，遥承篇首），万物之根本也，所以圣人（再合到圣人）春夏养阳（缴"养"字），秋冬养阴，以从其根，故与万物沉浮于生长之门。逆其根，则伐其本，坏其真矣（仍用反笔勒住，缴"逆"字）。故阴阳四时者，万物之终始也，死生之本也（此下笔致疏散，因上文紧密大甚，故用游衍①之法）。逆之则灾害生，从之则苛疾不起，是谓得道（缴"道"字作结）。道者，圣人行之，愚者佩之（同"倍"）。从阴阳则生，逆之则死，从之则治，逆之则乱。反顺为逆，是谓内格。是故圣人不治已病治未病，不治已乱治未乱，此之谓也。夫病已成而后药之，乱已成而后治之（收极摇曳②，其调已为秦汉诸子所袭用），譬犹渴而穿井，斗而铸锥，不亦晚乎！

以"养"字为主，以"逆"字反证之，而调之义尽矣。起硬用四大排，愈板愈奇，中段一提，以下至篇末，蜿蜒曲屈，欲落不落，可谓行神如空，行气如虹。

生气通天论篇第三

黄帝曰（直起）：自古通天者，生之本，本于阴阳（阴阳并提，笔势峥嵘③）。一顿。天地之间，六合之内，其气九州

---

① 游衍：优游宽衍、从容不迫的样子。
② 摇曳：优游自得貌。
③ 峥嵘：不凡。

九窍，五藏，十二节（天人夹写，回环有致，清刚之气，逼人眉宇），皆通乎天气。其生五（承醒生气），其气三，数犯此者，则邪气伤人，此寿命之本也。以上为通篇起笔，高唱入云。苍天之气清净（挺接）则志意治，顺之则阳气固，虽有贼邪，弗能害也①。故圣人传精神，服天气，而通神明。失之则内闭九窍，外壅肌肉，卫气散解，此谓自伤，气之削也（跌醒"气"字）。以上为第一节，总冒全篇，浑写大意。

阳气者，若天与日，失其所②，则折寿而不彰，故天运当以日光明（紧跟"气"字，孤峰特起，后面许多"阳气者"皆拱卫③者也）。是故阳因而上（叫醒，以起下文），卫外者也。从生气中抽出阳气，用重笔提唱，与篇首峰势相对，有俯视一切之概。此为本节起笔，涵盖下三段。因于寒（紧承分叙），欲似当作"咳"，如运枢，起居如惊，神气乃浮。因于暑，汗，当有"不出"二字。烦则喘喝，静则多言，体若燔炭，汗出而散。因于湿，首如裹，湿热不攘，大筋软短，小筋弛长，软短为拘，弛长为痿。因于气，为肿，四维相代，阳气乃竭。此本节第一段，言外感也。阳气者，烦劳则张，精绝，辟积于夏，使人煎厥（双峰对起，略急读，使峰势仍合为一，便不支节）。目盲不可以视，耳闭不可以听，溃溃乎若坏都，汩汩乎不可止。阳气者，大怒则形气绝，而血菀于上，使人薄

---

① 弗能害也：顾本后有"此因时之序"五字。
② 所：《太素·调阴阳》作"行"。
③ 拱卫：环绕。

厥。有伤于筋，纵，其若不容。汗出偏沮，使人偏枯。汗出见湿，乃生痤痱。高梁之变，足生大丁，受如持虚。劳汗当风，寒薄为皶，郁乃痤。此本节第二段，言内伤也。阳气者，精则养神，柔则养筋（义精词湛）。开阖不得，寒气从之，乃生大偻。陷脉为瘘，留连肉腠。俞气化薄，传为善畏，及为惊骇。营气不从，逆于肉理，乃生痈肿。魄汗未尽，形弱而气烁，穴俞以闭，发为风疟。故风者，百病之始也（略著议论，以曲其势而活其局）。清静则肉腠闭拒，虽有大风苛毒，弗之能害，此因时之序也。故病久则传化，上下不并，良医弗为。故阳畜积病死，而阳气当隔，隔者当写，不亟正治（拖到治法，带叙带束，经每用此法），粗乃败之。此本节第三段，言畜结经脉之久病也。

故阳气者，一日而主外（总束上三段，以结前半篇），平旦人气生，日中而阳气隆，日西而阳气已虚，气门乃闭。是故暮而收拒，无扰筋骨，无见雾露（反顿），反此三时（峻峭遒劲），形乃困薄。以上专论阳气，畅发生气之义，下乃平论阴阳以足之。

岐伯曰（另起）：阴者，藏精而起亟也；阳者，卫外而为固也（双起旌旆①飞扬，冠冕②秀发）。阴不胜其阳（互一笔，文体倍厚），则脉流薄疾，并乃狂；阳不胜其阴，则五藏气争，九窍不通。略顿。是以圣人陈阴阳（合到圣人），筋脉和

① 旌旆（jīngpèi 京配）：亦作"旌旆"，指旗帜。
② 冠冕：古代帝王、官员所带的帽子。此犹言文辞光彩。

同，骨髓坚固，气血皆从。如是则内外调和，邪不能害，耳目聪明，气立如故（顿如山立）。重顿。以上浑写大意，是后半篇之起笔也。风客淫气（挺接），精乃亡，邪伤肝也。前以"阳因而上卫外者也"唱起，此以"风客淫气"三句唱起，俱用"也"字，如苍鹰盘空而侧翅下击也。因而饱食（分叙），筋脉横解，肠澼为痔。因而大饮，则气逆。因而强力，肾气乃伤，高骨乃坏。凡阴阳之要（申释肾气），阳密乃固。两者不和，若春无秋，若冬无夏，因而和之，是谓圣度（不板，列因于露风，文法断续有趣）。故阳强不能密，阴气乃绝，阴平阳秘，精神乃治，阴阳离决，精气乃绝。因于露风，乃生寒热。此本节第一段，与下文似断似续，文有断续乃有组织纵横之妙。读者当于断中求续，续中求断，自得其趣矣。如"九窍不通"，本可直接"风客淫气"，乃间以"圣人陈阴阳"一段；"高骨乃坏"，本应顺列"因于露风"，乃忙里偷闲，夹以"凡阴阳之要"一段。后半篇文妙即在此两处，若删去便索然矣。是以春伤于风，邪气留连，乃为洞泄（即承露风，推广言之，可谓再接再厉）。夏伤于暑，秋为痎疟。秋伤于湿，上逆而咳，发为痿厥。冬伤于寒，春必温病。四时之气（轻束），更伤五藏。此本节第二段，与下五过作对待者也。此重阳，下重阴。阴之所生（轻提），本在五味；阴之五宫，伤在五味。是故味过于酸，肝气以津，脾气乃绝（分叙）。味过于咸，大骨气劳，短肌，心气抑。

味过于甘①，心气喘满，色黑，肾气不衡。味过于苦②，脾气不濡，胃气乃厚。味过于辛，筋脉沮弛，精神乃央。是故谨和五味（束本节即带束后半篇，亦即带束全篇），骨正筋柔，气血以流，凑理③以密。此本节第三段。如是则骨气以精，谨道如法，长有天命（句句坚卓④，收局谨严）。

执定阴阳，为生气注脚。夹叙夹议，切实发挥，中间罗列万象，逐层提掇⑤，若网在纲，有条不紊，气味醇厚，义蕴宏深。文体厚重，直拟典谟⑥，难以寻常法度测也。岐伯以下并非答词，前后颇似两截，即作两篇读之，亦无不可，不必强为纽合。

金匮真言论篇第四

黄帝问曰：天有八风，经有五风，何谓？当有"也"字。岐伯对曰：八风发邪，以为经风，当再有"风"字。触五藏，邪气发病（不接）。所谓得四时之胜者，春胜长夏，长夏胜冬，冬胜夏，夏胜秋，秋胜春，所谓四时之胜也。东风生于春，病在肝，俞在颈项；南风生于夏，病在心，俞在胸胁；西风生于秋，病在肺，俞在肩背；北风生于

① 甘：《太素·调阴阳》作"苦"。
② 苦：《太素·调阴阳》作"甘"。
③ 凑理：凑，通"腠"。《通假字汇释》按：古"凑""腠"同源字，"腠理"古多通作"凑理"。
④ 坚卓：谓准确卓绝。
⑤ 提掇（duō 多）：提及。
⑥ 典谟：《尚书》中《尧典》《舜典》和《大禹谟》《皋陶谟》等篇的并称。

冬，病在肾，俞在腰股；中央为土，病在脾，俞在脊。故春气者病在头，夏气者病在藏，秋气者病在肩背，冬气者病在四肢。故春善病鼽衄，仲夏善病胸胁，长夏善病洞泄寒中，秋善病风疟，冬善病痹厥。故冬不按蹻，春不鼽衄（不接），春不病颈项，仲夏不病胸胁，长夏不病洞泄寒中，秋不病风疟，冬不病痹厥，飧泄（不协），而汗出也。夫精者，身之本也（数语蜿蜒曲屈，搏挗①有力）。故藏于精者，春不病温。夏暑汗不出者，秋成风疟。此平人脉法也（不接）。

故曰（不接）：阴中有阴，阳中有阳（内下笔致妍秀清畅，琅琅可诵）。平旦至日中，天之阳，阳中之阳也；日中至黄昏，天之阳，阳中之阴也；合夜至鸡鸣，天之阴，阴中之阴也；鸡鸣至平旦，天之阴，阴中之阳也。故人亦应之（一句渡下）。夫言人之阴阳，则外为阳，内为阴。言人身之阴阳，则背为阳，腹为阴。言人身之藏府中阴阳，则藏者为阴，府者为阳。肝、心、脾、肺、肾，五藏皆为阴；胆、胃、大肠、小肠、膀胱、三焦，六府皆为阳。所以欲知阴中之阴、阳中之阳者（横插一笔，姿态横生），何也？为冬病在阴，夏病在阳，春病在阴，秋病在阳，皆视其所在，为施针石也。故背为阳，阳中之阳，心也；背为阳，阳中之阴，肺也；腹为阴，阴中之阴，肾也；腹为阴，阴

---

① 搏挗（guā 刮）：拍击、击打义。

中之阳，肝也；腹为阴，阴中之至阴，脾也。此皆阴阳、表里、内外、雌雄相输应也（一笔锁住，长剑倚天），故以应天之阴阳也（应醒）。

帝曰：五藏应四时（直下一句呼起），各有收受乎？岐伯曰：有。东方青色，入通于肝，开窍于目，藏精于肝，其病发惊骇，其味酸，其类草木，其畜鸡，其谷麦，其应四时，上为岁星，是以春气在头也，其音角，其数八，是以知病之在筋也，其臭臊。南方赤色，入通于心，开窍于耳，藏精于心，故病在五藏，其味苦，其类火，其畜羊，其谷黍，其应四时，上为荧惑星，是以知病之在脉也，其音徵，其数七，其臭焦。中央黄色，入通于脾，开窍于口，藏精于脾，故病在舌本，其味甘，其类土，其畜牛，其谷稷，其应四时，上为镇星，是以知病之在肉也，其音宫，其数五，其臭香。西方白色，入通于肺，开窍于鼻，藏精于肺，故病在背，其味辛，其类金，其畜马，其谷稻，其应四时，上为太白星，是以知病之在皮毛也，其音商，其数九，其臭腥。北方黑色，入通于肾，开窍于二阴，藏精于肾，故病在溪，其味咸，其类水，其畜彘，其谷豆，其应四时，上为辰星，是以知病之在骨也，其音羽，其数六，其臭腐。故善为脉者（收束谨严），谨察五藏六府，一逆一从，阴阳、表里、雌雄之纪，藏之心意，合心①于精。非其人勿教，非其真勿授，是谓得道。

　　一篇清疏鲜妍②文字，惜乎脱简。读者但当领其风采，不必求其篇法。

---

①　心：《太素·阴阳杂说》作"之"。
②　鲜妍：光彩美艳的样子。

阴阳应象大论篇第五

黄帝曰：阴阳者，天地之道也（一起气吞六合，与题称，与通篇体势称），万物之纲纪，变化之父母，生杀之本始，神明之府也，起笔高瞻远瞩，气象万千。治病必求于本（挺接）。此句为立论本旨，故用特笔。故积阳为天，积阴为地（以体象言）。阴静阳躁（以性情言），阳生阴长，阳杀阴藏（以功用言）。六句叙无形之阴阳。阳化气，阴成形。二句从无形卸到有形，是中间一纽。寒极生热，热极生寒。寒气生浊，热气生清。四句叙有形之阴阳。清气在下，则生飧泄；浊气在上，则生？胀，四句叙阴阳之变，以激起"病"字，此阴阳反作（应"病"字勒住），病之逆从也。此全篇之总冒也，"寒"、"热"、"清"、"浊"、"形"、"气"等字，一一提明。

故清阳为天，浊阴为地（申释前文，仍从天地说起）；地气上为云，天气下为雨；雨出地气，云出天气。叙天地应天地之道，是探原立论，故起用特提，此亦用特叙，不与下文平列也。故清阳出上窍（接叙人身），浊阴出下窍；清阳发腠理，浊阴走五藏；清阳实四肢，浊阴归六府。叙人身之清浊。水为阴，火为阳。阳为气，阴为味（接叙物性，四句是纽，亦从无形到有形也）。味归形，形归气，气归精，精归化。精食气，形食味，化生精，气生形。味伤形，气伤精。精化为气，气伤于味。阴味出下窍，阳气出上窍。味厚者为阴，薄为阴之阳。气厚者为阳，薄为阳之阴。味厚则泄，薄则通。气薄则发泄，厚则发热。壮火之气衰，少火之气壮。壮火食气，气食少火；壮火散气，少火生气。气味，辛甘发散为阳，酸苦涌泄为阴。叙物性之气味、人物两段，合应万物之纲纪。水火者，阴阳之征兆也，故举以赅①万物名象。阴胜则阳病，阳胜则阴病（遥承"病"字叙病变）。阳胜则热，阴胜则寒。重寒则热，重热则寒。寒伤形，热伤气。气伤痛，形伤肿。故先痛而后肿者（旌旆飞扬），气伤形也；先肿而后痛者，形伤气也。风胜则动，热胜则肿，燥胜则干，寒胜则浮，湿胜则濡写。叙阴阳之变，随手带叙六气，应变化生杀。天有四时五行，以生长收藏，以生寒暑燥湿风（忽用双排作渡，一面缴上，一面起下，文阵奇幻）。人有五藏化五气，以生喜怒悲忧恐。故喜怒伤气，寒暑伤形。暴怒伤阴，暴喜伤阳。厥气上行，满脉去形②。脉络腘满则身面胕肿，失去常形。喜怒不节，寒暑过度，生乃不固。故重阴必阳，重阳必阴（归入阴阳作结）。叙七情应神明之府。下文乃借四时之伤，以指点重阴必阳，重阳必阴之象耳。故曰：冬伤于寒，春必温病③；春伤于风，夏生飧泄；夏伤于暑，秋必痎疟；秋伤于湿，冬生

① 赅：概括。
② 厥气……去形：《太素·阴阳》无此八字。
③ 温病：道藏本、《太素·阴阳》作"病温"

咳嗽。自"清阳为天"至此，为一大节。申释起笔，以明治病求本之义，是前半篇。

帝曰：余闻上古圣人，论理人形（另起别开生面，一提已包罗万象），列别藏府，端络经脉，会通六合，各从其经，气穴所发，各有处名，溪谷属骨，皆有所起，分部逆从，各有条理，四时阴阳，尽有经纪（从古圣泛论，此乃紧挈下文），外内之应，皆有表里。其信然乎？岐伯对曰（分叙）：东方生风，风生木，木生酸，酸生肝，肝生筋，筋生心，以上所生，肝主目，其在天为玄，在人为道，在地为化。化生五味，道生智，玄生神。六句非专言肝也，乃推原神字之义，而热湿燥寒义皆如此，特发凡于此耳，故后不复著。神在天为风，在地为木，在体为筋，在藏为肝，在色为苍，在音为角，在声为呼，在变动为握，在窍为目，在味为酸，在志为怒。以上所主。怒伤肝，悲胜怒；风伤筋，燥胜风；酸伤筋，辛胜酸。以上所伤所胜。

南方生热，热生火，火生苦，苦生心，心生血，血生脾，心主舌。其在天为热，在地为火，在体为脉，在藏为心，在色为赤，在音为徵，在声为笑，在变动为忧，在窍为舌，在味为苦，在志为喜。喜伤心，恐胜喜；热伤气，寒胜热；苦伤气，咸胜苦。

中央生湿，湿生土，土生甘，甘生脾，脾生肉，肉生肺，脾主口。其在天为湿，在地为土，在体为肉，在藏为脾，在色为黄，在音为宫，在声为歌，在变动为哕，在窍为口，在味为甘，在志为思。思伤脾，怒胜思；湿伤肉，风胜湿；甘伤肉，酸胜甘。

西方生燥，燥生金，金生辛，辛生肺，肺生皮毛，皮毛生肾，肺主鼻。其在天为燥，在地为金，在体为皮毛，在藏为肺，在色为白，在音为商，在声为哭，在变动为咳，在窍为鼻，在味为辛，在志为忧。忧伤肺，喜胜忧；热伤皮毛，寒胜热；辛伤皮毛，苦胜辛。

北方生寒，寒生水，水生咸，咸生肾，肾生骨髓，髓生肝，肾主耳。其在天为寒，在地为水，在体为骨，在藏为肾，在色为黑，在音为羽，在声为呻，在变动为栗，在窍为耳，在味为咸，在志为恐。恐伤肾，思胜恐；寒伤血，燥胜寒；咸伤血，甘胜咸。五段写象字，罗列富有。

故曰：天地者，万物之上下也；阴阳者，血气之男女也；左右者，阴阳之道路也；水火者，阴阳之征兆也（拍到阴阳，回应篇首，兜裹完密，神回气合，万壑朝宗①）；阴阳者（再醒阴阳），万物之能始也。"能"当作"终"。上下男女等字发挥象字，尤精切无伦。故曰：阴在内，阳之守也；阳在外，阴之使也（互一笔叫醒本题，收束完密）。以上从四时说到人身应四时阴阳，各有纪纲，以下分病能、治法两大节，应内外之应，皆有表里也。本节实发"象"字，遥应篇首求本。

帝曰：法阴阳奈何（紧顶阴阳起）？岐伯曰：阳胜则身热，腠理闭，喘粗为之俛仰，汗不出而热，齿干以烦冤，

---

① 万壑朝宗：指文章分合有度。

腹满，死，能冬不能夏。阴胜则身寒，汗出，身常清，数栗而寒，寒则厥，厥则腹满，死，能夏不能冬。此阴阳更胜之变，病之形能也。以上叙阴阳之变，为本节起段，遥应篇首病字。帝曰：调此二者奈何？岐伯曰：能知七损八益，则二者可调；不知用此，则早衰之节也（四句一正一反，一提一兜）。年四十，而阴气自半也（"也"字飘逸），起居衰矣；年五十，体重，耳目不聪明矣；年六十，阴痿，气大衰，九窍不利，下虚上实，涕泣俱出矣。故曰：知之则强，不知则老，故同出而名异耳。谓同生而异老也。智者察同，未老而先养，愚者察异，既老而始悲。愚者不足，智者有余，有余则耳目聪明，身体轻强，老者复壮，壮者益治。是以圣人为无为之事，乐恬惔之能，从欲快志于虚无之守，故寿命无穷，与天地终，此圣人之治身也。以上叙盛衰之早暮，而以圣人之善调结之，为本节第二段。

天不足西北，故西北方阴也，而人右耳目不如左明也。地不满东南，故东南方阳也，而人左手足不如右强也。帝曰：何以然？岐伯曰：东方阳也，阳者其精并于上，并于上则上明而下虚，故使耳目聪明而手足不便也。西方阴也，阴者其精并于下，并于下则下盛而上虚，故耳目不聪明而手足便也。故俱感于邪（纽合曲折有味），其在上则右甚，在下则左甚，此天地阴阳所不能全也，故邪居之。故天有精，地有形，天有八纪，地有五里^①，故能为万物之父母。清阳上天，浊阴归地，是故天地之动静，神明为之纲纪，故能以生长收藏，终而复始。惟贤人上配天以养头，下象地以养足，中傍人事以养五藏。天气通于肺，地气通于嗌（紧承配天配地，带发"象"字），风气通于肝，雷气通于心，谷气通于脾，雨气通于肾。六经为川，肠胃为海，九窍为水注之气。当是"器"字，本经"气"、"器"每通用，如"阴器"多作"阴气"。以天地为之阴阳，阳之汗，以天地之雨名之；阳之气，以天地之疾风名之。暴气象雷，逆气象阳。故治不法天之纪（拖出治法，以起下节），不用地之理，则灾害至矣。以上叙有余不足之部位，而以贤人之善调结之，与前段合看，文法错综入妙。收处推到治法，与下节作山断云连之势。此二段重发"调"字，是"治"字前一层。

故邪风之至，疾如风雨，故善治者（紧顶"治"字起）治皮毛，其次治肌肤，其次治筋脉，其次治六府，其次治五藏。治五藏者，半死半生也。一顿。故天之邪气（申邪风之至），感则害人五藏；水谷之寒热，感则害于六府；地之湿气，感则害皮肉筋脉。故善用针者（申善治者），从阴引阳，从阳引阴；以右治左，以左治右；以我知彼，以表知里；以观过与不及之理，见微得过，用之不殆。善诊者（补叙诊法），察色按脉，先别阴阳；审清浊而知部分；视喘

---

① 　五里：《太素·阴阳》作"理"。杨上善注："地有五行之理，理成万物。"义胜。

内
经
评
文
素
问

二
〇

息，听音声而知所苦；观权衡规矩，而知病所主；按尺寸，观浮沉滑涩，而知病所生：以治当有"则"字。无过，以诊则不失矣。一顿。故曰：病之始起也（振一笔缴上"病"字，开下"治"字），可刺而已；其盛，可待衰而已。故因其轻而扬之（十数句一气赶下，笔阵奇横），因其重而减之，因其衰而彰之。形不足者，温之以气；精不足者，补之以味（回应在有意无意之间）。其高者，因而越之；其下者，引而竭之；中满者，写之于内；其有邪者，渍形以为汗；其在皮者，汗而发之；其慓悍者，按而收之；其实者，散而写之。审其阴阳，以别柔刚，阳病治阴，阴病治阳（回抱阴阳，顿六句，忽用韵语，奇），定其血气，各守其乡，血实宜决之，气虚则掣引之。以上叙治法，酣畅淋漓，力破余地，应篇首"治"字，结束通篇，收局宽博有余。

汪洋浩瀚，茫无涯际，读者有望洋之叹矣，而其实无难也。何者？有题在也。象者，天地、日月、四时、百物、藏府、经络、四肢、爪发皆是也，皆不离乎阴阳也。篇中句句是阴阳，即句句是应象，中间罗列极富，头绪极繁，却处处以整齐之笔出之，此驭繁之捷法也。前半重发阴阳，分正变两意；后半重发应象，分体用两意。体即象也，用者调治之道也。一大篇中包数小篇，而起伏转折，线索一丝不乱。文有三快：义理透快，笔气雄快，读一篇而全书之纲领条目无不毕具，更为之大快。

阴阳离合论篇第六

黄帝问曰：余闻天为阳（泛起），地为阴，日为阳，月为阴，大小月三百六十日成一岁，人亦应之（提醒"人"字）。今三阴三阳，不应阴阳（扑题），其故何也？岐伯对曰：阴阳者（紧顶总挈全篇），数之可十，推之可百，数之可千，推之可万，万之大，不可胜数，然其要一也（轻勒）。天覆地载，（挺接）万物方生，未出地者，命曰阴处，名曰阴中之阴（本节阴阳专以部位论）；则出地者，命曰阴中之阳。阳予之正，阴为之主。故生因春，长因夏，收因秋，藏因冬，失常则天地四塞。阴阳之变，其在人者（落到人身，以起下文），亦数之可数。

帝曰：愿闻三阴三阳之离合也（一句开下）。岐伯曰：圣人（耸杰①）南面而立，前曰广明，后曰太冲。太冲之地，名曰少阴，少阴之上，名曰太阳。太阳根起于至阴，结于命门，名曰阴中之阳。中身而上（笔笔坚秀），名曰广明，广明之下，名曰太阴，太阴之前，名曰阳明。阳明根起于厉兑②，名曰阴中之阳。厥阴之表，名曰少阳。少阳根起于窍阴③，名曰阴中之少阳。是故三阳之离合也（文笔至此，亦有开阖），太阳为开④，阳明为阖，少阳为枢。三经者，不得相失也，搏而勿浮，命曰一阳。

帝曰：愿闻三阴。岐伯曰：外者为阳，内者为阴（交代清楚），然则中为阴，其冲在下，名曰太阴。太阴根起于

二二

---

① 耸杰：超拔出众。
② 厉兑：二字后《太素·人合》有"结于颡大"四字。
③ 窍阴：二字后《太素·人合》有"结于窗笼"四字。
④ 开：《太素·人合》作"关"。

隐白①，名曰阴中之阴。太阴之后，名曰少阴。少阴根起于涌泉②，名曰阴中之少阴。少阴之前，名曰厥阴。厥阴根起于大敦③，阴之绝阳，名曰阴之绝阴。是故三阴之离合也，太阴为开④，厥阴为阖，少阴为枢。三经者，不得相失也，搏而勿沉，名曰一阴。阴阳𩅨𩅨（总束），积传为一周，气里形表而为相成也。

前半意境空灵⑤，后半铺陈板实，却尽入空灵涵照⑥之中，以其义皆为前半作指点也。笔力老干扶疏，如龙门之桐，高百尺而无枝⑦。此篇论阴阳名义之无定，人身前后左右之分三阴三阳者，取义于天地四方之部位也，"圣人南面而立"句，是一篇之根。

阴阳别论篇第七

黄帝问曰：人有四经十二从，何谓？当有也字。岐伯对曰：四经应四时（总冒全篇），十二从应十二月，十二月应十二脉。脉有阴阳（点题），知阳者知阴，知阴者知阳。一顿，是全篇起笔。凡阳有五（拖起），五五二十五阳。五藏相和，每藏各有五气故也。所谓阴者，真藏也（叙脉之阴阳），见

① 隐白：二字后《太素·人合》有"结于太仓"四字。
② 涌泉：二字后《太素·人合》有"结于廉泉"四字。
③ 大敦：二字后《太素·人合》有"结于玉英"四字。
④ 开：《太素·人合》作"关"。
⑤ 空灵：清新灵活。
⑥ 涵照：阳光普照，引申为涵括全部。涵，包容，包含。
⑦ 龙门……无枝：语出汉·枚乘《七发》。后以"百尺无枝"比喻罕见的大而有用之材。

则为败，败必死也。所谓阳者，胃脘之阳也。别于阳者，知病处也；别于阴者，知死生之期。此言别于脉之阴阳也。三阳在头，三阴在手（叙色之阴阳），所谓一也。别于阳者，知病起时；别于阴者，知死生之期。此言别于色之阴阳，是带叙也。三阳在头，色见于明堂也。三阴在手，脉见于气口也。色以应日，脉以应月，故曰阴阳也。谨熟阴阳（再提阴阳而详叙之），无与众谋。所谓阴阳者，去者为阴，至者为阳，静者为阴，动者为阳，迟者为阴，数者为阳。凡持真脉之藏①脉者，肝至悬绝急②，十八日死，心至悬绝，九日死，肺至悬绝，十二日死，肾至悬绝，七日死，脾至悬绝，四日死。此言阴阳之正脉，本以脉之去至、动静、迟数分也，以正与败并言，则此皆为阳，而真藏乃为阴也。以上第一节，探脉象阴阳之原也。

曰：二阳之病发心脾（提起叙阴阳之病），有不得隐曲，女子不月；其传为风消，其传为息贲者，死，不治。曰：三阳为病发寒热，下为痈肿，及为痿厥腨痟；其传为索泽，其传为㿉疝。曰：一阳发病，少气善咳，善泄；其传为心掣，其传为隔。二阳一阴发病，主惊骇背痛，善噫善欠，名曰风厥。二阴一阳发病，善胀心满善气。三阳三阴发病，为偏枯痿易，四肢不举。以上第二节，叙阴阳之病，阴阳以十二经言也。

鼓一阳曰钩，鼓一阴曰毛（提起叙阴阳诸脉之生死），鼓

---

① 藏：《太素·阴阳》无，疑衍。
② 急：《太素·阴阳》无，疑衍。

内经评文素问

二四

阳胜急曰弦，鼓阳至而绝曰石，阴阳相过曰溜。阴争于内，阳扰于外，魄汗未藏，四逆而起，起则熏①肺，使人喘鸣。略顿。此即溜脉之见证也。仲景曰：阴阳相搏名曰动，即溜脉也。阴之所生，和本曰和（夹叙夹议）。是故刚与刚，阳气破散，阴气乃消亡。淖则刚柔不和，经气乃绝。略顿，承上起下，言人身阴之所生，必和于阳，而脉之刚淖乃平。刚淖，脉之强弱也。刚与刚者，起伏俱见强大，即溜与搏之类也，久乃阳散阴亡矣。淖者，阴阳不和，久乃经气竭绝矣，即结与虚之类也。死阴之属，不过三日而死；生阳之属，不过四日而死。林亿云："死"当作"已"。所谓生阳死阴者，肝之心谓之死阴②，肺之肾谓之重阴，肾之脾谓之辟阴，辟阴谓坚阴也，坚实之义。死，不治。略顿。结阳者，肿四肢。结阴者，便血一升，再结二升，三结三升。阴阳结斜，多阴少阳曰石水，少腹肿。二阳结谓之消，三阳结谓之隔，三阴结谓之水，一阴一阳结谓之喉痹。阴搏阳别谓之有子。阴阳虚，肠辟，死。辟即"澼"字。阳加于阴谓之汗，阴虚阳搏谓之崩。略顿。三阴俱搏，二十日夜半死。二阴俱搏，十三日夕时死。一阴俱搏，十日死。三阳俱搏且鼓，三日死。三阴三阳俱搏，心腹满，发尽，"尽"疑是"痉"。不得隐曲，五日死。二阳俱搏，其病温，死，不治，不过十日死。以上叙阴阳诸

卷
二

二
五

脉之生死也，其阴阳之所以分一二三者，义不可晓，与前篇"搏而勿浮"，"搏而勿沉"之词相似，盖已失传矣。旧注以十二经释之，恐非。

笔意高老古厚，与前篇同而拙聱①特甚，太古元音难以寻常节奏求之。篇中阴阳之一二三，殊不合于十二经之义，前人皆以十二经者解之，实未协也。其古色古香，真令人爱玩不置。

---

① 拙聱（ào 傲）：指文词古朴艰涩。

卷　三

灵兰秘典论篇第八

　　黄帝问曰：愿闻十二藏之相使（直起），贵贱何如？岐伯对曰：悉乎哉问也（略顿），请遂言之（分叙）。心者，君主之官也（多"也"字），神明出焉；肺者，相傅之官，治节出焉；肝者，将军之官，谋虑出焉；胆者，中正之官，决断出焉；膻中者，臣使之官，喜乐出焉；脾胃者，仓廪之官，五味出焉；大肠者，传道之官，变化出焉；小肠者，受盛之官，化物出焉；肾者，作强之官，伎巧出焉；三焦者，决渎之官，水道出焉；膀胱者，州都之官，津液藏焉，气化则能出矣。首句多"也"字，末句多一句。分叙之中，自作起讫，经文极多此格。凡此十二官者，不得相失也。故主明则下安，以此养生则寿（总束，笔底生气勃勃，反正并叙，笔气酣畅），殁世不殆，以为天下则大昌。主不明则十二官危，使道闭塞而不通，形乃大伤，以此养生则殃，以为天下者，其宗大危，戒之戒之！至道在微，变化无穷，孰知其原（挺接句法，俱极修洁①）！窘乎哉，消者瞿瞿，孰

---

① 修洁：精美简洁。

知其要！闵闵之当，孰者为良！恍惚之数，生于毫厘①，毫厘之数，起于度量，千之万之，可以益大，推之大之，其形乃制。

黄帝曰：善哉，余闻精光之道，大圣之业，而宣明大道，非斋戒择吉日，不敢受也。黄帝乃择吉日良兆，而藏灵兰之室（点题作收），以传保焉。

整饬②大方，词简而雅。文笔既坚削，而又腴润局阵③，浑然天成，可称神品。

六节藏象论篇第九

黄帝问曰：余闻天以六六之节，以成一岁（直起），人以九九制会，人当作"地"。计人亦有三百六十五节，以为天地（句法生动）久矣（二字宕得妙），不知其所谓也？岐伯曰：昭乎哉问也，请遂言之。夫六六之节、九九制会者，所以正天之度、气之数也（总挈大意，高唱入云）。天度者，所以制日月之行也（申一笔分领下文，旌旆飞扬）；气数者，所以纪化生之用也。以上总冒全篇，是第一节。

天为阳，地为阴（接叙天度）；日为阳，月为阴。行有分纪，周有道理，日行一度，月行十三度而有奇焉，故大小月三百六十五日而成岁，积气余而盈闰矣。立端于始，

---

① 毫厘：言极其微小。厘，顾本作"氂"。慧琳《音义》卷九："十毫曰氂，今皆作厘。"

② 整饬（chì斥）：整齐有序。

③ 局阵：排局布阵。

表正于中，推余于终，而天度毕矣（应醒）。

帝曰：余已闻天度矣（交代一句），愿闻气数（接叙气数），何以合之？岐伯曰：天以六六为节（仍跟定天度），地以九九制会（以气数必从天度来），天有十日，日六竟而周甲，甲六复而终岁，三百六十日法也。夫自古通天者，生之本，本于阴阳，其气九州九窍，皆通乎天气（就人身说气数，是从里一层最切近处指点，为后半篇安根）。故其生五，其气三，三而成天，三而成地，三而成人，三而三之，合则为九，九分为九野，九野为九藏，故形藏四，神藏五，合为九藏以应之也。

帝曰：余已闻六六、九九之会也，夫子言积气盈闰，愿闻何谓气？请夫子发蒙解惑焉（接叙气盈是从气数抽出言之，因上文于气数本义尚未发明，故续叙之此节，乃气数本义也）。岐伯曰：此上帝所秘，先师传之也。帝曰：请遂闻之。岐伯曰：五日谓之候，三候谓之气，六气谓之时，四时谓之岁，而各从其主治焉。五运相袭（造句坚卓，笔干直立），而皆治之，终期之日，周而复始，时立气布，如环无端，候亦同法。故曰：不知年之所加，气之盛衰，虚实之所起，不可以为工矣（拍到人身，言候人之病，亦同此法。义详下文，反束有力）。一顿，是发气数之义，合到人身上，轻轻一束，未及发气盈之义也。

帝曰：五运之始，如环无端，其太过不及何如（跟盛衰直下，逼气盈之义）？岐伯曰：五气更立，各有所胜，盛虚之变，此其常也（略顿，故作缓势）。帝曰：平气何如（旁垫一笔）？岐伯曰：无过者也（又略顿）。帝曰：太过不及奈何？岐伯曰：在经有也（又略顿）。帝曰：何谓所胜（至此始逼出正义）？岐伯曰：春胜长夏（"胜"字为"盈"字韪脑①），长夏胜冬，冬胜夏，夏胜秋，秋胜春，所谓得五行时之胜，各以气命其藏（处处归到人身）。帝曰：何以知其胜（急下，以下文势如风樯阵马②）？岐伯曰：求其至也，皆归始春（所谓候亦同法，是全篇用意之归宿处也），未至而至，此谓太过，则薄所不胜，而乘所胜也，命曰气淫③。至而不至，此谓不及，则所胜妄行，而所生受病，所不胜薄之也，命曰气迫。所谓求其至者（申一笔姿态横生），气至之时也。谨候其时，气可与期；失时反候，五治不分，邪僻内生，工不能禁也。帝曰：（直下）有不袭乎？岐伯曰：苍天之气，不得无常也。气之不袭，是谓非常，非常则变矣（笔曲而灵，劲而峭）。帝曰：非常而变奈何？岐伯曰：变至则病，所胜则微，所不胜则甚，因而重感于邪，则死矣。故非其时则微，当其时则甚也。此第四节，天人合写，透发气数之义。

帝曰：善。余闻气合而有形（另起，是从"气"字推广言之），因变以正名。天地之运，阴阳之化，其于万物（总提

---

① 韪（gǔ 古）脑：此释为精义。原义为吸饮脑髓。《左传·僖二十八年》："晋侯梦与楚子搏，楚子伏己而韪其脑。"

② 风樯阵马：喻气势雄壮豪迈。樯：桅杆。风樯：这里指风帆。阵马：战马。

③ 命曰气淫：顾本、读书堂本后有"不分邪僻内生，工不能禁"10字。

人物），孰少孰多，可得闻乎？岐伯曰：悉哉问也，天至广不可度，地至大不可量，大神灵问，请陈其方。草生五色（叙物之气），五色之变，不可胜视；草生五味，五味之美，不可胜极。嗜欲不同，各有所通。天食人以五气（从物递到人上），地食人以五味。五气入鼻，藏于心肺，上使五色修明，音声能彰；五味入口，藏于肠胃，味有所藏，以养五气，气和而生，津液相成，神乃自生。

帝曰：藏象何如（叙人之气）？岐伯曰：心者，生之本，神之变也，其华在面，其充在血脉，为阳中之太阳，通于夏气（复从人挽到天上）。肺者，气之本，魄之处也，其华在毛，其充在皮，为阳中之太阴，当作"少阴"，通于秋气。肾者，主蛰，封藏之本，精之处也，其华在发，其充在骨，为阴中之少阴，当作"太阴"。通于冬气。肝者，罢极之本，魂之居也，其华在爪，其充在筋，以生血气（多一句），此为阳中之少阳①，通于春气。脾、胃、大肠、小肠、三焦、膀胱者，仓廪之本，营之居也，名曰器，能化糟粕，转味而入出者也，其华在唇四白，其充在肌，其味甘，其色黄，此至阴之类，通于土气。凡十一藏取决于胆也（勒住笔力千钧）。

故人迎一盛病在少阳，二盛病在太阳，三盛病在阳明，四盛已上为格阳（突入人迎、气口，其阴阳、太少，与上文

三一

① 阳中之少阳：顾本、读书堂本后有"其味酸，其色苍"六字。

亦是两橛①，疑有脱误）。寸口一盛病在厥阴，二盛病在少阴，三盛病在太阴，四盛已上为关阴。人迎与寸口俱盛四倍已上为关格，关格之脉赢，不能极于天地之精气，则死矣（收笔冷隽②）。

通篇以"气"字为主，劈分两截，前半论数，后半论理，奥蕴毕宣，名言奔赴，落落词高，清超拔俗，骨重神寒天庙器③。

五藏生成篇第十

心之合脉也（切定五藏直起），其荣色也，其主肾也。肺之合皮也，其荣毛也，其主心也。肝之合筋也，其荣爪也，其主肺也。脾之合肉也，其荣唇也，其主肝也。肾之合骨也，其荣发也，其主脾也。以上发明五藏本体，是第一节。

是故多食咸（叙五味），则脉凝泣而变色；多食苦，则皮槁而毛拔；多食辛，则筋急而爪枯；多食酸，则肉胝䐢而唇揭；多食甘，则骨痛而发落：此五味之所伤也。故心欲苦，肺欲辛，肝欲酸，脾欲甘，肾欲咸，此五味之所合也。五藏之气，林亿云：《太素》作"此五味之合五藏之气也"。故色见青如草兹者死（叙五色），黄如枳实者死，黑如炲者死，赤如衃血者死，白如枯骨者死。此五色之见死也。青如翠羽者生，赤如鸡冠者生，黄如蟹腹者生，白如豕膏者

---

① 两橛：互不相连。橛，木桩。
② 冷隽：意味深长。
③ 骨重神寒天庙器：出自唐·李贺《唐儿歌＜杜齿公之子＞》诗句。

生，黑如乌羽者生：此五色之见生也。生于心，如以缟裹朱；生于肺，如以缟裹红；生于肝，如以缟裹绀；生于脾，如以缟裹栝楼实；生于肾，如以缟裹紫。此五藏所生之外荣也。色味当五藏（总束本节），白当肺，辛；赤当心，苦；青当肝，酸；黄当脾，甘；黑当肾，咸。故白当皮（句短而劲），赤当脉，青当筋，黄当肉，黑当骨。以上论色味之正变，是第二节。

诸脉者皆属于目（叙经脉，属字为下受血探原），诸髓者皆属于脑，诸筋者皆属于节，诸血者皆属于心，诸气者皆属于肺。此四肢八溪之朝夕也（叫醒表里相属相受之义）。故人卧血归于肝，肝受血而能视，足受血而能步，掌受血而能握，指受血而能摄。卧出而风吹之，血凝于肤者为痹，凝于脉者为泣，凝于足者为厥，此三者，血行而不得反其空，故为痹厥也。人有大谷十二分，小溪三百五十四名，少十二俞，此皆卫气之所留止，邪气之所客也，针石缘而去之（落到治法，山断云连）。以上论表里之相通而为病也，是第三节。正义已尽，忽结出治法以起下。

诊病之始，五决为纪（挺起，叙五藏之病），欲知其始，先建其母。所谓五决者，五脉也。数语承上起下，见善诊者必明五藏之气，而明藏气者正为诊病地步，前后文遂水乳交融，不形支节矣。且此节论病，下节论脉，此处提诊病，即带提五脉，则下节起笔便不嫌突，可谓布置有法。是以头痛巅疾（分叙），下虚上实，过在足少阴、巨阳，甚则入肾。徇蒙招尤，目冥耳聋，下实上虚，过在足少阳、厥阴，甚则入肝。腹满□

胀，支鬲胠胁，下厥上冒，过在足太阴、阳明。咳嗽上
气，厥在胸中，过在手阳明、太阴。心烦头痛，病在鬲中，
过在手巨阳、少阴。

夫脉之小大滑涩浮沉（又将脉色纽合一笔），可以指别；
五藏之象，可以类推；五藏相音，可以意识；五色微诊，
可以目察。能合脉色，可以万全。赤，脉之至也（分叙），
喘而坚，诊曰有积气在中，时害于食，名曰心痹，得之外
疾思虑而心虚，故邪从之。白，脉之至也，喘而浮，上虚
下实，惊，有积气在胸中，喘而虚，名曰肺痹，寒热，得
之醉而使内也。青，脉之至也，长而左右弹，有积气在心
下支胠，名曰肝痹，得之寒湿，与疝同法，腰痛足清头
痛。黄，脉之至也，大而虚，有积气在腹中，有厥气，名
曰厥疝，女子同法，得之疾使四肢汗出当风。黑，脉之至
也，上坚而大，有积气在小腹与阴，名曰肾痹，得之沐浴
清水而卧。

凡相五色之奇脉①（抽出"色"字，余波作结，阵势整齐），
面黄目青，面黄目赤，面黄目白，面黄目黑者，皆不死
也。面青目赤，面赤目白，面青目黑，面黑目白，面赤目
青，皆死也。

从五藏正义直入，接论五味、五色，而归重血字，生成大义已

---

① 之奇脉：《甲乙经》卷一第十五无此三字，疑衍。

尽。随手拖出邪气、针石以起下文，因即分诊病、察脉两大节，浑灏①流转，妥帖排奡②，中间无数排比，不嫌散漫者，何也？须玩其提掇处、兜裹处、接换处。

五藏别论篇第十一

黄帝问曰：余闻方士，或以脑髓为藏（起势宽散，太原公子杨裘来③)，或以肠胃为藏，或以为府，敢问更相反，皆自谓是，不知其道，愿闻其说。岐伯对曰：脑、髓、骨、脉、胆、女子胞，此六者（挺接，是缓来急受），地气之所生也，皆藏于阴而象于地，故藏而不写，名曰奇恒之府（坚卓）。夫胃、大肠、小肠、三焦、膀胱，此五者，天气之所生也，其气象天（添一"天"字，并下添两句，遂化双为单，是承上文层递而下，非对待矣），故写而不藏，此受五藏浊气，名曰传化之府，此不能久留，输写者也（束一句）。魄门亦为五藏使（补一笔），水谷不得久藏。魄门，直肠也，非仅指肛门。所谓五藏者，藏精气而不写也，故满而不能实；六府者（申复前义，理精词湛，一喷一醒），传化物而不藏，故实而不能满也。所以然者，水谷入口，则胃实而肠虚（句句如昆

---

① 浑灏：雄浑浩大。灏，通"浩"，水势大貌。《广韵》："灏溔，水势远也。"《说文》："浩，浇也。从水告声。"《虞书》："洪水浩浩。"

② 排奡（ào 傲）：文笔矫健。奡，矫健有力，常用以评述文章风格。唐·韩愈《荐士》诗："横空盘硬语，妥贴力排奡。"

③ 太原公子杨裘来：七字疑衍。

吾切玉①）；食下，则肠实而胃虚。故曰实而不满，满而不实也。题义至此已完，下文颇似不续。盖上言五藏之外又有六者，故谓之别，是言其体；下言五藏之大，独主寸口，亦可谓之别，是言其气也。

帝曰：气口何以独为五藏主？岐伯曰：胃者，水谷之海，六府之大源也。五味入口，藏于胃，以养五藏气，气口亦太阴也，是以五藏六府之气味（轻轻束一句叫醒），皆出于胃，变见于气口。故五气入鼻（带叙五气），藏于心肺，心肺有病（落出"病"字），而鼻为之不利也。

凡治病必察其下（接叙治病，余波作结），适其脉，观其志意与其病也。林亿云：《太素》作"必察其上下，适其脉候，观其志意，与其病能也"。拘于鬼神者，不可与言至德；恶于针石者，不可与言至巧；病不许治者，病必不治，治之无功矣（收句清劲）。

胸中雪亮，腕底风生，文体坚削，音节清扬，是经文小品之极粹者。藏而不泻，泻而不藏；满而不实，实而不满，是绝顶聪明语。

---

① 昆吾切玉：昆吾，山名。《山海经·中山经》云："又西二百里曰昆吾之山，其上多赤铜。"郭璞注："此山出名铜，色赤如火，以之作刃，切玉如割泥也。"

卷　四

异法方宜论篇第十二

黄帝问曰：医之治病也，一病而治各不同，皆愈（一起曲折俱到，运笔荡逸有神），何也？岐伯对曰：地势使然也（一针见血）。故东方之域（分叙紧跟地势），天地之所始生也，鱼盐之地，海滨傍水。其民食鱼而嗜咸，皆安其处，美其食，鱼者使人热中，盐者胜血。故其民皆黑色疏理，其病皆为痈疡，其治宜砭石（分点病字、治字）。故砭石者，亦从东方来（复一句笔逆而峭）。西方者，金玉之域，沙石之处，天地之所收引也。其民陵居而多风，水土刚强，其民不衣而褐荐，其民华食而脂肥。故邪不能伤其形体，其病生于内，其治宜毒药。故毒药者，亦从西方来。北方者，天地所闭藏之域也，其地高陵居，风寒冰冽。其民乐野处而乳食，藏寒生满病，其治宜灸焫。故灸焫者，亦从北方来。南方者，天地所长养，阳之所盛处也，其地下，水土弱，雾露之所聚也，其民嗜酸而食胕。故其民皆致理而赤色，其病挛痹，其治宜微针。故九针者，亦从南方来。中央者，其地平以湿，天地所以生万物也众。其民食杂而不劳。故其病多痿厥寒热，其治宜导引按蹻。故导引按蹻者，亦从中央出也（添"也"字，千里来龙，至此结穴）。故圣人杂合以治，各得其所宜。故治所以异而病皆愈者（回应俯仰，唱叹指点传神），得病之情，知治之大体也（叫醒"病"字、"治"字）。

起笔简而曲，以"地势"二字挈起全篇，收处唱叹有神，中间五大比许多①，其字句正如匡庐②诸峰，参差秀立，高插天表，读之令人神气俱旺，此经文之极有兴会，极有光焰者。通篇大义，只重在杂合以治，各得其宜上，却不从正面发挥，而极写五方之事，虚者实之，实者虚之，愈征实愈翻空③，开后人无限智慧。

移精变气论篇第十三

黄帝问曰：余闻古之治病（古今双提），惟其移精变气，可祝由而已。今世治病，毒药治其内，针石治其外，或愈或不愈，何也？岐伯对曰：往古人居禽兽之间（古今分叙），动作以避寒，阴居以避暑，内无眷慕之累，外无伸宦之形，此恬惔之世（申一笔），邪不能深入也。故毒药不能治其内，针石不能治其外，故可移精祝由而已（应醒）。当今之世不然（折下），忧患缘其内，苦形伤其外，又失四时之从，逆寒暑之宜，贼风数至，虚邪朝夕，内至五藏骨髓，外伤空窍肌肤，所以小病必甚，大病必死，故祝由不能已

---

① 五大比许多：五字义不明，待考。

② 匡庐：指江西的庐山。相传殷周之际有匡俗兄弟七人结庐于此，故称。

③ 愈征实愈翻空：形容文章表达具体翔实，构思奇想联翩。刘勰《文心雕龙·神思》："意翻空而易奇，言征实而难巧也。"

也（轻轻束住）。

帝曰：善。余欲临病人，观死生，决嫌疑（撇去祝由，归重诊治），欲知其要，如日月光，可得闻乎？岐伯曰：色脉者，上帝之所贵也（高唱入云），先师之所传也。此处本应直接末节，乃复历叙上古、中古、暮世一段，与末节详略互出，错综出没，极离合断续之妙。上古使僦贷季（推开从上古说起），理色脉而通神明，合之金木水火土，四时八风六合，不离其常，变化相移，以观其妙，以知其要。欲知其要（点色脉极响），则色脉是矣。色以应日，脉以应月（将色脉分释一笔），常求其要，则其要也。夫色之变化，以应四时之脉（将色脉串合一笔），此上帝之所贵，以合于神明也，所以远死而近生。生道以长，命曰圣王。中古之治病，至而治之，汤液十日，以去八风五痹之病，十日不已，治以草苏草荄之枝，本末为助，标本已得，邪气乃服。暮世之治病也（落到今世）则不然，治不本四时，不知日月，不审逆从，病形已成，乃欲微针治其外，汤液治其内，粗工凶凶，以为可攻，故病未已，新病复起（悬崖勒马）。

帝曰：愿闻要道。岐伯曰：治之要极，无失色脉（遥承欲知其要，逼出"因"字，归宿作结），用之不惑，治之大则。逆从到（即"倒"字）行，标本不得，亡神失国。去故就新，乃得真人。帝曰：余闻其要于夫子矣，夫子言不离色脉，此余之所知也。岐伯曰：治之极于一（轻轻一顿，撇上色脉，趋下治因）。帝曰：何谓一？岐伯曰：一者因得之。谓治法至繁而归于一。一者，因人之病而施治法，不执己见也。下文数问其情，即欲因病施治，不执己见之事类也。所谓因其轻而扬之，因其高而越之是也。君子之教，以人治人；王者之治，因民而利，因之为义大矣。帝曰：奈何？岐伯曰：闭户塞牖，系之病者，数问其情，以从其意（即"因"也）。得神者昌，失神者亡。帝曰：善。

首尾一气呵成，浩然沛然，妙在中间一节，极断续离合之致，最擅一篇之胜。

汤液醪醴论篇第十四

黄帝问曰：为五谷汤液及醪醴，奈何（直起）？岐伯对曰：必以稻米，炊之稻薪，稻米者完（简峭），稻薪者坚。帝曰：何以然（申一笔，文气舒畅）？岐伯曰：此得天地之和，高下之宜，故能至完，伐取得时，故能至坚也。以上言其体。帝曰：上古圣人作汤液醪醴，为而不用，何也？岐伯曰：自古圣人之作汤液醪醴者，以为备耳。夫上古作汤液，故为而弗服也。中古之世，道德稍衰，邪气时至，服之万全。此言其用。帝曰：今之世不必已，何也？岐伯曰：当今之世，必齐毒药攻其中，镵石针艾治其外也（脱卸汤液酒醴，束上起下，官止神行）。

帝曰：形弊血尽而功不立者何（此言攻中治外而仍不效者）？岐伯曰：神不使也。帝曰：何谓神不使？岐伯曰：针石，道也。谓针石不过开导血脉，必其人之神能自运，乃可病愈也。

精神不进，志意不治，故病不可愈。今精坏神去，荣卫不可复收，何者？嗜欲无穷，而忧患不止（一喷一醒，慨慷淋漓），精气弛坏，荣泣卫除，故神去之而病不愈也。

帝曰：夫病之始生也，极微极精（推进一层，补足上意，言亦有神未去而不愈者），必先入结于皮肤。今良工皆称曰病成，名曰逆，则针石不能治，良药不能及也。今良工皆得其法，守其数，亲戚兄弟远近，音声日闻于耳，五色日见于目，而病不愈者，亦何暇不早乎？岐伯曰：病为本，工为标，标本不得，邪气不服，此之谓也。

帝曰：其有不从毫毛而生（此言病有必攻中治外而后可愈者），五藏阳以竭也，林亿云：《太素》"阳"作"伤"。津液充郭，其魄独居，孤精于内，气耗于外，形不可与衣相保，此四极急而动中，是气拒于内，而形施于外，治之奈何？岐伯曰：平治于权衡，去宛陈莝，微动四极，温衣，缪刺其处，以复其形。开鬼门，洁净府，精以时服，五阳已布，疏涤五藏，故精自生，形自盛，骨肉相保，巨气乃平（径止，笔力坚卓）。帝曰：善。

此篇分四节，文笔与前篇大同。前①两节即从必齐毒药、镵石、针艾发论，不必拘切题面，而水到渠成，疏畅圆满，可称能品。后两节文义本自对待，乃故变其局，且以"病之始生"一段，支离其间，令人目眩，经文常有意对文不对、文对意不对者，更有文意俱似对、实俱不对者，错综变化，不可方物，真神圣之笔也。

---

① 前：原作"后"，据文义改。

玉版论要篇第十五

黄帝问曰：余闻揆度奇恒（诠释占义起），所指不同，用之奈何？岐伯对曰：揆度者，度病之浅深也；奇恒者，言奇病也。请言道之至数，五色脉变（总提色脉），揆度奇恒，道在于一。神转不回，回则不转，乃失其机。至数之要，迫近以微，著之玉版，命曰合玉机。

容色见上下左右（叙色），各在其要。其色见浅者，汤液主治，十日已。其见深者，必齐主治，二十一日已。其见大深者，醪酒主治，百日已。色夭面脱，不治，百日尽已。脉短气绝死，病温虚甚死。色见上下左右，各在其要。上为逆，下为从。女子右为逆，左为从；男子左为逆，右为从。易，重阳死，重阴死。阴阳反他，"他"当是"作"。治在权衡相夺，奇恒事也，揆度事也。（叙脉近跟阴阳，远映篇首，山断云连，钩联有法），搏脉痹躄，寒热之交。脉孤为消气，虚泄为夺血。孤为逆，虚为从。行奇恒之法，以太阴始。行所不胜曰逆，逆则死；行所胜曰从，从则活。八风四时之胜，终而复始，逆行一过，不复可数，论要毕矣。

篇法不完，词意不续，疑有脱简。

诊要经终论篇第十六

黄帝问曰：诊要何如？岐伯对曰：正月二月，天气始方，地气始发，人气在肝（探原立论，人气所在，即诊要也）。三月四月，天气正方，地气定发，人气在脾。五月六月，天气盛，地气高，人气在头。七月八月，阴气始杀，人气在肺。九月十月，阴气始冰，地气始闭，人气在心。十一月十二月，冰复，地气合，人气在肾（一顿）。以上逐月人气所在，即诊要也。

故春刺散俞，及与分理（直下），血出而止，甚者传气，间者环也。林亿云：《太素》作"环已"。按：病甚者得刺即流通，其气可渐愈矣。若轻者病旋已也。夏刺络俞，见血而止，尽气闭环，痛病必下。秋刺皮肤，循理，上下同法，神变而止。冬刺俞窍于①分理，甚者直下，间者散下。春夏秋冬，各有所刺，法其所在（总一笔回映上节，激起下节）。以上四时刺法。春刺夏分，脉乱气微（反接得势，即失其所在也），入淫骨髓，病不能愈，令人不嗜食，又且少气。春刺秋分，筋挛逆气，环为咳嗽，病不愈，令人时惊，又且哭。春刺冬分，邪气著藏，令人胀，病不愈，又且欲言语。夏刺春分，病不愈，令人解堕。夏刺秋分，病不愈，令人心中欲②无言，惕惕如人将捕之。夏刺冬分，病不愈，令人少气，时欲怒。秋刺春分，病不已，令人惕然，欲有所为，起而忘之。秋刺夏分，病不已，令人益嗜卧，又且善梦。秋刺冬分，病不已，令人洒洒时寒。冬刺春分，病不

---

① 于：《甲乙经》卷五第一前有"及"字。据前后文例义顺。

② 欲：《甲乙经》卷五第一前有"闷"字。义胜。

已，令人欲卧不能眠，眠而有见。冬刺夏分，病不愈，气上，发为诸痹。冬刺秋分，病不已，令人善渴。以上四时刺逆。凡刺胸腹者，必避五藏。中心者，环死（补叙五藏刺逆，总提一笔，分叙其事）。中脾者，五日死。中肾者，七日死。中肺者，五日死。中鬲者，皆为伤中，其病虽愈，不过一岁必死。刺避五藏者（申释其义），知逆从也。所谓从者，鬲与脾肾之处，不知者反之。刺胸腹者，必以布憿著之，乃从单布上刺，刺之不愈，复刺。刺针必肃，刺肿摇针，经刺勿摇，此刺之道也（一笔勒住）。以上五藏刺逆。上节言四时之刺有所避也，此言五藏之必避，有不分四时者也。在前半篇为补叙，而五藏死期，正好引起十二经终，前后连络，在有意无意之间。

帝曰：愿闻十二经脉之终奈何（另起）？岐伯曰：太阳之脉其终也（六项平叙文度，如垂绅正笏①），戴眼反折瘛疭，其色白，绝汗乃出，出则死矣。少阳终者（五项用"者"字，独首项用"也"字，上虽细事，亦有斟酌），耳聋百节皆纵，目睘绝系，绝系一日半死，其死也，色先青白，乃死矣。阳明终者，口目动作，善惊，妄言，色黄，其上下经盛，不仁②，则终矣。少阴终者，面黑，齿长而垢，腹胀闭，上下不通而终矣。太阴终者，腹胀闭，不得息，善噫善呕，呕则逆，逆则面赤，不逆则上下不通，不通则面黑，皮毛

---

① 垂绅正笏（hù户）：垂下大带的末端，双手端正地拿著朝笏，言臣下侍君必恭，不动声色。此喻平静地叙述。绅：古时士大夫束在衣外的大带。笏：指朝笏，用于记事。

② 不仁：《灵枢·终始》《甲乙经》卷二第一均作"而不行"。

焦而终矣。厥阴终者，中热，嗌干，善溺，心烦，甚则舌卷，卵上缩而终矣。此十二经之所败也。与上节收句不必照顾，而自神回气合。

首言人气，次言刺法，次言刺逆，而以经终结之，层次井井，排偶到底，法律整齐，此极冠冕文字。《灵》《素》皆善于用整，妙于用排，使读者不觉其板，圣神传道之文如是。

卷　五

脉要精微论篇第十七

黄帝问曰：诊法何如？岐伯对曰：诊法常以平旦（笼照一切，气象万千），阴气未动，阳气未散（义精词湛），饮食未进，经脉未盛，络脉调匀，气血未乱，故乃可诊有过之脉。切脉动静，而视精明，察五色（数语为前半篇提纲），观五藏有余不足，六府强弱，形之盛衰，以此参伍，决死生之分。

夫脉者，血之府也（应切脉动静），长则气治，短则气病，数则烦心，大则病进，上盛则气高，下盛则气胀，代则气衰，细则气少，涩则心痛，浑浑革①至如涌泉，病进而色②，弊绵绵③其去如弦绝，死。夫精明五色者（应五色），气之华也。赤欲如白④裹朱，不欲如赭；白欲如鹅羽，不欲如盐；青欲如苍璧之泽，不欲如蓝；黄欲如罗裹雄黄，不欲如黄土；黑欲如重漆色，不欲如地苍。五色精微象见矣，其寿不久也。夫精明者（应视精明），所以视万

---

① 革：《甲乙经》卷四第一中作"革革"。
② 色：《甲乙经》卷四第一中作"危"。
③ 弊绵绵：《甲乙经》卷四第一中作"弊弊绰绰"。
④ 白：《太素·杂诊》作"帛"。义胜。

物，别白黑，审短长。以长为短，以白为黑，如是则精衰矣。五藏者（应五藏六府），中之守也。中盛藏满，气胜伤恐者，声如从室中言，是中气之湿也。言而微，终日乃复言者，此夺气也。衣被不敛，言语善恶，不避亲疏者，此神明之乱也。仓廪不藏者，是门户不要也。水泉不止者，是膀胱不藏也。得守者生，失守者死。夫五藏者，身之强也（应形之强弱）。头者精明之府，头倾视深，精神将夺矣。背者胸中之府，背曲肩随，府将坏矣。腰者肾之府，转摇不能，肾将惫矣。膝者筋之府，屈伸不能，行则偻附，筋将惫矣。骨者髓之府，不能久立，行则振掉，骨将惫矣。得强则生，失强则死。

岐伯曰：反四时者（另起），有余为精，不足为消。应太过，不足为精；应不足，有余为消。阴阳不相应，病名曰关格。此段论脉，与上不接，疑有脱文。

帝曰：脉其四时动奈何（总挈后半篇）？知病之所在奈何？知病之所变奈何？知病乍在内奈何？知病乍在外奈何？请问此五者，可得闻乎？岐伯曰：请言其与天运转大也（顿一句）。万物之外，六合之内（振起昂头天外），天地之变，阴阳之应，彼春之暖，为夏之暑，彼秋之忿，为冬之怒，四变之动，脉与之上下，以春应中规，夏应中矩，秋应中衡，冬应中权。此段从天说到脉，领起阴阳四时大义。是故冬至四十五日，阳气微上，阴气微下；夏至四十五日，阴气微上，阳气微下。阴阳有时，与脉为期，期而相失，如脉所分，分之有期，故知死时。微妙在脉，不可不察，察之有纪，从阴阳始，始之有经，从五行生，生之有度，四时为宜，补写勿失，与天地如一，得一之情，以知死生。此段重发脉之阴阳也。是故声合五音，色合五行，脉合阴阳（"合"字跟"一"字说下）。是知阴盛则梦涉大水恐惧（随手带释阴阳），阳盛则梦大火燔灼，阴阳俱盛则梦相杀毁伤；上盛则梦飞，下盛则梦堕；甚饱则梦予，甚饥则梦取；肝气盛则梦怒，肺气盛则梦哭；短虫多则梦聚众，长虫多则梦相击毁伤。此段随带指点阴阳之验，是旁证之文。

是故持脉有道（遥承脉合阴阳），虚静为保。保，《甲乙经》作"宝"。春日浮，如鱼之游在波（全经叙四时脉象，以此为最精）；夏日在肤，泛泛乎万物有余；秋日下肤，蛰虫将去；冬日在骨，蛰虫周密，君子居室。故曰：知内者按而纪之，知外者终而始之。此六者，持脉之大法。此段重发四时之脉，本当承阴阳说下，乃隔以叙梦一段，极离合断续之致。林亿曰：此对四时动之事也。逐段分合提掇，动荡①有致。

心脉搏坚而长，当病舌卷不能言；其软而散者，当消环②自已（从在字直起，六排对待整齐，而每排又自为对待，文阵正大）。肺脉搏坚而长，当病唾血；其软而散者，当病灌汗，至今不复散发③也。言汗出多如灌注，久不复元，其因起于

---

① 动荡：引申为起伏。

② 消环：《甲乙经》卷四第一、《太素·诊候之二》均作"消渴"。义胜。

③ 散发：《太素·诊候之二》无此二字。疑衍。

散发太过也。肝脉搏坚而长，色不青，当病坠若搏，因血在胁下，令人喘逆；其软而散，色泽者，当病溢饮，溢饮者，渴暴多饮，而易入肌皮肠胃之外也。胃脉搏坚而长，其色赤，当病折髀；其软而散者，当病食痹。脾脉搏坚而长，其色黄，当病少气；其软而散，色不泽者，当病足胻肿，若水状也。肾脉搏坚而长，其色黄而赤者，当病折腰；其软而散者，当病少血，至令不复也。帝曰：诊得心脉而急（再推论心胃二脉，文局便活），此为何病？病形何如？岐伯曰：病名心疝，少腹当有形也。帝曰：何以言之？岐伯曰：心为牡藏，小肠为之使，故曰少腹当有形也。帝曰：诊得胃脉，病形何如？岐伯曰：胃脉实则胀，虚则泄。林亿云：此对知病所在之事也。

帝曰：病成而变何谓（紧跟"病"字，点"变"字直起）？岐伯曰：风成为寒热，瘅成为消中，厥成为巅疾，久风为飧泄，脉风成为疠。病之变化，不可胜数（醒"变"字，略顿）。帝曰：诸痈肿筋挛骨痛，此皆安生？岐伯曰：此寒气之肿，八风之变也。帝曰：治之奈何（以治法轻轻收束）？岐伯曰：此四时之病，以其胜治之愈也。帝曰：有故病五藏发动（又补叙，以极"变"字之义），因伤脉色，各何以知其久暴至之病乎？岐伯曰：悉乎哉问也！征其脉小，色不夺者，新病也；征其脉不夺，其色夺者，此久病也；征其脉与五色俱夺者，此久病也；征其脉与五色俱不夺者，新病也。肝与肾脉并至，其色苍赤，当病毁伤不见血，已见

血，湿若中水也。以上叙病变之事。林亿以"不可胜数"以上为
对病变，以下为与提笔不对，非是。

尺内两傍（从内外直起），则季胁也，尺外以候肾，尺
里以候腹。中附上（此节内外合发不板，分两项使通篇文局俱
活），左外以候肝，内以候鬲；右外以候胃，内以候脾。上
附上，右外以候肺，内以候胸中；左外以候心，内以候膻
中。前以候前，后以候后。上竟上者，胸喉中事也；下竟
下者，少腹腰股膝胫足中事也。粗大者，阴不足，阳有
余，为热中也。来疾去徐，上实下虚，为厥巅疾；来徐去
疾，上虚下实，为恶风也。故中恶风者，阳气受也①。有
脉俱沉细数者，少阴厥也；沉细数散者，寒热也；浮而散
者为眴仆。诸浮不躁者皆在阳，则为热；其有躁者在手。
诸细而沉者皆在阴，则为骨痛；其有静者在足。数动一代
者，病在阳之脉也，泄及便脓血。诸过者切之，涩者阳气
有余也；滑者阴气有余也。阳气有余为身热无汗，阴气有
余为多汗身寒，阴阳有余则无汗而寒。推而外之，内而不
外，有心腹积也；推而内之，外而不内，身有热也。推而
上之，上而不下，腰足清也；推而下之，下而不上，头项
痛也。按之至骨，脉气少者，腰脊痛而身有痹也。以上叙病
乍内乍外之事，文笔忽整忽散，与前叙四时节笔致大同。

前后分两大段，又各分五小段，皆先总提而后分应之。文体忽整

① 故中……受也：《太素·诊候之二》无此九字。

忽散，莫测端倪，理达词举，浩然沛然，略无嗫嚅①之态。钩深索隐②之文以疏畅出之难，委曲③繁重之文以闲暇出之更难。其静穆渊懿④，无秦汉奇崛之气。熟读《周易》六十四，便知《内经》之理，非圣人不能发；熟读《周官》三百六，便知《内经》之文，非圣人之才不能作也。真所谓天理烂熟之书。

平人气象论篇第十八

黄帝问曰：平人何如（点题直起）？岐伯对曰：人一呼脉再动，一吸脉亦再动，呼吸定息脉五动，闰以太息，命曰平人。平人者，不病也。常以不病调病人（句法峭，从"平"递到"病"，交代极清，句句顶复有致），医不病，故为病人平息以调之为法（叙平）。人一呼脉一动，一吸脉一动，曰少气；人一呼脉三动，一吸脉三动而躁，尺热曰病温，尺不热脉滑曰病风，脉涩曰痹（叙病）。人一呼脉四动以上曰死，脉绝不至曰死，乍疏乍数曰死（叙死）。以上为起节，重论动数多少，见迟数是人脉吃紧，平、病、死，先分于此也，病、死是平之反面，通篇带定发挥。

平人之常气禀于胃，胃者，平人之常气也（振衣千仞⑤，

---

① 嗫嚅：欲言又止貌。
② 钩深索隐：指钻研深奥的学问，探索隐秘的事情。钩：钩取；索：探索。
③ 委曲：形容文词转折而含蓄。
④ 渊懿：渊深美好。渊：深也；懿：美也。
⑤ 振衣千仞：指文章气势豪迈。语出晋·左思《咏史》："振衣千仞岗，濯足万里流。"

实大声洪，"胃"字为"平"字抉根），人无胃气曰逆，逆者死。"常"字释"平"字，"逆"字反"平"字。数语不独挈下五项，实挈起全篇，高唱入云，而用笔尤觉回环顺逆有致。春胃微弦曰平，弦多胃少曰肝病，但弦无胃曰死（即跟"胃"字发"平"字，并发病死，以反透"平"字），胃而有毛曰秋病，毛甚曰今病。藏真散于肝，肝藏筋膜之气也（逐段以藏真作束，句法亦挺亦荡）。夏胃微钩曰平，钩多胃少曰心病，但钩无胃曰死，胃而有石曰冬病，石甚曰今病。藏真通于心，心藏血脉之气也。长夏胃微软弱曰平，弱多胃少曰脾病，但代无胃曰死，软弱有石曰冬病，弱甚曰今病。藏真濡于脾，脾藏肌肉之气也。秋胃微毛曰平，毛多胃少曰肺病，但毛无胃曰死，毛而有弦曰春病，弦甚曰今病。藏真高于肺，以行荣卫阴阳也。冬胃微石曰平，石多胃少曰肾病，但石无胃曰死，石而有钩曰夏病，钩甚曰今病。藏真下于肾，肾藏骨髓之气也（"散"、"通"、"濡"、"高"、"下"，炼字精切）。胃之大络，名曰虚里（推叙胃之络脉，与本节起句照应），贯鬲络肺，出于左乳下，其动应【衣】①脉（唱醒"脉"字），宗气也。"衣"字衍文。其动应脉，谓动数与寸口相应也。盛喘数绝者，则病在中；结而横，有积矣。绝不至曰死（亦以平、病、死分叙）。乳之下其动应衣（句法摇曳），宗气泄也。以上提出胃气就四时，上实发"平"字，可谓笔笔中锋。

欲知寸口太过与不及（突起，从寸口说入，实发脉之主病，

① 衣：《甲乙经》卷四第一作"手"。

以太过、不及衬"平"字）：寸口之脉中手短者，曰头痛；寸口脉中手长者，曰足胫痛；寸口脉中手促上击者，曰肩背痛。寸口脉沉而坚者，曰病在中；寸口脉浮而盛者，曰病在外。寸口脉沉而弱，曰寒热及疝瘕少腹痛；寸口脉沉而横，曰胁下有积，腹中有横积痛；寸口脉沉而喘，曰寒热。脉盛滑坚者，曰病在外；脉小实而坚者，病在内。脉小弱以涩，谓之久病；脉滑浮而疾者，谓之新病。脉急者，曰疝瘕少腹痛；脉滑曰风，脉涩曰痹。缓而滑曰热中，盛而紧曰胀。脉从阴阳，病易已；脉逆阴阳，病难已。脉得四时之顺，曰病无他；脉反四时及不间藏，曰难已。<small>中间忽总叙两排作停顿者，以上文专叙脉，下文脉与尺肤兼叙，故略作总括之词，以为言之不尽者，可以此义赅之也。</small>臂多青脉，曰脱血。尺脉缓涩，谓之解㑊。安卧脉盛，谓之脱血。尺涩脉滑，谓之多汗。尺寒脉细，谓之后泄。脉尺粗常热者，谓之热中<small>（以上病脉）</small>。肝见庚辛死，心见壬癸死，脾见甲乙死，肺见丙丁死，肾见戊己死，是谓真藏见皆死<small>（以上死脉）</small>。颈脉动，喘疾咳，曰水；目裹微肿，如卧蚕①起之状，曰水。溺黄赤安卧者，黄疸；已食如饥者，胃疸。面肿曰风，足胫肿曰水。目黄者曰黄疸<small>（以上略叙外诊）</small>。妇人手少阴脉动甚者，妊子也<small>（此条叙妇脉）</small>。脉有逆从，四时未有藏形<small>（四字挺接，六字安顿有法）</small>，春夏而脉瘦，

---

① 蚕：《太素·诊候之二》无。

卷五

五三

秋冬而脉浮大，命曰逆四时也（收束整齐，句句是透发"平"字）。风热而脉静，泄而脱血，脉实，病在中，脉虚，病在外，脉涩坚者，皆难治，命曰反四时也（重门叠锁）。前节叙四时之脉，此节接叙脉之主病，以太过、不及起，以逆从收，起讫完密，中间仍跟定病死收笔，是并束前节，与前节起笔隐相呼应也。

人以水谷为本（突起），领下五"本"字，故人绝水谷则死，脉无胃气亦死（以水谷陪起，峰势与第二节起笔参差相对）。所谓无胃气者（逆顶），但得真藏脉，不得胃气也。所谓脉不得胃气者（逆顶），肝不弦，肾不石也（举肝肾以例其余）。此段为本节起笔，与前平人之常气禀于胃相应，力极遒劲。太阳脉至，洪大以长（先叙三阳平脉）；少阳脉至，乍数乍疏，乍短乍长；阳明脉至，浮大而短。三阴脉详《难经》，此脱文也。此以四时阴阳太少之气化言，恰在四时与五藏夹缝之中。夫平心脉来，累累如连珠，如循琅玕，曰心平（叙五藏脉象，全经中以此为最精）。夏以胃气为本。病心脉来，喘喘连属，其中微曲，曰心病。死心脉来，前曲后居，如操带钩，曰心死（仍以病、死作衬）。平肺脉来（逐句首尾自相呼应，笔底便有逆势），厌厌聂聂，如落榆荚，曰肺平，秋以胃气为本。病肺脉来，不上不下，如循鸡羽，曰肺病。死肺脉来，如物之浮，如风吹毛，曰肺死。平肝脉来，软弱招招，如揭长竿末梢，曰肝平，春以胃气为本。病肝脉来，盈实而滑，如循长竿，曰肝病。死肝脉来，急益劲，如新张弓弦，曰肝死。平脾脉来，和柔相离，如鸡践地，曰脾平，长夏以胃气为本。病脾脉来，实而盈数，如鸡举足，曰脾病。死脾脉来，锐坚，如乌之喙，如鸟之距，如屋之漏，如水之流，曰脾死。平肾脉来，喘喘累累如钩，按之而坚，曰肾平，冬以胃气为本。病肾脉来，如引葛，按之益坚，曰肾病。死肾脉来，发如夺索，辟辟如弹石，曰肾死（径住）。

切定"平"字，发挥"胃"字，中间"常"字、"反"字、"微甚"字、"多少"字、"太过不及"字、"阴阳逆从"字，无非衬托"平"字，起手先从"动数"领起"平"字，旋即提出胃气，将"平"字、"胃"字纽合一气，通篇精义，全从此出。下面本以四时胃气、五藏胃气两义对发，中间忽插入"寸口太过不及"一段，又从"太过不及"中抽出"阴阳逆从"一段，变幻奇诡，令人目眩。此两段原是申复胃气之义，第不总叙于四时五藏脉后，而夹叙于此，转使五藏脉后，无可再言，截然而止，致五藏不能与四时成对，是篇法之生动也。处处用回环逆顶之笔，一喷一醒，是笔法之生动也。

玉机真藏论篇第十九

黄帝问曰：春脉如弦，何如而弦（四项板列，与《四气调神》同格）？岐伯对曰：春脉者肝也，东方木也，万物之所以始生也。故其气来，软弱轻虚而滑，端直以长，故曰弦，反此者病。帝曰：何如而反？岐伯曰：其气来实而强，此谓太过，病在外（每项皆各分两排，文势极厚）；其气来不实而微，此谓不及，病在中。帝曰：春脉太过与不及，其病皆何如？岐伯曰：太过则令人善忘，忽忽眩冒而巅疾；其不及则令人胸痛引背，下则两胁胠满。帝曰：善。夏脉如钩，何如而钩？岐伯曰：夏脉者心也，南方火也，万物之所以盛长也。故其气来盛去衰，故曰钩，反此者病。帝曰：何如而反？岐伯曰：其气来盛去亦盛，此谓太过，病在外；其气来不盛去反盛，此谓不及，病在中。帝曰：夏脉太过与不及，其病皆何如？岐伯曰：太过则令人身热而肤痛，为浸淫；其不及则令人烦心，上见咳唾，下为气泄。帝曰：善。秋脉如浮，何如而浮？岐伯曰：秋脉者肺也，西方金也，万物之所以收成也。故其气来，轻虚以浮，来急去散，故曰浮，反此者病。帝曰：何如而反？岐伯曰：其气来毛而中央坚，两傍虚，此谓太过，病在外；其气来毛而微，此谓不及，病在中。帝曰：秋脉太过与不及，其病皆何如？岐伯曰：太过则令人逆气而背痛，愠愠然；其不及则令人喘，呼吸少气而咳，上气见血，下闻病音。帝曰：善。冬脉如营，何如而营？岐伯曰：冬脉者肾也，北方水也，万物之所以合藏也。故其气来沉以搏，故曰营，反此者病。帝曰：何如而反？岐伯曰：其气来如弹石者，此谓太过，病在外；其去如数者，此谓不及，病在中。帝曰：冬脉太过与不及，其病皆何如？岐伯曰：太过则令人解㑊，脊脉痛而少气，不欲言；其不及则令人心悬如病饥，眇中清，脊中痛，少腹满，小便变。帝曰：善。

帝曰：四时之序，逆从之变异也（变调以活其局），然脾脉独何主（缴上折下）？岐伯曰：脾脉者土也，孤藏以灌四傍者也（提唱本条，仍带上四项，文律极细）。帝曰：然则脾善恶可得见之乎？岐伯曰：善者不可得见，恶者可见（用侧笔卸下，不肯丝毫苟且）。帝曰：恶者何如可见？岐伯曰：其来如水之流者，此谓太过，病在外；如鸟之喙者，此谓不及，病在中。帝曰：夫子言脾为孤藏，中央土，以灌四傍，其太过与不及，其病皆何如？岐伯曰：太过则令人四肢不举；其不及，则令人九窍不通，名曰重强。帝瞿然而起，再拜而稽首曰：善。吾得脉之大要，天下至数，五色脉变，揆度奇恒，道在于一。神转不回，回则不转，乃失

卷
六
五
七

其机。至数之要，迫近以微，著之玉版，藏之藏①府，每
旦读之，名曰"玉机"（点题作束，突起亦与《四气调神》同调，
彼以耸杰胜，此以开展胜）。

五藏受气于其所生，传之于其所胜，气舍于其所生，
死于其所不胜（再申一笔，清折有味）。病之且死，必先传
行，至其所不胜，病乃死。此言气之逆行也，故死。肝受
气于心，传之于脾（分叙一番），气舍于肾，至肺而死。心
受气于脾，传之于肺，气舍于肝，至肾而死。脾受气于
肺，传之于肾，气舍于心，至肝而死。肺受气于肾，传之
于肝，气舍于脾，至心而死。肾受气于肝，传之于心，气
舍于肺，至脾而死。此皆逆死也（应束）。一日一夜五分之
（唱醒本段大意），此所以占死生之早暮也。此段叙一日一夜之
病传死时也。

黄帝曰：疑衍。五藏相通，移皆有次，五藏有病，则
各传其所胜。不治，法三月若六月，若三日若六日，传五
藏而当死②。故曰：别于阳者，知病从来；别于阴者，知
死生之期。此段叙数日数月之病传死期也，不分叙五藏传次者，与
上文详略互见，错综有法。是故风者百病之长也（特提"风"
字，举一例百）。今风寒客于人（承风说入），使人毫毛毕直，
皮肤闭而为热。当是之时，可汗而发也（逐层皆用顿折，便

---

① 藏：《太素·诊候之一》作"于"。义胜。
② 传五藏而当死：顾本此句下有"是顺传所胜之次"七字。王冰注：
新校正云：详上文"是顺传所胜之次"七字，乃是次前注，误在此经文之
下，不惟无义，兼校之全元起本《素问》及《甲乙经》并无此七字。

不平疲)。或痹不仁，肿痛，当是之时，可汤熨及火灸刺而去之。弗治，病人舍于肺，名曰肺痹，发咳上气。弗治，肺即传而行之肝，病名曰肝痹，一名曰厥，胁痛出食，当是之时，可按若刺耳。弗治，肝传之脾，病名曰脾风，发瘅，腹中热，烦心出黄，当此之时，可按、可药、可浴。弗治，脾传之肾，病名曰疝瘕，少腹冤热而痛，出白，一名曰蛊，当此之时，可按、可药。弗治，肾传之心，病筋脉相引而急，病名曰瘛，当此之时，可灸、可药。弗治，满十日，法当死。肾因传之心，心即复反传而行之肺，发寒热，法当三岁死，**此病之次也**（重勒一句）。此段言一岁数岁之病传死期，借风以例其余也。三段本是蝉联而下，而文笔却似各不相顾，使人心迷目眩，真奇文也。

　　然其卒发者（转下笔力千钧），**不必治于传，或其传化有不以次**（加二笔起下）。传不以次即下文事，与卒发是两事。卒发即后"急虚身中"，譬于堕溺者也。**不以次入者，忧恐悲喜怒，令不得以其次，故令人有大病矣。因而喜大虚**（"因"字凭空遥接，妙），**则肾气乘矣，**"因"字隐隐遥承受气之初病来。"大虚"二字，安顿有法，与《平人气象》"四时未有藏形"句同。**怒则肝气乘矣**（笔笔如飞），**悲则肺气乘矣，恐则脾气乘矣，忧则心气乘矣，此其道也**（轻束一句）。此句与"不以次入者"紧相呼应，以束本段。此段叙传不以次之事，是推广前义也。**故病有五，五五二十五变，及其传化**（总束上四段）。**传，乘之**

名也。此节为真藏探源。末句以解为收，《孟子·雪官章①》收句有此丰致。

大骨枯槁，大肉陷下，胸中气满，喘息不便，其气动形（紧跟上节末"传"、"死"字，历叙绝证递到真藏，五项直立，与起节同，点题不突），期六月死，真藏脉见，乃予之期日。大骨枯槁，大肉陷下，胸中气满，喘息不便，内痛引肩项，期一月死，真藏见，乃予之期日。大骨枯槁，大肉陷下，胸中气满，喘息不便，内痛引肩项，身热，脱肉破䐃，真藏见，十月之内死。当作"十日"。真藏皆予之期日，不当独脾言月也。大骨枯槁，大肉陷下，肩髓内消，动作益衰，真藏来见，当作"未见"。期一岁死，见其真藏，乃予之期日。大骨枯槁，大肉陷下，胸中气满，腹内痛，心中不便，肩项身热，破䐃脱肉，目匡陷，真藏见，目不见人，立死；其见人者，至其所不胜之时则死。急虚身中卒至，五藏绝闭，脉道不通，气不往来，譬于堕溺，不可为期（变调以活其局，是推广以补前义，与上节补叙传不以次同法，虑周藻密，气合神回）。其脉绝不来，若人一息五六至，其形肉当有"虽"字。不脱，真藏虽不见，犹死也。此节从脱形渐渐引到真藏，连点真藏，愈点愈醒，下节正好直接。

真肝脉至，中外急，如循刀刃责责然，如按琴瑟弦，色青白不泽，毛折乃死（紧接上用反收，此用正接，便有生气）。真心脉至（连点真藏，上节点在尾，此点在首，回环有致），坚而

---

① 孟子雪官章：见《孟子·梁惠王下》。

搏，如循薏苡子累累然，色赤黑不泽，毛折乃死。真肺脉至，大而虚，如以毛羽中人肤，色白赤不泽，毛折乃死。真肾脉至，搏而绝，如指弹石辟辟然，色黑黄不泽，毛折乃死。真脾脉至，弱而乍数乍疏，色黄青不泽，毛折乃死。诸真藏脉见者（总一笔），皆死不治也。

黄帝曰：见真藏曰死，何也（顺下）？岐伯曰：五藏者皆禀气于胃，胃者五藏之本也（蜿蜒起伏，曲折有味，真不厌百回读）。藏气者，不能自致①于手太阴，必因于胃气，乃至于手太阴也。故五藏各以其时，自为而至于手太阴也。故邪气胜者，精气衰也。故病甚者，胃气不能与之俱至于手太阴，故真藏之气独见。独见者，病胜藏也，故曰死（应醒）。帝曰：善。

此节实发真藏。妙在上节从脱形卸到真藏，此节从真藏绕回形色，又两节处处以死期缴入第二节，神回气合，以此两节本承第二节说下，以畅其未尽之义也。后半发明胃气，不但收束本节，实以统束前文，下节只是余意。

黄帝曰：凡治病，察其形气色泽，脉之盛衰，病之新故，乃治之，无后其时（总括上文，以为起笔，恰是末节文字）。形气相得，谓之可治；色泽以浮，谓之易已；脉从四时，谓之可治；脉弱以滑，是有胃气，命曰易治，取之以时。形气相失，谓之难治；色夭不泽，谓之难已；脉实以坚，谓之益甚；脉逆四时，为不可治（句句是上文申释文字，添出

① 致：顾本作"至"。

易治、难治，便觉别开一境）。**必察四难，而明告之。所谓逆四时者，春得肺脉，夏得肾脉，秋得心脉，冬得脾脉，其至皆悬绝沉涩者，命曰逆四时。未有藏形，于春夏而脉沉涩，秋冬而脉浮大，名曰逆四时也。病热脉静，泄而脉大，脱血而脉实，病在中脉实坚，病在外脉不实坚者，皆难治。**

黄帝曰：余闻虚实以决死生，愿闻其情。岐伯曰：五实死，五虚死。上文大旨已尽，突出虚实二字，若不相续，经文每多如此，其实即回应太过不及耳。通篇笔歌墨舞，本节前半觉衰飒①矣，结处忽开异境，不但衬起本节，并振起全篇也。**帝曰：愿闻五实五虚。岐伯曰：脉盛，皮热，腹胀，前后不通，闷瞀，此谓五实；脉细，皮寒，气少，泄利前后，饮食不入，此谓五虚。帝曰：其时有生者，何也？岐伯曰：浆粥入胃，泄注止，则虚者活；身汗得后利，则实者活。此其候也**（文至此，亦生气勃发，字里行间，有精悍之色）。

以太过不及起，以虚实收，中间论外淫，论内伤，而推极于真藏，总是归重胃气。精理名言，络绎奔赴，其布局大阵包小阵，大营包小营，每节自为首尾，诸节互为首尾，通篇合为首尾，妙在处处俱是提空举似指点之神，读此等文，岂可死于句下。头绪繁重极矣，却有清气雄气往来，其间只见烟云离合，风雨纵横，五藏或平发，或串发，或总发，或碎发，横冲直撞，无不如志。

---

① 衰飒：衰落萧索。

三部九候论篇第二十

黄帝问曰：余闻九针于夫子（远远说入），众多博大，不可胜数。余愿闻要道，以属子孙，传之后世，著之骨髓，藏之肝肺，歃血而受，不敢妄泄，令合天道，必有终始，上应天光星辰历纪，下副四时五行，贵贱更互，冬阴夏阳，以人应之奈何（入题）？愿闻其方。岐伯对曰：妙乎哉问也！此天地之至数。帝曰：愿闻天地之至数（醒题），合于人形，血气通，决死生，为之奈何？岐伯曰：天地之至数，始于一，终于九焉（总挈纲目）。一者天，二者地，三者人，因而三之，三三者九，以应九野。故人有三部，部有三候，以决死生（以凝重之笔收束，本节涵盖全篇），以处百病，以调虚实，而除邪疾。帝曰：何谓三部？岐伯曰：有下部，有中部，有上部（叙三部九候所主，提清本节头绪）。部各有三候，三候者，有天有地有人也。必指而导之，乃以为真。上部天（分叙），两额之动脉；上部地，两颊之动脉；上部人，耳前之动脉。中部天，手太阴也；中部地，手阳明也；中部人，手少阴也。下部天，足厥阴也；下部地，足少阴也；下部人，足太阴也。故下部之天以候肝（随手接叙下部），地以候肾，人以候脾胃之气。帝曰：中部之候奈何（入中上部，略用提掇，以活其局）？岐伯曰：亦有天，亦有地，亦有人。天以候肺，地以候胸中之气，人以候心。帝曰：上部以何候之？岐伯曰：亦有天，亦有地，亦有人。天以候头角之气，地以候口齿之气，人以候耳目之气。三部者（收束上文），各有天，各有地，各有人。三而成天，三而成地，三而成人。三而三之，合则为九，九分为九野，九野为九藏。故神藏五，形藏四，合为九藏。五藏已败，其色必夭，夭必死矣（落到"死"字，束上起下，山断云连，叙调虚实）。

帝曰：以候奈何？岐伯曰：必先度其形之肥瘦，以调其气之虚实（前后皆用详叙，此独用浑括之笔，是中渡也），实则写之，虚则补之。必先去其血脉而后调之，无问其病，"病"当作"数"。以平为期。

帝曰：决死生奈何（叙决死生）？岐伯曰：形盛脉细，少气不足以息者危。形瘦脉大，胸中多气者死。形气相得者生。参伍不调者病。三部九候皆相失者死。上下左右之脉相应如参春者病甚。上下左右相失不可数者死。中部之候虽独调，与众藏相失者死。中部之候相减者死。以上诸条即后所谓九候不调者也。目内陷者死。

帝曰：何以知病之所在（叙处百病）？岐伯曰：察九候独小者病，独大者病，独疾者病，独迟者病，独热者病，独寒者病，独陷下者病（此七独法也，是九候诊法之要义）。以左手足上，上①去踝五寸按之，【庶】右手【足】当踝而弹之（略顿，此诊下部人之指法也，九候指法皆如此用之），其应

---

① 上：据顾本补入。参《甲乙经》。

过五寸以上，蠕蠕然者不病；其应疾，中手浑浑然者病，中手徐徐然者病，其应上不能至五寸，弹之不应者死。是以①脱肉身不去者死。中部乍疏乍数者死。其脉代而钩者，病在络脉。九候之相应也，上下若一，不得相失（略顿，提掇一笔，文势便不平疲）。一候后则病，二候后则病甚，三候后则病危。所谓后者，应不俱也。此亦发九候不调之义也。察其府藏（领起下节），以知死生之期，【必先知经脉，然后知病脉，真藏脉见者胜②死。足太阳气绝者，其足不可屈伸，死必戴眼。】（数句于上下文不续）

帝曰：冬阴夏阳奈何（承上叙死生之期）？岐伯曰：九候之脉，皆沉细悬绝者为阴，主冬（阴阳主营卫言），故以夜半死。盛躁喘数者为阳，主夏，故以日中死。是故寒热病者（肺），以平旦死；热中及热病者（心），以日中死；病风者（肝），以日夕死；病水者（肾），以夜半死。其脉乍疏乍数乍迟乍疾者（脾），日乘四季死。以上七死当为七诊，是分叙阴阳五藏之死期也，下乃总写死生大义。形肉已脱，九候虽调，犹死（用开阖之笔，文势蜿蜒生动）。七诊虽见，九候皆从者，不死。所言不死者，风气之病及经月之病，似七诊之病而非也（承上文再用开阖之笔，曲折摇曳，姿态横生），故言不死。若有七诊之病，其脉候亦败者死矣，必发哕噫（补一句，

---

① 是以：《甲乙经》卷四第三、《太素·诊候之一》均无此二字。疑衍。

② 见者胜：《太素·诊候之一》为"见胜者"，当从。

奇）。七诊旧说，皆以上节七独当之。今详七独，病脉也。而七诊乃死脉也，且词意紧承上文，故知其即七死也。若以为七病则词意不顺矣，再详"诊"即古"证"字。上文七死，虽脉证互言，而词意乃指阴阳五藏之败证也，故得与九候对称之。哕噫，胃诊也。胃为五藏之本，故七诊之败俱必见此。按：《脉经》录此文，即以上七死为七诊也。**必审问其所始病与今之所方病**（提掇一笔，收束本节，与上节收局同），**而后各切循其脉，视其经络浮沉，以上下逆从循之，其脉疾者不病，其脉迟者病，脉不往来者死，皮肤著者死。帝曰：其可治者奈何**（叙除邪疾）**？岐伯曰：经病者治其经，孙络病者治其孙络血，血病身有痛者治其经络。其病者在奇邪，奇邪之脉则缪刺之。留瘦不移**"瘦"乃"痹"之讹也，**节而刺之。上实下虚，切而从之，索其结络脉，刺出其血，以见通之。【瞳子高者太阳不足，戴眼者太阳已绝，此决死生之要，不可不察也。手指及手外踝上五指留针。】**（挂一漏万，于上文不续①）

首节总提，以下逐节分应，井井有条，但中间颇有词意不甚顺接之处，不仅太阳两条也。此三部九候自别是一事，当时既有气口诊法，岂专恃此为诊耶？篇中明有按之弹之，以察其应之文，后人乃以此为古诊法而斥《难经》之说，为蔑古也。又以七诊、七独为气口之事，岂非梦梦？

---

① 挂一……不续：言疑"瞳子高者太阳不足……手指及手外踝上五指留针"一段系错简。

卷　七

经脉别论篇第二十一

黄帝问曰：人之居处动静勇怯，脉亦为之变乎？岐伯对曰：凡人之惊恐恚劳动静，皆为变也（提唱）。是以夜行则喘出于肾（紧承分叙），淫气病肺。有所堕恐，喘出于肝，淫气害脾。有所惊恐，喘出于肺，淫气伤心。度水跌仆，喘出于肾与骨，当是之时（顿一笔），勇者气行则已，怯者则著而为病也。故曰：诊病之道（锁一笔），观人勇怯，骨肉皮肤，能知其情，以为诊法也（归到脉上）。故饮食饱甚，汗出于胃（又分叙）；惊而夺精，汗出于心；持重远行，汗出于肾；疾走恐惧，汗出于肝；摇体劳苦，汗出于脾。故春秋冬夏，四时阴阳，生病起于过用，此为常也（又锁一笔，语为养生要旨）。食气入胃，散精于肝（突起，推脉之原），淫气于筋。此以血液言。食气入胃，浊气归心，淫精于脉，此以动气言。脉气流经，观此可知"经、脉"二字义有不同。经气归于肺，肺朝百脉，输精于皮毛。毛脉合精，行气于府。府精神明，留于四藏，气归于权衡。权衡以平，气口成寸，以决死生。饮入于胃，游溢精气，上输于脾。此以津汁言。脾气散精，上归于肺，通调水道，下输膀胱。水精四布，五经并行，合于四时五藏阴阳（随手总叙，以束上文），揆度以为常也。点醒"常"字，以束上文，下乃言其变也。太阳藏独至，厥喘虚气逆（反接即阴阳失常也），是阴不足阳有余也，表里当俱写，取之下俞。阳明藏独至，是阳气重并也，当写阳补阴，取之下俞。少阳藏独至，是厥气也，跻前卒大，取之下俞，少阳独至者，一阳之过也。太阴藏搏者，用心省真，五脉气少，胃气不平，三阴也，宜治其下俞，补阳写阴。一阳独啸，少阳厥也，阳并于上，四脉争张，气归于肾，宜治其经络，写阳补阴。一阴至，厥阴之治也，真虚痟心，厥气留薄，发为白汗，调食和药，治在下俞（以上叙病证，带叙治法）。帝曰：太阳藏何象（顺下，以下叙脉象）？岐伯曰：象三阳而浮也。帝曰：少阳藏何象？岐伯曰：象一阳也（笔笔飞舞），一阳藏者，滑而不实也。帝曰：阳明藏何象？岐伯曰：象大浮也。太阴藏搏，言伏鼓也。二阴搏至，肾沉不浮也。

沉思独往，直凑单微①，训词亦渊懿肃穆。前论喘、汗，中间探原，立论一气直贯篇末，每出一语，均耐人十日思。

藏气法时论篇第二十二

黄帝问曰：合人形以法四时五行而治，何如而从？何如而逆？得失之意，愿闻其事。岐伯对曰：五行者，金木水火土也，更贵更贱，以知死生，以决成败（挈起通篇，后

---

① 直凑单微：直抵幽微之所。语出《韩非子·有度》："朝廷群下，直凑单微，不敢相逾越。"

面皆跟定发挥一丝不走作①），而定五藏之气，间甚之时，死生之期也。帝曰：愿卒闻之。岐伯曰：肝主春（直起分叙），足厥阴少阳主治，其日甲乙，肝苦急，急食甘以缓之（暗为末节安根）。心主夏，手少阴太阳主治，其日丙丁，心苦缓，急食酸以收之。脾主长夏，足太阴阳明主治，其日戊己，脾苦湿，急食苦以燥之。肺主秋，手太阴阳明主治，其日庚辛，肺苦气上逆，急食苦以泄之。肾主冬，足少阴太阳主治，其日壬癸，肾苦燥，急食辛以润之。开腠理，致津液，通气也（板用五排，此独多二句，便有风致）。此先叙五藏所主之经，所主之时，是无病之本体也。

　　病在肝，愈于夏，夏不愈，甚于秋，秋不死，持于冬，起于春，禁当风（顶"病"字起，句句峭拔，承接有反正向背，便不板）。此一年间甚之时也。肝病者，愈在丙丁，丙丁不愈，加于庚辛，庚辛不死，持于壬癸，起于甲乙。此一月之间甚也。肝病者，平旦慧，下晡甚，夜半静。此一日之间甚也。肝欲散，急食辛以散之，用辛补之，酸写之。板用五排，而每排中又各有三排，读去毫无重滞，笔阵奇横，无逾于此。病在心，愈在长夏，长夏不愈，甚于冬，冬不死，持于春，起于夏，禁温食热衣。心病者，愈在戊己，戊己不愈，加于壬癸，壬癸不死，持于甲乙，起于丙丁。心病者，日中慧，夜半甚，平旦静。心欲软，急食咸以软之，用咸补

---

　　① 走作：走样。

之，甘写之。病在脾，愈在秋，秋不愈，甚于春，春不死，持于夏，起于长夏，禁温食饱食、湿地濡衣。脾病者，愈在庚辛，庚辛不愈，加于甲乙，甲乙不死，持于丙丁，起于戊己。脾病者，日昳慧，日出甚，下晡静。脾欲缓，急食甘以缓之，用苦写之，甘补之。病在肺，愈在冬，冬不愈，甚于夏，夏不死，持于长夏，起于秋，禁寒饮食寒衣。肺病者，愈在壬癸，壬癸不愈，加于丙丁，丙丁不死，持于戊己，起于庚辛。肺病者，下晡慧，日中甚，夜半静。肺欲收，急食酸以收之，用酸补之，辛写之。病在肾，愈在春，春不愈，甚于长夏，长夏不死，持于秋，起于冬，禁犯焠㶼热食温炙衣。肾病者，愈在甲乙，甲乙不愈，甚于戊己，戊己不死，持于庚辛，起于壬癸。肾病者，夜半慧，四季甚，下晡静。肾欲坚，急食苦以坚之，用苦补之，咸写之。夫邪气之客于身也，以胜相加，至其所生而愈，至其所不胜而甚（总束上文，响应篇首，句句如长剑倚天外），至于所生而持，自得其位而起。必先定五藏之脉，乃可言间甚之时，死生之期也。

肝病者，两胁下痛引少腹（突起仍板用五排），令人善怒；虚则目晄晄无所见，耳无所闻，善恐，如人将捕之。取其经，厥阴与少阳。气逆则头痛，耳聋不聪，颊肿，取血者。心病者，胸中痛，胁支满，胁下痛，膺背肩甲间痛，两臂内痛；虚则胸腹大，胁下与腰相引而痛。取其经，少阴、太阳，舌下血者。其变病，刺郄中血者。脾病者，身重，善肌①，肉痿，足不收，行善瘈，脚下痛；虚则腹痛②肠鸣，飧泄食不化。取其经，太阴、阳明、少阴血者。肺病者，喘咳逆气，肩背痛，汗出，尻阴股膝髀腨胻足皆痛；虚则少气不能报息，耳聋，嗌干。取其经，太阴、足太阳之外厥阴内血者。肾病者，腹大胫肿，喘咳身重，寝汗出，憎风；虚则胸中痛，大腹小腹痛，清厥，意不乐。取其经，少阴、太阳血者。此节亭亭中立，似于上下文不续，而实为一篇之骨，不然前所谓五藏之病者，果何病也？且通篇笔太剽疾，若不得此凝重以镇之，则未免空滑矣。

　　肝色青，宜食甘，粳米、牛肉、枣、葵皆甘（突起，遥承前苦欲来）；心色赤，宜食酸，小豆、犬肉、李、韭皆酸；肺色白，宜食苦，麦、羊肉、杏、薤皆苦；脾色黄，宜食咸，大豆、豕肉、栗、藿皆咸；肾色黑，宜食辛，黄黍、鸡肉、桃、葱皆辛。辛散，酸收，甘缓，苦坚，咸软。毒药攻邪，五谷为养，五果为助，五畜为益，五菜为充，气味合而服之，以补精益气（上用分叙直叙，此再总叙横叙一番，与上五项作对待，非总束上文）。此五者，有辛酸甘苦咸，各有所利，或散或收，或缓或急，或坚或软，四时五藏，病随五味所宜也（此乃总束上文，五字带束前半篇）。一笔收本节，即束通篇，有气吞六合之概。

---

　　① 肌：《气交变大论》新校正引本文、《甲乙经》卷六第九均作"饥"。当从。

　　② 痛：顾本作"满"。

通篇一气呵成，浑灏流转，无句不排，而不嫌板滞者，气足以举之也。

宣明五气篇第二十三

五味所入（逐条分叙，各为起讫）：酸入肝，辛入肝，苦入心，咸入肾，甘入脾。是谓五入。

五气所病（此条运笔甚活）：心为噫，肺为咳，肝为语，脾为吞，肾为欠、为嚏①，胃为气逆、为哕、为恐②，大肠小肠为泄，下焦溢为水，膀胱不利为癃，不约为遗溺，胆为怒。是谓五病。

五精所并（此条铸词最精）：精气并于心则喜，并于肺则悲，并于肝则忧，并于脾则畏，并于肾则恐。是谓五并，虚而相并者也。

五藏所恶：心恶热，肺恶寒，肝恶风，脾恶湿，肾恶燥。是谓五恶。

五藏化液：心为汗，肺为涕，肝为泪，脾为涎，肾为唾。是谓五液。

五味所禁：辛走气，气病无多食辛；咸走血，血病无多食咸；苦走骨，骨病无多食苦；甘走肉，肉病无多食甘；酸走筋，筋病无多食酸。是谓五禁，无令多食。加此句者，谓非全绝之也。

---

① 为嚏：《太素·藏府之一》无此二字。

② 为恐：《太素·藏府之一》无此二字。

五病所发：阴病发于骨，阳病发于血，阴病发于肉，阳病发于冬，阴病发于夏。是谓五发。

五邪所乱：邪入于阳则狂，邪入于阴则痹，搏阳则为巅疾，搏阴则为瘖，阳入之阴则静，阴出之阳则怒（二句义精）。是谓五乱。

五邪所见：春得秋脉，夏得冬脉，长夏得春脉，秋得夏脉，冬得长夏脉，名曰阴出之阳，病善怒不治。是谓五邪，皆同命，死不治。

五藏所藏：心藏神，肺藏魄，肝藏魂，脾藏意，肾藏志。是谓五藏所藏。

五藏所主：心主脉，肺主皮，肝主筋，脾主肉，肾主骨。是谓五主。

五劳所伤：久视伤血，久卧伤气，久坐伤肉，久立伤骨，久行伤筋。是谓五劳所伤。

五脉应象：肝脉弦，心脉钩，脾脉代，肺脉毛，肾脉石。是谓五藏之脉。

此无篇法可见，但当玩其理。

血气形志篇第二十四

夫人之常数（此亦逐条分叙，但不以五纪数，故别为一篇），太阳常多血少气，少阳常少血多气，阳明常多气多血，少阴常少血多气，厥阴常多血少气，太阴常多气少血，此天之常数。

足太阳与少阴为表里，少阳与厥阴为表里，阳明与太阴为表里，是为足之①阴阳也。手太阳与少阴为表里，少阳与心主为表里，阳明与太阴为表里，是为手之阴阳也。今知手足阴阳所苦，凡治病必先去其血，乃去其所苦，伺之所欲，然后写有余，补不足（此即久病入络治法也）。

欲知背俞，先度其两乳间，中折之，更以他草度去半已，即以两隅相拄②也，乃举以度其背，令其一隅居上，齐脊大椎，两隅在下，当其下隅者，肺之俞也。复下一度，心之俞也。复下一度，左角肝之俞也，右角脾之俞也。复下一度，肾之俞也。是谓五藏之俞，灸刺之度也。

形乐志苦，病生于脉，治之以灸刺；形乐志乐，病生于肉，治之以针石；形苦志乐，病生于筋，治之以熨引；形苦志苦，病生于咽嗌，治之以百药③；形数惊恐，经络不通，病生于不仁，治之以按摩、醪药。是谓五形志也。

刺阳明，出血气；刺太阳，出血恶气；刺少阳，出气恶血；刺太阴，出气恶血；刺少阴，出气恶血；刺厥阴，出血恶气也。

笔致颇多生动而理无发明，篇法亦似未完。

---

① 之：顾本无此字
② 拄：顾本作"柱"。
③ 百药：《甲乙经》卷六第二作"甘药"。义胜。

卷　八

宝命全形论篇第二十五

　　黄帝问曰：天复地载，万物悉备，莫贵于人。人以天地之气生，四时之法成（从源头说入，是先发"命"字、"形"字，再发"宝"字、"全"字），君王众庶，尽欲全形，形之疾病（提"病"字挈起下半节），莫知其情，留淫日深，著于骨髓，心私虑之。余欲针除其疾病，为之奈何（提"针"字挈起后半篇）？岐伯对曰：夫盐之味咸者，其气令器津泄（接叙"病"字）；弦绝者，其音嘶败；木敷者，其叶发；病深者，其声哕。人有此三者，是谓坏府，毒药无治，短针无取，此皆绝皮伤肉，血气争黑。林亿云：详岐伯之对与黄帝所问不相当。别按《太素》云：夫盐之味咸者，其气令器津泄；弦绝者；其音嘶败；木陈者；其叶落；病深者，其声哕，人有此三者，是谓坏府，毒药无治，短针无取，此皆绝皮伤肉，血气争黑①。杨上善注云：言欲知病征者，须知其候。盐之在于器中，津液泄于外，见津而知盐之有咸也；声嘶知琴瑟之弦将绝；叶落者，陈木之已尽。举此三物衰坏之征，以比声哕，识病深之候，人有声哕同三譬者，是为府坏之候。中府坏者，病之深也，其病既深，故针药不能取，以其皮肉血气各不相得故也。以上为第一节，从初生说到病，即接发"病"字一段，其

---

　　① 黑：原作"异"，据《素问》改。

"针"字乃随手为后半篇安根，非病针并提而下分应也。收处如悬崖勒马，后数段收笔均用此法。

帝曰：余念其痛，心为之乱惑，反甚其病，不可更代，百姓闻之，以为残贼，为之奈何（以下叙"针"字，远远说入，细分三段，井井有条，此段叙用针之人）？岐伯曰：夫人生于地，悬命于天，天地合气，命之曰人（点"命"字，映篇首）。人能应四时者，天地为之父母。知万物者，谓之天子。天有阴阳，人有十二节（以下接叙能用针之本领也）；天有寒暑，人有虚实。能经天地阴阳之化者，不失四时；知十二节之理者，圣智不能欺也。能存八动之变，五胜更立，能达虚实之数者，独出独入，呿吟至微，秋毫在目。此后半篇之第一段，叙所以能用针之本领。

帝曰：人生有形，不离阴阳（此段叙针法之功用），天地合气，别为九野，分为四时，月有小大，日有短长，万物并至，不可胜量，虚实呿吟，敢问其方？岐伯曰：木得金而伐，火得水而灭，土得木而达，金得火而缺，水得土而绝（先提空发是五行之相制，谓用针之义，亦不外此也），万物尽然，不可胜竭。故针有悬布天下者五（接入"针"字，总提一笔），黔首共余食，莫知之也。一曰治神，二曰知养身，三曰知毒药为真，四曰制砭石小大，五曰知府藏血气之诊。五法俱立，各有所先（总束一笔）。今末世之刺也（陪一笔），虚者实之，满者泄之，此皆众工所共知也。若夫法天则地，随应而动，和之者若响，随之者若影（折入正义，以起下段，笔致曲折生勤)，**道无鬼神，独来独往。**此第二段叙针法之功用也。

帝曰：愿闻其道。岐伯曰：**凡刺之真，必先治神**（此段叙用针之道），**五藏已定，九候已备，后乃存针，众脉不见，众凶弗闻，外内相得，无以形先，可玩往来，乃施于人。人有虚实，五虚勿近，五实勿远，至其当发，间不容瞬。手动若务，针耀而匀，静意视义，观适之变，是谓冥冥，莫知其形，**适乃惚恍须臾之义，谓观针下之气出入顷刻之变见也。**见其乌乌，见其稷稷，从见其飞，不知其谁，伏如横弩，起如发机**（止乎其所，不得不行）。**帝曰：何如而虚？何如而实？岐伯曰：刺虚者须其实，刺实者须其虚，经气已至，慎守勿失，深浅在志，远近若一**（骏马蹀躞①），**如临深渊，手如握虎，神无营于众物。**逐段皆用短句勒住，此独用长句以舒其气，以束通篇，此乃天籁，并非有意为之。此第三段叙用针之妙也。

笔法松秀，气清而腴，与《灵兰秘典》篇同。此篇虽论针法，而词义晓畅，足供玩味。

八正神明论篇第二十六

黄帝问曰：**用针之服**（提明本意起），**必有法则焉，今何法何则？**岐伯对曰：**法天则地**（挈起全篇），**合以天光。**一顿。帝曰：**愿卒闻之。**岐伯曰：**凡刺之法，必候日月星**

---

① 蹀躞（diéxiè 叠谢）：小步走，比喻谨慎。

辰，四时八正之气（挈起前半篇），气定乃刺之。是故天温日明，则人血淖液而卫气浮（四项直立，笔力坚凝），故血易写，气易行；天寒日阴，则人血凝泣而卫气沉。月始生，则血气始精，卫气始行；月郭满，则血气实，肌肉坚；月郭空，则肌肉减，经络虚，卫气去，形独居。是以因天时而调血气也（顿一句，束上起下）。是以天寒无刺（正接），天温无疑。月生无写，月满无补，月郭空无治，是谓得时而调之。因天之序，盛虚之时，移光定位，正立而待之。故曰：月生而写，是谓藏虚；月满而补，血气扬溢，络有留血（反接，一正一反，开阖生动），命曰重实；月郭空而治，是谓乱经。阴阳相错，真邪不别，沉以留止，外虚内乱，淫邪乃起。此段叙日月之候，反复详明，笔致圆润。

　　帝曰：星辰八正何候？岐伯曰：星辰者，所以制日月之行也（旌旆飞扬）；八正者，所以候八风之虚邪，以时至者也；四时者，所以分春秋冬夏之气所在，以时调之也。八正之虚邪，而避之勿犯也。以身之虚，而逢天之虚，两虚相感，其气至骨，入则伤五藏，工候救之，弗能伤也，故曰：天忌不可不知也。此段叙星辰四时八正之候，笔致灵活无比。以上为前半篇，叙针道之法天也。

　　帝曰：善。其法星辰者，余闻之矣（先缴清上节），愿闻法往古者（挈起中半篇）。岐伯曰：法往古者，先知《针经》也（叫醒下义）。验于来今者（以下即诠《针经》也），先知日之寒温，月之虚盛，以候气之浮沉，而调之于身，观其立有验也。观其冥冥者，言形气荣卫之不形于外，而工独知之，以日之寒温，月之虚盛，四时气之浮沉，参伍相合而调之，工常先见之，然而不形于外，故曰观于冥冥焉（一折一顿，曲折有味）。通于无穷者，可以传于后世也，是故工之所以异也，然而不形见于外，故俱不能见也。视之无形，尝之无味，故谓冥冥，若神仿佛。虚邪者，八正之虚邪气也。正邪者，身形若用力，汗出腠理开，逢虚风，其中人也微，故莫知其情，莫见其形。上工救其萌牙，必先见三部九候之气，尽调不败而救之，故曰上工。下工救其已成，救其已败。救其已成者，言不知三部九候之相失，因病而败之也。知其所在者，知诊三部九候之病脉处而治之，故曰守其门户焉，莫知其情而见邪形也。此段诠释法古大义，略作停顿，却将补泻另诠，笔致断续，自然生情。

　　帝曰：余闻补写，未得其意。岐伯曰：写必用方，方者，以气方盛也（一喷一醒），以月方满也，以日方温也，以身方定也，以息方吸而内针，乃复候其方吸而转针，乃复候其方呼而徐引针，故曰写必用方，其气而行焉。补必用员，员者行也，行者移也，刺必中其荣，复以吸排针也。故员与方，非针也。故养神者，必知形之肥瘦，荣卫血气之盛衰。血气者，人之神，不可不谨养。此段诠补泻之义。以上为中半篇诠《针经》之要旨，亦在合于天光也。

　　帝曰：妙乎哉论也（缴清上文，每节脱卸，皆有斗筍①，山

_____

　　①　斗筍（sǔn 损）：谓连接与拼合处。

断云连，从容大雅）！合人形于阴阳四时，虚实之应，冥冥之期，其非夫子，孰能通之？然夫子数言形与神（起下），何谓形？何谓神？愿卒闻之。岐伯曰：请言形。形乎形，目冥冥，问其所病①，索之于经，慧然在前，按之不得，不知其情，故曰形。帝曰：何谓神？岐伯曰：请言神。神乎神，耳不闻，目明心开而志先，慧然独悟，口弗能言，俱视独见，适若昏，昭然独明，若风吹云，故曰神。三部九候为之原，九针之论不必存也（应起笔作收）。此为后半篇，是补叙形神之义也。本上文甲里文字，而抽出以申明之。

笔致秀腴②，与前篇同。

离合真邪论篇第二十七

黄帝问曰：余闻九针九篇（远远说来），夫子乃因而九之，九九八十一篇，余尽通其意矣。经言气之盛衰，左右倾移，以上调下，以左调右，有余不足，补写于荥输，余知之矣。此皆荣卫之倾移，虚实之所生，非邪气从外入于经也（撇上即带领下）。余愿闻邪气之在经也（领"邪"字），其病人何如？取之奈何？岐伯对曰：夫圣人之起度数，必应于天地（从天地说），故天有宿度，地有经水，人有经脉。天地温和，则经水安静；天寒地冻，则经水凝泣；天暑地热，则经水沸溢；卒风暴起，则经水波涌而陇起。夫邪之

---

① 问其所病：《甲乙经》卷五第四作"扪其所痛"。
② 秀腴：秀丽丰满。

入于脉也（接到人身，用提振之笔，文气便开展），用单笔承上领下。寒则血凝泣，暑则气淖泽，虚邪因而入客（应"邪"字），亦如经水之得风也。经之动脉（可见动脉，非即经脉矣），其至也亦时陇起，其行于脉中循循然（此句承经脉），其至寸口中手①也（此承动脉），时大时小，大则邪至，小则平，其行无常处（总一笔），在阴与阳，不可为度，从而察之，三部九候（入治法引到"写"字），卒然逢之，早遏其路。吸则内针，无令气忤；静以久留，无令邪布；吸则转针，以得气为故；候呼引针，呼尽乃去。大气皆出，故命曰写（叫醒"写"字）。

帝曰：不足者补之奈何（接叙"补"字，是泻中之补，非正补也，不与"写"字对待，是承上文说下的口气）？岐伯曰：必先扪而循之，切而散之，推而按之，弹而怒之，抓而下之，通而取之，外引其门，以闭其神。呼尽内针，静以久留，以气至为故，如待所贵（语妙天下），不知日暮。其气以至，适而自护（炼字极精），适义详《宝命全形》篇。候吸引针，气不得出，各在其处。推阖其门，令神气②存。大气留止，故命曰补。以上第一节，论病论治已备矣。下二节，一申前义，一推论余义也。

帝曰：候气奈何？岐伯曰：夫邪去络入于经也（中论新邪之气机诊法），舍于血脉之中，其寒温未相得，如涌波之

---

① 中手：《太素·补泻》无此二字。疑衍。
② 神气：《甲乙经》卷十第二作"真气"。义胜。

起也，时来时去，故不常在。故曰方其来也，必按而止之，止而取之，无逢其冲而写之。真气者，经气也，经气大①虚，故曰其来不可逢，此之谓也。故曰候邪不审，大气已过，写之则真气脱，脱则不复，邪气复至，而病益蓄，故曰其往不可追，此之谓也。不可挂以发者，待邪之至时而发针写矣。若先若后者，血气已尽，其病不可②下，故曰知其可取如发机，不知其取如扣椎，故曰知机道者不可挂以发，不知机者扣之不发，此之谓也。帝曰：补写奈何？岐伯曰：此攻邪也，疾出以去盛血，而复其真气，此邪新客，溶溶未有定处也，推之则前，引之则止，逆而刺之，温血也。刺出其血，其病立已。

帝曰：善。然真邪以合，波陇不起（跟上叙起），候之奈何（此叙久病之诊法）？岐伯曰：审扪循三部九候之盛虚而调之，察其左右上下相失及相减者，审其病藏以期之。不知三部者，阴阳不别，天地不分。地以候地，天以候天，人以候人，调之中府，以定三部，故曰刺不知三部九候病脉之处，虽有大过且至，工不能禁也。诛罚无过，命曰大惑，反乱大经，真不可复，用实为虚，以邪为真，用针无义，反为气贼，夺人正气，以从为逆，荣卫散乱，真气已失，邪独内著，绝人长命，予人夭殃，不知三部九候，故不能久长。因不知合之四时五行，因加相胜，释邪攻正，

---

① 大：顾本作"太"。
② 可：《甲乙经》卷十第二、《太素·补泻》均无。

绝人长命（束住）。邪之新客来也，未有定处，推之则前，引之则止，逢而写之，其病立已（上文已住，数语疑衍）。

发挥针妙，虽不及《灵枢·小针解》之密，而疏达晓畅则过之，惜其法失传，读之无益耳。前半篇纯用正叙，后两节一反一正，笔法、篇法俱觉生动。

通评虚实论篇第二十八

黄帝问曰：何谓虚实（开门见山）？岐伯对曰：邪气盛则实，精气夺则虚（双柱擎天）。帝曰：虚实何如（紧承）？岐伯曰：气虚者，肺虚也（虚）；气逆者，足寒也（实）。非其时则生，当其时则死。余藏皆如此（点"藏"字顿住）。此言五藏之虚实，即肺以例余也。下言表里经络之虚实。帝曰：何谓重实？岐伯曰：所谓重实者（与后"重虚"遥对），言大热病，气热脉满，是谓重实。帝曰：经络俱实何如？何以治之？岐伯曰：经络皆实，是寸脉急而尺缓也，王冰云：脉急谓脉口也，则"寸"字疑是后人妄加。皆当治之，故曰滑则从，涩则逆也。夫虚实者，皆从其物类始（申虚实一笔，奕奕有神），故五藏骨肉滑利，可以长久也。帝曰：络气不足，经气有余（两项对发），何如？岐伯曰：络气不足，经气有余者，脉口热而尺寒也，秋冬为逆，春夏为从，治主病者。帝曰：经虚络满何如？岐伯曰：经虚络满者，尺热满，脉口寒涩也，此春夏死，秋冬生也。帝曰：治此者奈何？岐伯曰：络满经虚，灸阴刺阳；经满络虚，刺阴灸阳。帝

曰：何谓重虚？岐伯曰：脉气上虚①尺虚，是谓重虚（与前
"重实"遥对，俗所谓蝴蝶格②也）。帝曰：何以治之？岐伯曰：
所谓气虚者，言无常也。尺虚者，行步恇然。脉虚者，不
象阴也。如此者，滑则生，涩则死也。以上发虚实大体，为第
一节，下乃分病言之也。先言五藏虚实大意，次言重虚重实，是表里
俱虚俱实也。经络虚实，是专就表分之浅深测之也。意本板实，而前
后支对参差，便觉生动。

帝曰：寒气暴上，脉满而实，何如？岐伯曰：实而滑
则生，实而逆则死（分叙各病虚实、滑涩、寒热等字，皆虚实注
脚）。帝曰：脉实满，手足寒，头热，何如？岐伯曰：春秋
则生，冬夏则死。脉浮而涩，涩而身有热者死。帝曰：其
形尽满何如？岐伯曰：其形尽满者，脉急大坚，尺涩而不
应也。如是者，故从则生，逆则死。帝曰：何谓从则生，
逆则死？岐伯曰：所谓从者，手足温也（笔致生动）；所谓
逆者，手足寒也。帝曰：乳子而病热，脉悬小者，何如？
岐伯曰：手足温则生，寒则死。帝曰：乳子中风③热，喘
鸣肩息者，脉何如？岐伯曰：喘鸣肩息者，脉实大也，缓
则生，急则死。帝曰：肠澼便血何如？岐伯曰：身热则

---

① 脉气上虚：《甲乙经》卷七第一作"脉虚气虚"。与后文相应，当
从。

② 蝴蝶格：类似对偶的一种修辞手法。指成对使用的两个文句字数相
等，结构、词性大体相同，意思相关。这种对称的语言方式，形成表达形式
上的整齐和谐和内容上的相互映衬，具有独特的艺术效果。

③ 中风：《甲乙经》卷十二第十、《太素·诊候之三》后均有"病"
字。

死，寒则生。帝曰：肠澼下白沫何如？岐伯曰：脉沉则生，脉浮则死。帝曰：肠澼下脓血何如？岐伯曰：脉悬绝则死，滑大则生。帝曰：肠澼之属，身不热，脉不悬绝，何如？岐伯曰：滑大者曰生，悬涩者曰死，以藏期之。帝曰：癫疾何如？岐伯曰：脉搏大滑，久自已；脉小坚急，死不治。帝曰：癫疾之脉虚实何如？岐伯曰：虚则可治，实则死。帝曰：消瘅虚实何如？岐伯曰：脉实大，病久可治；脉悬小坚，病久不可治。以上分叙各病之虚实，为第二节。

帝曰：形度、骨度、脉度、筋度，何以知其度也？王冰云：错简。帝曰：春亟治经络（承治法逆入得势），夏亟治经俞，秋亟治六府，冬则闭塞。闭塞者，用药而少针石也。所谓少针石者，非痈疽之谓也（用撇笔递下，曲折有力，一句领下），痈疽不得顷时回。痈不知所，按之不应①，乍来乍已，刺手太阴傍三痏与缨脉各二。掖痈大热，刺足少阳五，刺而热不止，刺手心主三，刺手太阴经络者，大骨之会各三。暴痈筋软，随分而痛，魄汗不尽，胞气不足，治在经俞。腹暴满，按之不下，取手太阳经络者，胃之募也，少阴俞去脊椎三寸傍五，用员利针。霍乱，刺俞傍五，足阳明及上傍三。刺痫惊脉五，针手太阴各五，刺经太阳五，刺手少阴经络傍者一，足阳明一，上踝五寸，刺三针。以上分叙各病刺法，为第三节。

---

① 按之不应：顾本四字后有"手"字。

　　凡治消瘅、仆击、偏枯、痿厥，气满发逆，肥贵人，则高梁之疾也（叙病因作收，回映虚实，笔笔飞舞，皆虚实注脚，是叙虚实夹杂之病也）。隔塞闭绝，上下不通，则暴忧之病也。暴厥而聋，偏塞闭不通，内气暴薄也。不从内外中风之病，故瘦痹之讹也。留著也。蹠跛寒风湿之病也。黄帝曰：三字衍。黄疸暴痛，癫疾厥狂，久逆之所生也。五藏不平，六府闭塞之所生也。头痛耳鸣，九窍不利，肠胃之所生也。

　　以虚实为主，而滑涩、逆从、寒温、缓急、大小皆其注脚也。分四节读，一节论虚实大旨，二节论病证，三节论治法，四节论病源。井井有条，而气静神恬，渊然①粹然②，缓带轻裘，有此风度。逐条分叙，不用关束，满地散钱，而不嫌散者，何也？

太阴阳明论篇第二十九

　　黄帝问曰：太阴阳明为表里，脾胃脉也，生病而异者何也（点醒主意）？岐伯对曰：阴阳异位（总挈大旨），更虚更实，更逆更从，可从内，或从外，所从不同（笔有顿挫），故病异名也（应醒，顿住）。帝曰：愿闻其异状也（直下）。岐伯曰：阳者（紧顶），天气也，主外；阴者，地气也，主内。故阳道实，阴道虚。故犯贼风虚邪者，阳受之；食饮不节，起居不时者，阴受。阳受之则入六府，阴受之则

---

　　① 渊然：深远貌。
　　② 粹然：纯正貌。

入五藏。入六府，则身热不时卧，上为喘呼；入五藏，则膜满闭塞，下为飧泄，久为肠澼。故喉主天气，咽主地气（略顿，又遥承天地说），故阳受风气，阴受湿气。故阴气从足上行至头（上段分叙，此交互叙之），而下行循臂至指端；阳气从手上行至头，而下行至足。故曰阳病者上行极而下，阴病者下行极而上。故伤于风者，上先受之；伤于湿者，下先受之（"极"字、"先"字相映炼得好）。此节实发"异"字，叙阴阳之内外分主，而上下互行也。

帝曰：脾病而四肢不用何也（崛起，发挥表里之义）？岐伯曰：四肢皆禀气于胃，而不得至经，必因于脾，乃得禀也（一喷一醒）。今脾病（三字顿），不能为胃行其津液（笔力曲折有味），四肢不得禀水谷气，气日以衰，脉道不利，筋骨肌肉皆无气以生，故不用焉。帝曰：脾不主时何也（旁敲一笔，以语脾主四肢之故）？岐伯曰：脾者土也，治中央，常以四时长四藏，各十八日寄治，不得独主于时也。脾藏者常著胃土之精也，谓常宣布显著胃土之精也，即行津液之事也。土者生万物而法天地，故上下至头足，不得主时也。

帝曰：脾与胃以膜相连耳，而能为之行其津液，何也（承上两段，实发表里之义，用笔如苍鹰侧翅）？岐伯曰：足太阴者，三阴也，其脉贯胃属脾络嗌，故太阴为之行气于三阴（回映阴阳）。阳明者，表也，五藏六府之海也，亦为之行气于三阳。藏府各因其经而受气于阳明，故为胃行其津液。四肢不得禀水谷气，日以益衰，阴道不利，筋骨肌肉无气以生，故不用焉（收笔稍懈）。此节三段蝉联而下，以明脾胃之相需，亦异字中应有之文也，言脾为胃行津液于四藏，故主四肢也。其不主时，非无主也，乃无时不主也，故藏府禀气于胃，而脾实为之枢矣。

此篇作两节读：前半阴阳分论，重在生病而异；后半阴阳合论，重在脾为胃行其津液。起处以表里影起，遂无两橛①之病，义理透辟，百世而下，讲脾胃者无能越其范围。而用笔润而有骨，切响②坚光，方圭圆璧，真名贵之品也。

阳明脉解篇第三十

黄帝问曰：足阳明之脉病，恶人与火，闻木音则惕然而惊，钟鼓不为动（曲一笔），闻木音而惊何也？愿闻其故。岐伯对曰：阳明者胃脉也，胃者土也，故闻木音而惊者，土恶木也。帝曰：善。其恶火何也？岐伯曰：阳明主肉，其脉血气盛，邪客之则热，热甚则恶火。帝曰：其恶人何也？岐伯曰：阳明厥则喘而惋，惋则恶人。帝曰：或喘而死者，或喘而生者，何也？岐伯曰：厥逆连藏则死，连经则生。

帝曰：善。病甚则弃衣而走，登高而歌，或至不食数日，逾垣上屋，所上之处，皆非其素所能也（荡一笔），病

---

① 两橛：互不相连。橛，木桩。
② 切响：重浊的字音。古人写诗讲究字音的轻重、清浊搭配得当，以求音节和谐。《宋书·谢灵运传论》："欲使宫羽相变，低昂互节，若前有浮声，则后须切响。"

反能者，何也？岐伯曰：四肢者，诸阳之本也，阳盛则四肢实，实则能登高也。帝曰：其弃衣而走者，何也？岐伯曰：热盛于身，故弃衣欲走也。帝曰：其妄言骂詈，不避亲疏而歌者，何也？岐伯曰：阳盛则使人妄言骂詈，不避亲疏，而不欲食，不欲食，故妄走也。

通篇分两段，大义只是阳气太盛，而发挥未见透澈，用笔亦嫌直致。

卷　　九

热论篇第三十一

黄帝问曰：今夫热病者，皆伤寒之类也（杰起高唱入云），或愈，或死（分提），其死皆以六七日之间，其愈皆以十日以上者何也？不知其解，愿闻其故。一起总冒全篇。岐伯对曰：巨阳者，诸阳之属也（先承首句，发挥大义），其脉连于风府，故为诸阳主气也。人之伤于寒也，则为病热，热虽甚不死（曲一笔，操纵有力）；其两感于寒而病者（增出一层，挈后半篇），必不免于死。承首句发挥寒热之义，并分析死愈之根，以挈起末节。

帝曰：愿闻其状。岐伯曰：伤寒一日，巨阳受之，故头项痛腰脊强（以下承其死在六七日之间）；二日阳明受之，阳明主肉，其脉侠鼻络于目，故身热目疼而鼻干，不得卧也；三日少阳受之，少阳主胆，其脉循胁络于耳，故胸胁痛而耳聋。三阳经络皆受其病（轻束一笔，顿挫有姿），而未入于藏者，故可汗而已。四日太阴受之，太阴脉布胃中络于嗌，故腹满而嗌干；五日少阴受之，少阴脉贯肾络于肺，系舌本，故口燥舌干而渴；六日厥阴受之，厥阴脉循阴器而络于肝，故烦满而囊缩。三阴三阳，五藏六府皆受病，荣卫不行，五藏不通，则死矣（应死六七日）。

其不两感于寒者（预从对面映一笔，钩连有致），七日巨阳病衰，头痛少愈；八日阳明病衰，身热少愈；九日少阳病衰，耳聋微闻；十日太阴病衰，腹减如故，则思饮食；十一日少阴病衰，渴止不满，舌干已而嚏①；十二日厥阴病衰，囊纵少腹微下，大气皆去，病日已矣（应愈在十日以上）。帝曰：治之奈何？岐伯曰：治之各通其藏脉，病日衰已矣。其未满三日者，可汗而已；其满三日者，可泄而已（总束上文）。以上承明首节大义已尽矣，以下二节一发余意，一阐正义也。

帝曰：热病已愈（从"愈"字推出），时有所遗者何也？岐伯曰：诸遗者，热甚而强食之，故有所遗也（此是遗，谓热不清也）。若此者，皆病已衰而热有所藏，因其谷气相薄，两热相合，故有所遗也（此乃食复，谓热已清而复发也）。帝曰：善。治遗奈何？岐伯曰：视其虚实，调其逆从，可使必已矣。帝曰：病热当何禁之？岐伯曰：病热少愈，食肉则复，多食则遗，此其禁也。此叙遗与复，是病之余气，亦文之余意也。

帝曰：其病两感于寒者（遥承），其脉应与其病形何如？岐伯曰：两感于寒者，病一日则巨阳与少阴俱病，则头痛口干而烦满；二日则阳明与太阴俱病，则腹满身热，不欲食，谵言；三日则少阳与厥阴俱病，则耳聋囊缩而厥，水浆不入，不知人，六日死。帝曰：五藏已伤，六府

---

① 舌干已而嚏：《甲乙经》卷七第一作"舌干乃已"。

不通，荣卫不行（此处曲折浩瀚，酣畅有神），如是之后，三日乃死何也？岐伯曰：阳明者，十二经脉之长也，其血气盛，故不知人，三日其气乃尽，故死矣。此申叙六七日而死者，更有不循三阳经络，无可汗泄者也，虽亦六七日死，而其机不同，故前用另提，此用另叙，此乃初起即是死证，但待期而绝耳。起处单提巨阳为外邪入路，收处单提阳明为生机绝处。

凡病伤寒而成温者，先夏至日者为病温，后夏至日者为病暑，暑当与汗皆出，勿止（以余意作收，笔力峭拔）。

一起一承，正义已赅括①无遗。随即以"两感"、"不两感"分二层洗发，而推出"温"、"暑"以结之，是本题应有之去路也。层次井井，有条不紊，笔意清健，故语语实叙而毫无板重之累，可谓超超玄著②。玩通篇大旨，是谓不两感者，三阳可汗，三阴可泄。治不得法，由阴入死；治之得法，由阴转愈。若两感者，汗泄难施，其死可必也，确是仲景作论，张本乃有斥叔和不当引此文入《伤寒例》者，以为《内经》之旨与仲景异也，何好立异之甚耶？又《灵枢·邪气藏府病形篇》当参看，若《刺热篇》及《灵枢·热病篇》乃真别一义耳。

刺热篇第三十二

肝热病者，小便先黄（直起突兀叙证象），玩"先"字义，显系从里而发之热病矣。腹痛多卧身热，热争则狂言及惊，胁满痛，手足躁，不得安卧，庚辛甚，甲乙大汗，气逆则庚辛死（叙愈期、死期）。刺足厥阴少阳（叙治法），其逆则头痛

---

① 赅（gāi 该）括：犹概括。
② 玄著：沉重，谓着实而不浮泛。

员员，脉引冲头也（叙变证）。心热病者，先不乐（逐段俱叙"先"字一层），数日乃热，热争则卒心痛，烦闷善呕，头痛面赤无汗，壬癸甚，丙丁大汗，气逆则壬癸死。刺手少阴太阳。脾热病者，先头重颊痛，烦心颜青①，欲呕身热，热争则腰痛不可用俛仰，腹满泄，两颌痛，甲乙甚，戊己大汗，气逆则甲乙死。刺足太阴阳明。肺热病者，先淅然厥，起毫毛，恶风寒，舌上黄，身热。热争则喘咳，痛走胸膺背，不得太息，头痛不堪②，汗出而寒，丙丁甚，庚辛大汗，气逆则丙丁死。刺手太阴阳明，出血如大豆，立已。肾热病者，先腰痛胻酸，苦渴数饮，身热，热争则项痛而强，胻寒且酸，足下热，不欲言，其逆则项痛员员澹澹然，戊己甚，壬癸大汗，气逆则戊己死。刺足少阴太阳。诸汗者（总束一句），至其所胜日汗出也。肝热病者左颊先赤（又详叙"先"字），心热病者颜先赤，脾热病者鼻先赤，肺热病者右颊先赤，肾热病者颐先赤，病虽未发，见赤色者刺之，名曰治未病（又总一笔，"未"字为"先"字监脑）。热病从部所起者，至期而已；其刺之反者，三周而已；重逆则死③。诸治热病，以饮之寒水，乃刺之，必寒衣之，居止寒处，身寒而止也（申叙调治大旨，重束上文，送点"寒"字与"热"字针对）。以上第一节，从五藏见证说入面色，

---

① 颜青：《甲乙经》卷七第一无此二字。

② 不堪：《甲乙经》卷七第一作"不甚"。

③ 重逆则死：顾本与读书堂本后有"诸当汗者，至其所胜日，汗大出也"十三字。

而以调治之法束之。

热病先胸胁痛，手足躁（处处不离"先"字，又分叙），刺足少阳，补足太阴，病甚者为五十九刺。热病始手臂痛者，刺手阳明、太阴而汗出止。热病始于头首者，刺项太阳而汗出止。热病始于足胫者，刺足阳明而汗出止。热病先身重骨痛，耳聋好瞑，刺足少阴，病甚为五十九刺。热病先眩冒而热，胸胁满，刺足少阴、少阳。太阳之脉（又总叙），色荣颧骨，热病也，荣未交，曰今且得汗，待时而已（又点"未"字、"今"字、"待"字，俱眼目）。与厥阴脉争见者，死期不过三日，其热病内连肾，少阳之脉色也。少阳之脉，色荣颊前，热病也，荣未交，曰今且得汗，待时而已，与少阴脉争见者，死期不过三日。以上为第二节，从身部见证说入面色之部，而以汗、死之期结之，与前节直作两大比对待文字。下文叙气穴，叙面部，是补遗之词耳。

热病气穴：三椎下间主胸中热，四椎下间主鬲中热，五椎下间主肝热，六椎下间主脾热，七椎下间主肾热、荣在骶也。项上三椎陷者中也（遥释三椎下间）。此段叙背俞气穴所主，遥束诸刺字也。

颊下逆颧为大瘕，下牙车为腹满，颧后为胁痛，颊上者鬲上也。此段叙面色部位所主，遥结诸"色"字也。

格局本经习见矣，但头绪繁重，作者苦心驾驭，正不得等闲读过传道之文，贵平实不贵变幻，此则寓变幻于平实，忽断忽续，忽散忽整，作两节读可也，作三节读可也，作五节读可也。鄙意则以劈分两大对局阵，较为清晰，庶便初学耳。

评热病论篇第三十三

黄帝问曰：有病温者，汗出辄复热，而脉躁疾不为汗衰，狂言不能食，病名为何？岐伯对曰：病名阴阳交，交者死也。帝曰：愿闻其说。岐伯曰：人所以汗出者，皆生于谷，谷生于精，今邪气交争于骨肉而得汗者（提空从背后反击一笔），是邪却而精胜也。精胜，则当能食而不复热。复热者邪气也，汗者精气也，今汗出而辄复热者，是邪胜也；不能食者，精无俾也；病而留者，其寿可立而倾也。且夫《热论》曰：汗出而脉尚躁盛者死。今脉不与汗相应。此不胜其病也，其死明矣。狂言者是失志，失志者死。今见三死，不见一生，虽愈必死也。

帝曰：有病身热汗出烦满，烦满不为汗解，此为何病？岐伯曰：汗出而身热者，风也；汗出而烦满不解者，厥也，病名曰风厥（即外感夹内伤之名）。帝曰：愿卒闻之。岐伯曰：巨阳主气，故先受邪，少阴与其为表里也（显系外感夹内伤矣），得热则上从之，从之则厥也。帝曰：治之奈何？岐伯曰：表里刺之，饮之服①汤。

帝曰：劳风为病何如？岐伯曰：劳风法在肺下，其为病也，使人强上冥视，唾出若涕，恶风而振寒，此为劳风之病。帝曰：治之奈何？岐伯曰：以救俛仰。巨阳引，精

---

① 服：《太素·伤寒》无此字。

者三日，中年者五日，不精者七日，咳出青黄涕，其状如
脓，大如弹丸，从口中若鼻中出，不出则伤肺，伤肺则
死也。

帝曰：有病肾风者，面胕痝然壅，害于言，可刺不？
岐伯曰：虚不当刺，不当刺而刺，后五日其气必至。帝
曰：其至何如？岐伯曰：至必少气时热，时热从胸背上至
头，汗出手热，口干苦渴，小便黄，目下肿，腹中鸣，身
重难以行，月事不来，烦而不能食，不能正偃，正偃则
咳，病名曰风水，论在《刺法》中。帝曰：愿闻其说。岐
伯曰：邪之所凑，其气必虚（一篇主脑，带点于此），阴虚者
阳必凑之，故少气时热而汗出也。小便黄者，少腹中有热
也。不能正偃者，胃中不和也。正偃则咳，上迫肺也。诸
有水气者，微肿先见于目下也。帝曰：何以言？岐伯曰：
水者阴也，目下亦阴也，腹者至阴之所居，故水在腹者，
必使目下肿也。真气上逆，故口苦舌干，卧不得正偃，正
偃则咳出清水也。诸水病者，故①不得卧，卧则惊，惊则
咳甚也。腹中鸣者，病本于胃也。薄脾则烦不能食，食不
下者，胃腕隔也。身重难以行者，胃脉在足也。月事不来
者，胞脉闭也，胞脉者属心而络于胞中（义精词湛），今气
上迫肺，心气不得下通，故月事不来也。帝曰：善。

截分四段，论热、论风，皆外感夹内伤之病也。义理未见明透，

---

① 故：《甲乙经》卷八第五作"皆"，义胜。

而笔法却自生动，篇末数语独精，月病①源流治法毕赅矣。

逆调论篇第三十四

黄帝问曰：人身非常温也，非常热也（用撇笔起，笔致俊逸），为之热②而烦满者何也？岐伯对曰：阴气少而阳气胜，故热而烦满也。帝曰：人身非衣寒也，中非有寒气也，寒从中生者何？岐伯曰：是人多痹气也，阳气少，阴气多，故身寒如从水中出。

帝曰：人有四肢热，逢风寒如炙于火者何也？岐伯曰：是人者，阴气虚，阳气盛，四肢者阳也，两阳相得而阴气虚少，少水不能灭盛火，而阳独治，独治者，不能生长也（申一笔），独胜而止耳，逢风而如炙于火者，是人当肉烁也。

帝曰：人有身寒，汤火不能热，厚衣不能温，然不冻栗，是为何病？岐伯曰：是人者，素肾气胜，以水为事，太阳气衰，肾脂枯不长（句奇），是阳气陷而阴精虚。一水不能胜两火，七字疑衍。肾者水也（振一笔），而生于骨，肾不生则髓不能满，故寒甚至骨也。所以不能冻栗者，肝一阳也，心二阳也，肾孤藏也，一水不能胜二火，故不能冻栗，病名曰骨痹，是人当挛节也。

帝曰：人之肉苛者，虽近衣絮，犹尚苛也，是谓何

---

① 月病：指月事不来。
② 为之热：《甲乙经》卷七第一上无此三字。

疾？_{奇，麻木也。}岐伯曰：荣气虚，卫气实也，荣气虚则不仁，卫气虚则不用，荣卫俱虚，则不仁且不用，肉如故也（垫一笔），人身与志不相有，曰死。

帝曰：人有逆气不得卧而息有音者，有不得卧而息无音者，有起居如故而息有音者，有得卧行而喘者，有不得卧不能行而喘者，有不得卧，卧而喘者，皆何藏使然？愿闻其故。岐伯曰：不得卧而息有音者，是阳明之逆也，足三阳者下行（托一笔），今逆而上行，故息有音也。阳明者胃脉也，胃者六府之海，其气亦下行（又托一笔），阳明逆不得从其道，故不得卧也。《下经》曰：胃不和则卧不安。此之谓也。夫起居如故而息有音者，此肺之络脉逆也，络脉不得随经上下，故留经而不行，络脉之病人也微，故起居如故而息有音也。夫不得卧，卧则喘者，是水气之客也，夫水者循津液而流也，肾者水藏，主津液，主卧与喘也。帝曰：善。

此与前篇同调，义理尤少发明，且前半所论皆奇病之类，语意太囫囵①，令人不知为何等病。按：《本草纲目》钟乳条夏英公证②与篇中身寒一条相类。

---

① 囫囵：含糊。
② 夏英公证：《本草纲目·石钟乳》记：沈括《笔谈》载夏英公性豪侈，而禀赋异于人，才睡即身冷而僵如死者，常服仙茅、钟乳、硫黄，莫知纪极。每晨以钟乳粉入粥食之。有小吏窃食，遂发疽死。

卷 十

疟论篇第三十五

黄帝问曰：夫痎疟皆生于风，其蓄作有时者何也（先探病因逆入，提唱有势）？岐伯对曰：疟之始发也，先起于毫毛，伸欠乃作，寒栗鼓颔，腰脊俱痛，寒去则内外皆热（叙病形是发"疟"字，正面提出"寒热"二字，以领起下文），头痛如破，渴欲冷饮（一顿）。帝曰：何气使然？愿闻其道（"时"字、"气"字，皆一篇之骨）。岐伯曰：阴阳上下交争，虚实更作（挈起全篇，笼罩一切），阴阳相移也。通篇皆重发"气"字，带定"时"字，时字之义亦从气字中发出也。阳并于阴（紧顶），则阴实而阳虚（叙寒），阳明虚则寒栗鼓颔也；巨阳虚则腰背头项痛；三阳俱虚则阴气胜，阴气胜则骨寒而痛；寒生于内，故中外皆寒；阳盛则外热（叙热），阴虚则内热，外内皆热则喘而渴，故欲冷饮也。此皆得之夏伤于暑（总叙病因，笔致蜿蜒起伏，浩瀚汪洋），热气盛，藏于皮肤之内，肠胃之外，此荣气之所舍也（横唱一句）。此令人汗空疏，腠理开（紧接），因得秋气，汗出遇风，及得之以浴，水气舍于皮肤之内，与卫气并居。卫气者，昼日行于阳，夜行于阴（又插一笔），此气得阳而外出（紧接），得阴而内薄，内外相薄（劲峭），是以日作（重顿）。此第一节，实

发病机，透发"气"字源流，应时字顿住，正义已晰。下二节乃分诠
"时"字、"气"字以足之。

　　帝曰：其间日而作者何也（紧跟"时"字，分叙各种变
候）？岐伯曰：其气之舍深（带定"气"字），内薄于阴，阳
气独发，阴邪内著，阴与阳争不得出，是以间日而作也
（一顿）。帝曰：善。其作日晏与其日早者，何气使然？岐
伯曰：邪气客于风府，循膂而下，卫气一日一夜大会于风
府，其明日日下一节，故其作也晏，此先客于脊背也，每
至于风府则腠理开，腠理开则邪气入，邪气入则病作，以
此日作稍益晏也（一顿）。其出于风府，日下一节，二十五
日下至骶骨，二十六日入于脊内，注于伏膂之脉，其气上
行，九日出于缺盆之中，其气日高，故作日益早也（一
顿）。其间日发者，由邪气内薄于五藏（仍挽到间日，申释内
薄于阴之义也），横连募原也，其道远，其气深，其行迟，
不能与卫气俱行，不得皆出，故间日乃作也。此二节，是缕
叙①"时"字之义也。

　　帝曰：夫子言卫气每至于风府（申释风府，是补足"气"
字之义），腠理乃发，发则邪气入，入则病作。今卫气日下
一节（亦映带"时"字），其气之发也不当风府，其日作者奈
何？岐伯曰：此邪气客于头项循膂而下者也，故虚实不
同，邪中异所，则不得当其风府也。故邪中于头项者，气
至头项而病；中于背者，气至背而病；中于腰脊者，气至

---

　　① 缕叙：清晰论述。

腰脊而病；中于手足者，气至手足而病。卫气之所在，与邪气相合，则病作。故风无常府，卫气之所发，必开其腠理，邪气之所合，则其府也①。帝曰：善。此第三节，申释风府，补足"气"字之义。下文正好接叙治法，乃忽遥承起笔，唱醒风疟之异，即接叙三种疟证，如此便觉文有峰峦。

夫风之与疟也，相似同类，而风独常在，疟得有时而休者何也（提起，遥承起笔疟生于风，所以疟独蓄作有时之故，以起下文）？岐伯曰：风气留其处，故常在；疟气随经络沉以内薄②，故卫气应乃作。帝曰：疟先寒而后热者何也（即跟风疟说下）？岐伯曰：夏伤于大暑，其汗大出，腠理开发，因遇夏气凄沧之水寒，藏于腠理皮肤之中，秋伤于风，则病成矣。夫寒者阴气也，风者阳气也（送醒"气"字），先伤于寒而后伤于风，故先寒而后热也，病以时作（送醒"时"字），名曰寒疟。帝曰：先热而后寒者何也？岐伯曰：此先伤于风而后伤于寒，故先热而后寒也，亦以时作，名曰温疟。其但热而不寒者，阴气先绝，阳气独发，则少气烦冤，手足热而欲呕，名曰瘅疟。此第四节，亭亭独立，于上下文皆不连属，谬极妙极。经文承接连属，皆不拘常法，有似接此处而实遥接彼处者，有全不相属而实面面俱到者。此节实承上两节，将"时"字、"气"字融成一处，以起下节治法也。

帝曰：夫经言有余者写之，不足者补之（接叙治法，总

---

① 则其府也：《甲乙经》卷七第五作"则其病作"。
② 沉以内薄：《甲乙经》卷七第五作"次以内传"。

抱定"气"字、"时"字）。今热为有余，寒为不足。夫疟者之寒，汤火不能温也，及其热，冰水不能寒也，此皆有余不足之类。当此之时，良工不能止，必须①其自衰乃刺之，其故何也？愿闻其说。岐伯曰：经言无刺熇熇之热，无刺浑浑之脉，无刺漉漉之汗，故为其病逆未可治也（略顿）。夫疟之始发也（略开），阳气并于阴，当是之时，阳虚而阴盛，外无气，故先寒栗也。阴气逆极，则复出之阳，阳与阴复并于外，则阴虚而阳实，故先热而渴。据上两"复"字，则先热当作复热，文气乃顺。夫疟气者（略振），并于阳则阳胜，并于阴则阴胜，阴胜则寒，阳胜则热（再振）。疟者，风寒之气不常也，病极则复。至病之发也，如火之热，如风雨不可当也。故经言曰：方其盛时必毁，林亿云：《太素》作"勿敢必毁"。因其衰也（此言已衰），事必大昌。此之谓也（略顿）。夫疟之未发也（此言未发），阴未并阳，阳未并阴，因而调之，真气得安，邪气乃亡，故工不能治其已发，为其气逆也（一顿）。帝曰：善。攻之奈何？早晏何如？岐伯曰：疟之且发也，阴阳之且移也（此言病发之应），必从四末始也，阳已伤，阴从之，故先其时坚束其处，令邪气不得入，阴气不得出，审候见之，在孙络盛坚而血者，皆取之，此真往而未得并者也（一顿）。帝曰：疟不发，其应何如（此言不发之应）？岐伯曰：疟气者，必更盛更虚，当②气

---

① 须：《甲乙经》卷七第五作"待"。
② 当：《甲乙经》卷七第五、《太素·伤寒》均作"随"。义胜。

之所在也，病在阳，则热而脉躁；在阴，则寒而脉静；极则阴阳俱衰，卫气相离，故病得休；卫气集，则复病也（一顿）。此第五节，言治疟者或治之于已衰，或治之于未发；而又带叙病发之应，与不发之应。以上病证治法俱备矣，下乃余意也。

帝曰：时有间二日或至数日发（承上"发"字说下），或渴或不渴，其故何也（遥补第二节未完之蕴也，重在"时"字）？岐伯曰：其间日者，邪气与卫气客于六府，而有时相失，不能相得，故休数日乃作也。疟者，阴阳更胜也，或甚或不甚，故或渴或不渴。帝曰：论言夏伤于暑，秋必病疟，今疟不必应者何也（遥补首节未完之蕴也，重在"气"字）？岐伯曰：此应四时者也。其病异形者，反四时也。其以秋病者寒甚，以冬病者寒不甚，以春病者恶风，以夏病者多汗。此第六节分两段，皆以补发前半未完之义也。

帝曰：夫病温疟与寒疟（遥承第四节，近承四时说下），按：寒，似当作"瘅"。而皆安舍？舍于何藏？岐伯曰：温疟者（挺起），得之冬中于风寒（眼目），气藏于骨髓之中，至春则阳气大发，邪气不能自出，因遇大暑，脑髓烁，肌肉消，腠理发泄，或有所用力，邪气与汗皆出，此病藏于肾，其气先从内出之于外也（眼目）。如是者，阴虚而阳盛，阳盛则热矣，衰则气复反入，入则阳虚，阳虚则寒矣，故先热而后寒，名曰温疟（叙发病之机，极为详尽，学者悟此真有无穷受用。笔曲而健，与首节文势相争雄，便觉通篇文体首尾相称）。帝曰：瘅疟何如？岐伯曰：瘅疟者（提起），肺素有热（眼目），气盛于身，厥逆上冲，中气实而不外泄，因有所用力，腠理开，风寒舍于皮肤之内、分肉之间而发（眼目），发则阳气盛，阳气盛而不衰则病矣；其气不及于阴，故但热而不寒，热内藏于心，而外舍于分肉之间（眼目），令人消烁脱肉，故命曰瘅疟。帝曰：善（径住）。此第七节，近承第六节，遥承第四节，而叙发病之机，委曲详尽，又是遥映首节，故收处看似绝无顾照①，而通篇精神骨节实皆为之灵通。

其光引星辰而上，其气沛②江河而下，正如大海春潮于汪洋无际之中，自有起伏潆洄③之致。通篇抱定"时"字、"气"字，百变而不离其宗，可谓才大律细。文难全美雄迈者，每短于温润疏畅者，恒乏于深厚，此独能兼之。文有以简为贵者，有以富为贵者，此文妙在本以数十言可尽者，反复千百言而犹若未尽也，其所蕴深矣。

刺疟篇第三十六

足太阳之疟（分叙六经证治），令人腰痛头重，寒从背起，先寒后热，熇熇喝喝然，热止汗出，难已（逐段寒热先后多少字，著眼便是彼此联贯，有顺逆向背之致），刺郄中出血。足少阳之疟，令人身体解㑊，寒不甚，热不甚，恶见人，见人心惕惕然，热多汗出甚（逐段俱带叙病情），刺足少阳。足阳明之疟，令人先寒，洒淅洒淅，寒甚久乃热，热去汗出，喜见日月光火气乃快然，刺足阳明跗上。足太阴之

---

① 顾照：照顾。
② 沛：奔扬貌。
③ 潆洄（yínghuí 迎回）：水流回旋貌。

疟，令人不乐，好太息，不嗜食，多寒热汗出，病至则善呕，呕已乃衰，即取之。足少阴之疟，令人呕吐甚，多寒热，热多寒少，欲闭户牖而处，其病难已。足厥阴之疟，令人腰痛少腹满，小便不利如癃状，非癃也，数便意，恐惧，气不足，腹中悒悒（忙中忽著闲句，风致不凡），刺足厥阴（顿住）。

肺疟者（分叙五藏证治），令人心寒，寒甚热，热间善惊，如有所见者，刺手太阴、阳明。心疟者，令人烦心甚，欲得清水，反寒多，不甚热，刺手少阴。肝疟者，令人色苍苍然，太息，其状若死者，刺足厥阴见血。脾疟者，令人寒，腹中痛，热则肠中鸣，鸣已汗出，刺足太阴。肾疟者，令人洒洒然，腰脊痛宛转，大便难，目眴眴然，手足寒，刺足太阳、少阴。胃疟者，令人且病也[1]，善饥而不能食，食而支满腹大，刺足阳明、太阴横脉出血（顿住）。以上分叙证治，以下总叙治法。

疟发身方热，刺跗上动脉，开其空，出其血，立寒（身热治法）。疟方欲寒，刺手阳明、太阴，足阳明、太阴（身寒治法）。疟脉满大，急刺背俞，用中针傍伍胠俞各一，适肥瘦，出其血也（脉大治法）。疟脉小实急，灸胫少阴，刺指井（脉小治法）。疟脉满大，急刺背俞，用五胠俞背俞各一，适行至于血也。疟脉缓大虚，便宜用药，不宜用针

---

① 且病也：《甲乙经》卷七第五作"且病寒"，《太素·伤寒》作"瘅病也"。据文义《太素》见长。

（脉虚治法）。凡治疟先发，如食顷乃可以治，过之则失时也（随手总叙一笔，是因宜不宜而类叙之）。诸疟而脉不见，刺十指间出血（脉下见治法），血去必已，先视身之赤如小豆者尽取之。十二疟者（十二疟通治法，是遥束前二节也），其发各不同时，察其病形，以知其何脉之病也。先其发时如食顷而刺之，一刺则衰，二刺则知，三刺则已；不已，刺舌下两脉出血；不已，刺郄中盛经出血；又刺项已下侠脊者必已。舌下两脉者，廉泉也（以释作收，笔意紧峭）。以上总叙治法已毕，下乃一叙简捷之治法，一叙重病危病之治法，皆补叙之笔也。

刺疟者（紧顶上意，逆入有势），必先问其病之所先发者，先刺之（紧接）。先头痛及重者，先刺头上及两额两眉间出血（因证施治之捷法，前据证以分经藏，此则直据所起之部也）。先项背痛者，先刺之。先腰脊痛者，先刺郄中出血。先手臂痛者，先刺手少阴阳明十指间。先足胫酸痛者，先刺足阳明十指间出血（顿住）。风疟（另提以下五项，系风疟中之病深挟虚者，不得单据先见之部，故另提叙），症发则汗出恶风，刺三阳经背俞之血者。胻酸痛甚，按之不可，名曰胕髓病，以镵针针绝骨出血，立已。身体小痛，刺至阴。诸阴之井无出血，间日一刺。疟不渴，间日而作，刺足太阳；渴而间日作，刺足少阳。温疟（又另提，是疟中挟邪极重者），汗不出，为五十九刺。通篇纯用排比，分三大节：第一节重在辨证，二节重在论治，末节证治兼重，是补叙前二节未尽之义也。而以十二排起，以十一排结，起讫整齐大方，尤佳在中间，笔致灵秀，能使前后板处皆活。

历叙十二疟证及脉法、刺法，文当板滞不可读，乃整中寓散，散中有整，笔曲而达，词坚而峭，故句句实叙，若无所用，其翻腾操纵之才，而自能生气勃勃，纸上令读者惟恐其尽。前叙十二疟见者，莫不以为义尽矣，乃篇末尚有十一排，此文之愈板实愈奇横也。

气厥论篇第三十七

黄帝问曰：五藏六府，寒热相移者何（八字挈全篇，奇）？岐伯曰：肾移寒于肝，林亿云：当作脾。痈肿少气（分叙用纯板之笔，奇）。脾移寒于肝，痈肿筋挛。肝移寒于心，狂，隔中。心移寒于肺，肺消，肺消者饮一溲二，死不治。肺移寒于肾，为涌水，涌水者，按腹不坚，水气客于大肠，疾行则鸣濯濯，如囊裹浆，水之病也（复一句，奇）。

脾移热于肝，则为惊衄。肝移热于心，则死。心移热于肺，传为鬲消。肺移热于肾，传为柔痓。肾移热于脾，传为虚，肠澼，死，不可治。

胞移热于膀胱，则癃溺血。膀胱移热于小肠，鬲肠不便，上为口糜。小肠移热于大肠，为虙瘕，为沉。大肠移热于胃，善食而瘦人，谓之食亦。胃移热于胆，亦曰食亦。胆移热于脑，则辛頞鼻渊，鼻渊者，浊涕下不止也，传为衄衊瞑目，故得之气厥也（一句束，奇）。"厥"字点晴欲飞，中间十六移字全注在此。

中间十六排，前以一句提，后以一句结，自古文阵之奇，未有过于此者。十六排或短或长，或急或缓，照应俱在有意无意之间，大致与《刺疟篇》相似，宽平正大之中，自具一片生机，真化工之笔。

咳论篇第三十八

黄帝问曰：肺之令人咳何也（先提肺咳，跌①入五藏六府）？岐伯对曰：五藏六府皆令人咳，非独肺也（以撇笔顿住）。帝曰：愿闻其状。岐伯曰：皮毛者，肺之合也（先承明肺咳），皮毛先受邪气，邪气以从其合也（是歇后语）。其寒饮食入胃（带出"胃"字，为收笔安根），从肺脉上至于肺则肺寒，肺寒，皮毛寒从合，饮食寒从脉，皆归于肺。则外内合邪，因而客之，则为肺咳。五藏各以其时受病，非其时各传以与之。人与天地相参，故五藏各以治时感于寒则受病，微则为咳（五藏之咳，不言六府者，由五藏传入也。振一笔不径接乘秋，便有峰峦），甚者为泄、为痛（补一句便不落边际）。乘秋则林亿云：《太素》、全本并无此三字。肺先受邪（"先"字与后"关于肺"隐相呼应，亦是歇后语），乘春则肝先受之，乘夏则心先受之，乘至阴则脾先受之，乘冬则肾先受之（顿一住，直下，其气沛然）。

帝曰：何以异之？岐伯曰：肺咳之状，咳而喘息有音，甚则唾血。心咳之状，咳则心痛，喉中介介如梗状，甚则咽肿喉痹。肝咳之状，咳则两胁下痛，甚则不可以转，转则两胠下满。脾咳之状，咳则右胁下痛，阴阴引肩

---

① 跌：下降。申为"引入"。

背，甚则不可以动，动则咳剧。肾咳之状，咳则腰背相引而痛，甚则咳涎。

帝曰：六府之咳奈何（直下）？安所受病？岐伯曰：五藏之久咳（"久"字暗跟"先"字，承上卸下，交代清楚），乃移于六府。脾咳不已，则胃受之，胃咳之状，咳而呕，呕甚则长虫出（处处跟定五藏，与起处单叙五藏文气不格）。肝咳不已，则胆受之，胆咳之状，咳呕胆汁。肺咳不已，则大肠受之，大肠咳状，咳而遗失。心咳不已，则小肠受之，小肠咳状，咳而失气，气与咳俱失。肾咳不已，则膀胱受之，膀胱咳状，咳而遗溺。久咳不已，则三焦受之，三焦咳状，咳而腹满，不欲食饮。此皆聚于胃，关于肺（总束到胃肺，回应篇首，声满天地），使人多涕唾而面浮肿气逆也。前从肺胃，跌入五藏，此从五藏六府仍归到肺胃，文法回环有致，而又肺与胃不平列，五藏与六府不平列，格意变化不测而归于整齐。帝曰：治之奈何？岐伯曰：治藏者治其俞，治府者治其合，浮肿者治其经。帝曰：善（以治法束全篇，三峰屹立，文势如悬崖勒马）。

前总论，后分叙，意象渊涵①，生机洋溢，读者不知手之舞之，足之蹈之也。前以五藏六府皆有咳，挈起下截；后以关于肺，回应上截。前主肺以融贯五藏六府，后叙五藏六府而归于肺，上下纽合一片，不分两橛。

---

① 渊涵：深广。

卷十一

举痛论篇第三十九

黄帝问曰：余闻善言天者，必有验于人（凭空说起）；善言古者，必有合于今；善言人者，必有厌于己。如此（轻轻一顿），则道不惑而要数极，所谓明也。今余问于夫子，令言而可知，视而可见，扪而可得（从空中探取通篇大意），令验于己而发蒙解惑，可得而闻乎？岐伯再拜稽首对曰：何道之问也（一句喝醒）？帝曰：愿闻人之五藏卒痛，何气使然（分承）？岐伯对曰：经脉流行不止，环周不休，寒气入经而稽迟，泣而不行，客于脉外则血少，客于脉中则气不通，故卒然而痛（先总发痛原，是本节总提）。帝曰：其痛或卒然而止者（本节分提），或痛甚不休者，或痛甚不可按者，或按之而痛止者，或按之无益者，或喘动应手者，或心与背相引而痛者，或胁肋与少腹相引而痛者，或腹痛引阴股者，或痛宿昔而成积者，或卒然痛死不知人，少间复生者，或痛而呕者，或腹痛而后泄者，或痛而闭不通者，凡此诸痛，各不同形，别之奈何？岐伯曰：寒气客于脉外则脉寒（分叙），脉寒则缩踡，缩踡则脉绌急，绌急则外引小络，故卒然而痛，得炅则痛立止。因重中于寒，则痛久矣。寒气客于经脉之中，与炅气相薄则脉满，满则痛而不可按也，寒气稽留，炅气从上，则脉充大而血气乱，故痛甚不可按也。寒气客于肠胃之间，膜原之下，血不得散，小络急引故痛，按之则血气散，故按之痛止。寒气客于侠脊之脉，则深按之不能及，故按之无益也。寒气客于冲脉，冲脉起于关元，随腹直上，寒气客则脉不通，脉不通则气因之，故喘动应手矣。寒气客于背俞之脉则血脉涩，脉涩则血虚，血虚则痛（涩而虚乃痛芒①，纯虚则不知痛矣），其俞注于心，故相引而痛，按之则热气至，热气至则痛止矣。寒气客于厥阴之脉，厥阴之脉者，络阴器系于肝，寒气客于脉中，则血涩脉急，故胁肋与少腹相引痛矣。厥气客于阴股，寒气上及少腹，血涩在下相引，故腹痛引阴股。寒气客于小肠膜原之间，络血之中（腹中癥块，莫非小肠之外络），血涩不得注于大经，血气稽留不得行，故宿昔而成积矣。寒气客于五藏，厥逆上泄，阴气竭，阳气未入，故卒然痛死不知人，气复反则生矣。寒气客于肠胃，厥逆上出，故痛而呕也。寒气客于小肠，小肠不得成聚，故后泄腹痛矣（泄闭皆小肠中事）。热气留于小肠，肠中痛，瘅热焦渴，则坚干不得出，故痛而闭不通矣（热而燥结，乃至于痛）。

　　帝曰：善。此言而可知者也②。视而可见奈何？岐伯

---

　　① 痛芒：痛如针刺貌。芒，本义为某些禾本科植物种子壳上的细刺，如麦芒。

　　② 此言而可知者也：顾本作"所谓言而可知者也"。

曰：五藏六府，固尽有部，视其五色，黄赤为热，白为寒，青黑为痛，此所谓视而可见者也。

帝曰：扪而可得，奈何？岐伯曰：视其主病之脉，坚而血及陷下者，皆可扪而得也。

帝曰：善。余知百病生于气也（另提，跟定"气"字），谓不独诸痛，即百病皆生于气之不畅也，一句为上下枢纽。怒则气上（前叙外因，此叙内因），喜则气缓，悲则气消，恐则气下，寒则气收，炅则气泄，惊则气乱，劳则气耗，思则气结（先分提，后分叙，格调与卒痛节同），九气不同，何病之生？岐伯曰：怒则气逆，甚则呕血及飧泄，故气上矣（气之治乱，权在于心）。喜则气和志达，荣卫通利，故气缓矣。悲则心系急，肺布叶举，而上焦不通，荣卫不散，热气在中，故气消矣（逐段结句调与前同，便见前后文体相称，此虽浅事而实驭繁之捷法也）。恐则精却，却则上焦闭，闭则气还，还则下焦胀，故气不行矣。寒则腠理闭，气不行，故气收矣。炅则腠理开，荣卫通，汗大泄，故气泄。惊则心无所倚，神无所归，虑无所定，故气乱矣。劳则喘息①汗出，外内皆越，故气耗矣。思则心有所存，神有所归，正气留而不行②，故气结矣。

"气"字是"痛"字铁板注脚，色脉二层只是带说，后路更从

---

① 息：道藏本、《甲乙经》卷一第一均作"且"。
② 神有所归，正气留而不行：《甲乙经》卷一第一、《太素·摄生之二》均作："神有所止，气留而不行"。可从。

"气"字推广言之，以"百病皆生于气也"一句作关揆①，笔力千钧。通篇铸词一律，似少变化，而读去倍觉浩然沛然，大气盘旋，真力弥满，惟此等文足以当之。

腹中论篇第四十

黄帝问曰：有病心腹满，旦食则不能暮食，此为何病？岐伯对曰：名为鼓胀。帝曰：治之奈何？岐伯曰：治之以鸡矢醴，一剂知，二剂已。帝曰：其时有复发者何也？岐伯曰：此饮食不节，故时有病也。"病"字疑当作"发"字。虽然其病且已，时故当病，气聚于腹也。

帝曰：有病胸胁支满者，妨于食，病至则先闻腥臊臭，出清液，先唾血，四肢清，目眩，时时前后血，病名为何？何以得之？岐伯曰：病名血枯，此得之年少时，有所大脱血，若醉入房，中气竭，肝伤，故月事衰少不来也。帝曰：治之奈何？复以何术？谓何以治其病，病愈又何术以复元也。岐伯曰：以四乌鲗骨一藘茹二物并合之，丸以雀卵，大如小豆，以五丸为后饭，饮以鲍鱼汁，利肠中，林亿云：别本一作伤中。及伤肝也。

帝曰：病有少腹盛，上下左右皆有根，此为何病？可治不？岐伯曰：病名曰伏梁。帝曰：伏梁何因而得之？岐伯曰：裹大脓血，居肠胃之外，不可治，治之每切按之致死。帝曰：何以然？岐伯曰：此下则因阴，必下脓血，上

---

① 关揆（liè 列）：比喻事物的关键。

则迫胃脘，生鬲，侠①胃脘内痈，王冰云："生"当作"出"。

林亿云：《太素》"侠"作"便"。此久病也，难治。居脐上为逆，居脐下为从，勿动亟夺。论在《刺法》中。

帝曰：人有身体髀股胻皆肿，环脐而痛，是为何病？岐伯曰：病名伏梁，此风根也。其气溢于大肠而著于肓，肓之原在脐下，故环脐而痛也，不可动之，动之为水溺涩之病。

帝曰：夫子数言热中、消中，不可服高粱芳草石药，石药发癫，芳草发狂。夫热中、消中者，皆富贵人也，今禁高粱，是不合其心，禁芳草石药，是病不愈，_{然则愈此病者，本须用芳草石药耶，当用而不可用，故对病之药仍须选择，不得以对病而遂不察其体性也。}岐伯曰：夫芳草之气美，石药之气悍，二者其气急疾坚劲，故非缓心和人，不可以服此二者。帝曰：不可以服此二者，何以然？岐伯曰：夫热气慓悍，药气亦然，二者相遇，恐内伤脾，脾者土也，而恶木，服此药者，至甲乙日更论。

帝曰：善。有病膺肿②颈痛胸满腹胀，此为何病？何以得之？岐伯曰：名厥逆。帝曰：治之奈何？岐伯曰：灸之则瘖，石之则狂，须其气并，乃可治也。帝曰：何以然？岐伯曰：阳气重上，有余于上，灸之则阳气入阴，入

① 侠：顾本作"使"。
② 膺肿：《甲乙经》卷十一第九下、《太素·寒热》均作"痈肿"。当从。

则瘖；石之则阳气虚，虚则狂，须其气并而治之，可使全也。

帝曰：善。何以知怀子之且生也？岐伯曰：身有病而无邪脉也。帝曰：病热而有所痛者何也？岐伯曰：病热者，阳脉也，以三阳之动①也，人迎一盛少阳，二盛太阳，三盛阳明，入阴也。夫阳入于阴，故病在头与腹，乃䐜胀而头痛也。帝曰：善。

逐条分叙，不相照顾，而叙病源，叙治法，各具条理，笔力古厚简峭，自有余味。此与《奇病论》《逆调论》《病能论》皆汇论证治之文也，讲医学者必宜研究。

刺腰痛篇第四十一

足太阳脉令人腰痛（分经论治），引项脊尻背如重状，刺其郄中，太阳正经出血，春无见血（逐段皆用摹绘之笔，是文字见声色处）。少阳令人腰痛，如以针刺其皮中，循循然不可以俛仰，不可以顾，刺少阳成骨之端出血，成骨在膝外廉之骨独起者，夏无见血。阳明令人腰痛，不可以顾，顾如有见者，善悲，刺阳明于胻前三痏，上下和之出血，秋无见血。足少阴令人腰痛，痛引脊内廉，刺少阴于内踝上二痏，春无见血，出血太多，不可复也。厥阴之脉令人腰痛，腰中如张弓弩弦，刺厥阴之脉，在腨踵鱼腹之外，循之累累然，乃刺之，其病令人善言，默默然不慧，刺之

---

① 动：《甲乙经》卷七第一作"盛"，义胜。

三痏。解脉令人腰痛，痛而引肩，目𥉂𥉂然，时遗溲，刺解脉，在膝筋肉分间郄外廉之横脉。出血，血变而止。解脉令人腰痛如引带，常如折腰状，善恐①，刺解脉，在郄中结络如黍米，刺之血射以黑，见赤血而已。同阴之脉令人腰痛，痛如小锤居其中，怫然肿，刺同阴之脉，在外踝上绝骨之端，为三痏。阳维之脉令人腰痛，痛上怫然肿，刺阳维之脉，脉与太阳合腨下间，去地一尺所。衡络之脉令人腰痛，不可以俛仰，仰则恐仆，得之举重伤腰，衡络绝②，恶血归之，刺之在郄阳筋之间，上郄数寸衡居，为二痏出血。会阴之脉令人腰痛，痛上漯漯然汗出，汗干令人欲饮，饮已欲走，刺直阳之脉上三痏，在跷上郄下五寸横居，视其盛者出血。飞阳之脉令人腰痛，痛上怫怫然，甚则悲以恐，刺飞阳之脉，在内踝上五寸，少阴之前，与阴维之会。昌阳之脉令人腰痛，痛引膺，目𥉂𥉂然，甚则反折，舌卷不能言，刺内筋为二痏，在内踝上大筋前，太阴后上踝二寸所。散脉令人腰痛而热，热甚生烦，腰下如有横木居其中，甚则遗溲，刺散脉，在膝前骨肉分间，络外廉束脉为三痏。肉里之脉令人腰痛，不可以咳，咳则筋缩急，刺肉里之脉为二痏，在太阳之外，少阳绝骨之后。

以上分经论治。凡十五条，每条用传神法写之，叙证便不直率，不萧索矣。

---

① 恐：《甲乙经》卷九第八作"怒"。
② 绝：《甲乙经》卷九第八作"绝伤"。

腰痛侠脊而痛至头几几然（据证论治），目䀮䀮欲僵仆，刺足太阳郄中出血。腰痛上寒，刺足太阳阳明；上热，刺足厥阴；不可以俛仰，刺足少阳；中热而喘，刺足少阴，刺郄中出血。腰痛，上寒不可顾，刺足阳明；上热，刺足太阴；中热而喘，刺足少阴。大便难，刺足少阴。少腹满，刺足厥阴。如折不可以俛仰，不可举，刺足太阳。引脊内廉，刺足少阴。腰痛引少腹控胁，不可以仰，刺腰尻交者，两髁胂上，以月生死为痏数，发针立已，左取右，右取左。以上十三项，据证论治。措词简捷，与前十五项，音节有一缓一急之不同，凡为文，大抵音节多先缓而后急也。

先哲谓读史须先熟读《本纪》，则一代兴衰全局具在胸中，经中如此等文，亦《本纪》之例也。

风论篇第四十二

黄帝问曰：风之伤人也（直起），或为寒热（分提），或为热中，或为寒中，或为疠风，或为偏枯，或为风也，其病各异，其名不同，或内至五藏六府，不知其解，愿闻其说。岐伯对曰：风气藏于皮肤之间（分承笔干直立），内不得通，外不得泄。风者善行而数变（振一笔），腠理开则洒然寒，闭则热而闷（诠释寒热，爽若列楣①），其寒也则衰食饮，其热也则消肌肉，故使人怢栗而不能食，故名曰寒热。风气与阳明入胃，循脉而上至目内眦，其人肥则风气不得外泄，则为热中而目黄；人瘦则外泄而寒，则为寒中而泣出。风气与太阳俱入，行诸脉俞，散于分肉之间，与卫气相干，其道不利，故使肌肉愤䐜而有疡（应疠风），卫气有所凝而不行，故其肉有不仁也（应偏枯）。疠者，有荣气热胕，其气不清（独推论疠风之变），故使其鼻柱坏而色败，皮肤疡溃（此即肌肉愤䐜之甚者也），风寒客于脉而不去，名曰疠风，或名曰寒热。以上逐条，病源病证合叙，一串说下。

以春甲乙伤于风者为肝风，以夏丙丁伤于风者为心风

---

① 列楣：疑为"列眉"之误。注见《上古天真论》"列眉"条。

（以下诸条应风也，所谓其病各异，其名不同），**以季夏戊己伤于邪者为脾风，以秋庚辛中于邪者为肺风，以冬壬癸中于邪者为肾风**（上条叙事详而用笔曲音节缓，此条事略笔直而音节急，是先缓后急也）。**风中五藏六府之俞，亦为藏府之风，各入其门户所中，则为偏风。风气循风府而上，则为脑风。风入系头，则为目风、眼寒。饮酒中风，则为漏风。入房汗出中风，则为内风。新沐中风，则为首风。久风入中，则为肠风飧泄。外在腠理，则为泄风。故风者百病之长也**（束一笔包扫一切），**至其变化乃为他病也，无常方，然致①有风气也**（此乃通篇之结笔，不在篇末而束于腰，妙）。先轻轻束住上文，再叙五藏风证，看似正义已完，而复申叙文体，便见宽博。以上逐条只叙病因，下乃补叙病证，分作两截文局变化。

　　帝曰：五藏风之形状不同者何？愿闻其诊及其病能（重发五藏，并叙胃、首、漏、泄四风症，是释上条之事）。诊，色诊也，病能，形证也。**岐伯曰：肺风之状，多汗恶风，色皏然白，时咳短气，昼日则差，暮则甚，诊在眉上，其色白。心风之状，多汗恶风，焦绝，善怒吓，赤色，病甚则言不可快，诊在口，其色赤。肝风之状，多汗恶风，善悲，色微苍，嗌干善怒，时憎女子，诊在目下，其色青。脾风之状，多汗恶风，身体怠惰，四肢不欲动，色薄微黄，不嗜食，诊在鼻上，其色黄。肾风之状，多汗恶风，面庞然浮**

---

　　① 致：《甲乙经》卷十第二上、《太素·风》均作"故"。

肿，脊痛不能正立，其色炲，隐曲不利，诊在肌①上，其色黑。胃风之状（六府以胃为宗），颈多汗恶风，食饮不下，鬲塞不通，腹善满，失衣则䐜胀，食寒则泄，诊形瘦而腹大。首风之状，头面多汗恶风，当先风一日则病甚，头痛不可以出内，至其风日则病少愈。漏风之状，或多汗，常不可单衣，食则汗出，甚则身汗，喘息恶风，衣常濡，口干善渴，不能劳事。泄风之状，多汗，汗出泄衣上，口中干，上渍其风不能劳事，身体尽痛则寒。"汗出泄衣上"句无义理，"上渍其风"与"则寒"均疑有误字。今曲为之说，曰泄风多汗者，因劳力汗出泄衣上，津液内涸，正气内怯，衣上湿气并侠风气，渍于腠理，故不复能劳事也。若见身体尽痛之证，则更挟寒矣。帝曰：善。

起处总提，以下逐条分叙，忽将病源病证分作两截，局势倍活，简洁整暇，无一懦词，无一剩字，笔力坚卓，气息平静，非秦汉矜张②之气所能仿佛万一。

痹论篇第四十三

黄帝问曰：痹之安生？岐伯对曰：风寒湿三气杂至，合而为痹也（句擒定主脑，皎如旭日开扶桑）。其风气胜者为行痹，寒气胜者为痛痹，湿气胜者为著痹也（随即承明三峰，屹立气象万千）。帝曰：其有五者何也（又转出"五"字）？岐

---

① 肌：《甲乙经》卷十第二上、《太素·风》均作"颐"，可从。

② 矜张：夸张。

伯曰：以冬遇此者为骨痹（随即承明"五"字），以春遇此者为筋痹，以夏遇此者为脉痹，以至阴遇此者为肌痹，以秋遇此者为皮痹。帝曰：内舍五藏六府（掺入五藏六府），何气使然？岐伯曰：五藏皆有合（独承五藏，遗六府，在后补发），病久而不去者，内舍于其合也。故骨痹不已，复感于邪（跟定上文，天梯石栈相钩连），内舍于肾。筋痹不已，复感于邪，内舍于肝。脉痹不已，复感于邪，内舍于心。肌痹不已，复感于邪，内舍于脾。皮痹不已，复感于邪，内舍于肺。所谓痹者，各以其时重感于风寒湿之气也（束一笔气充词沛，回应何气，神回气合）。此第一节，凡三段，叙三痹是病原，叙五痹、五藏痹乃病机也。三段冒①全篇，首段又冒次二段，末句虽是束上而又领下，一笔两用，山断云连。

凡痹之客五藏者（紧顶上文，笔干直立），肺痹者，烦满，喘而呕。心痹者，脉不通，烦则，心下鼓，暴上气而喘，嗌干善噫，厥气上则恐。肝痹者，夜卧则惊，多饮，数小便，上为引如怀。肾痹者，善胀，尻以代踵，脊以代头。脾痹者，四肢解堕，发咳呕汁，上为大塞。肠痹者（接叙六府之痹，此该胃与二肠），数饮而出不得，中气喘争，时发飧泄。胞痹者（此即指膀胱言，但缺胆痹耳），少腹膀胱按之内痛，若沃以汤，涩于小便，上为清涕。此第二节，叙五藏六府之痹证也。此处顿断，谓五藏六府风寒湿之痹证毕矣。而五藏六府之痹，不仅因此也，此特三气之先伤于阳，而渐内舍于阴者

---

① 冒：概括。

耳。若夫饮食居处，径伤于阴，其痹聚不尤易乎！故下文阴气者，乃承上文更进一层说法。

阴气者，静则神藏，躁则消亡（突起领下文内伤之痹），饮食自倍，肠胃乃伤。淫气喘息，痹聚在肺；淫气忧思，痹聚在心；淫气遗溺，痹聚在肾；淫气乏竭，痹聚在肝；淫气肌绝，痹聚在脾。诸痹不已（挽回三痹、五痹），亦益内也。其风气胜者，其人易已也（拖一笔引起下文作结束）。帝曰：痹，其时有死者，或疼久者，或易已者，其故何也？岐伯曰：其入藏者死，其留连筋骨间者疼久，其留皮肤间者易已。此第三节，重叙五藏内伤之痹，而以生死之故束之。

帝曰：其客于六府者何也？岐伯曰：此亦其食饮居处，为其病本也。六府亦各有俞，风寒湿气中其俞，而食饮应之，循俞而入，各舍其府也（论六府是承上说，下口吻言亦有内外二因也。用简括迅扫之笔出之，不照五藏分叙，便首尾掉运灵活，详略互见，伸缩有法）。帝曰：以针治之奈何（以治法总束前半篇）？岐伯曰：五藏有俞，六府有合，循脉之分，各有所发，各随其过，则病瘳也。此第四节，轻叙府痹之亦有内因，而以治法总束之，应分两段读。痹之大义，至此已尽。下三节申论病机，抱定三气，语不离宗。

帝曰：荣卫之气亦令人痹乎（另提）？岐伯曰：荣者，水谷之精气也，和调于五藏，洒陈于六府，乃能入于脉也，故循脉上下，贯五藏，络六府也。卫者，水谷之悍气也，其气慓疾滑利，不能入于脉也，故循皮肤之中，分肉之间，熏于肓膜，散于胸腹，逆其气则病，从其气则愈，不与风寒湿气合，故不为痹。帝曰：善。痹或痛，或不痛，或不仁，或寒，或热，或燥，或湿，其故何也？岐伯曰：痛者，寒气多也，有寒故痛也。其不痛不仁者，病久入深，荣卫之行涩，经络时疏，故不通，<small>林亿云：《甲乙经》作"不痛"。</small>皮肤不营，故为不仁。其寒者，阳气少，阴气多，与病相益，故寒也。其热者，阳气多，阴气少，病气胜，阳遭阴，故为痹热。其多汗而濡者，此其逢湿甚也，阳气少，阴气盛，两气相感，故汗出而濡也。帝曰：夫痹之为病，不痛何也（再单抽不痛重发）？岐伯曰：痹在于骨则重（随手补叙五痹之证，照映在无意之中），在于脉则血凝而不流，在于筋则屈不伸，在于肉则不仁，在于皮则寒，故具此五者，则不痛也。凡痹之类，逢寒则虫（以振笔总括大义作结），<small>林亿云：《甲乙经》作"急"。</small>逢热痹起于三气，而其成也，<small>则归于寒热。</small>则纵。帝曰：善。

通篇气旺神旺，一起便高视阔步，气吞八荒，接点五痹，渡入五藏，俱有风利不得泊之势。五藏痹下不用锁笔，突用"阴气者"一笔振起，接论内伤，再以"死"与"疼久""易已"，轻轻锁住，侯补论六府，然后以治法统束前文，痹之源流俱备矣。后三节补论病机，以足文势，通篇酣畅淋漓，却步步抱定三气，语不离宗，文笔雄快，与《疟论》相上下。

痿论篇第四十四

黄帝问曰：五藏使人痿，何也（开门见山）？岐伯对曰：肺主身之皮毛（爽若列楣，以下迭用五排，不嫌板滞，以气盛也），心主身之血脉，肝主身之筋膜，脾主身之肌肉，肾主身之骨髓。故肺热叶焦（点"热"字），则皮毛虚弱急薄，著则生痿躄也。心气热，则下脉厥而上，上则下脉虚，虚则生脉痿，枢折挈，胫纵而不任地也。肝气热，则胆泄口苦筋膜干，筋膜干则筋急而挛，发为筋痿。脾气热，则胃干而渴，肌肉不仁，发为肉痿。肾气热，则腰脊不举，骨枯而髓减，发为骨痿。以上叙五痿之见证。

帝曰：何以得之（直下）？言何以得此热也。岐伯曰：肺者，藏之长也，为心之盖也（叙五热之因，将五藏纽入肺中），有所失亡，所求不得，热因七情之郁而生，故内积不散，灼津致痿也。则发肺鸣，鸣则肺热叶焦。故曰：五藏因肺热叶焦，发为痿躄，此之谓也（高唱入云，肺与五藏纽得紧，叫得醒）。悲哀太甚，则胞络绝，胞络绝则阳气内动，发则心下崩，数溲血也。故《本病》曰（逐段引证）：大经空虚，发为肌痹①，传为脉痿。《本腧》《本藏》《本病》《本草》古当为一大部书，今《灵枢》有《本腧》《本藏》，而《本草》别行，《本病》则竟佚矣。思想无穷，所愿不得，意淫于外，入房太甚，宗筋弛纵，发为筋痿，及为白淫。故《下经》曰：筋痿者，生于肝，使内也。末三字疑有脱文，似当作"得之使内也"，文气方舒。有渐于湿，以水为事，若有所留，居处于②湿，肌肉濡

---

① 肌痹：《太素·伤寒》作"脉痹"。义胜。
② 于：顾本作"相"，《甲乙经》卷十第四作"伤"。《甲乙经》于义较明。

溃，痹而不仁，发为肉痿。故《下经》曰：肉痿者，得之湿地也。有所远行劳倦，逢大热而渴，渴则阳气内伐，内伐则热舍于肾，肾者水藏也，今水不胜火，则骨枯而髓虚，故足不任身，发为骨痿。故《下经》曰：骨痿者，生于大热也。

帝曰：何以别之（直下）？岐伯曰：肺热者色白而毛败（叙五热之外诊），心热者色赤而络脉溢，肝热者色苍而爪枯，脾热者色黄而肉蠕动，肾热者色黑而齿槁。以上叙病证病原毕矣，下文接叙治法。论病源则五藏之热起于肺，论治法则五藏之权主于阳明，前后正相对待。

帝曰：如夫子言可矣，论言治痿者独取阳明，何也？岐伯曰：阳明者，五藏六府之海，主润宗筋，宗筋主束骨而利机关也。冲脉者，经脉之海也，主渗灌溪谷（重提阳明纽合五藏六府，又纽合宗筋，与上将五藏纽入肺中同意。又提冲脉仍归入阳明，便不夹杂），与阳明合于宗筋，阴阳总宗筋之会，似当作宗筋总阴阳之会。会于气街，而阳明为之长，皆属于带脉，而络于督脉（又纽合带、督）。故阳明虚则宗筋纵（叫醒正义，顿住），带脉不引，故足痿不用也（以上论治之理）。帝曰：治之奈何？岐伯曰：各补其荥而通其俞（此叙治之法），调其虚实，和其逆顺，筋脉骨肉，各以其时受月，月，气月也。语见《六元正纪大论》。则病已矣。帝曰：善。

论证，论源，论形色，论治理治法，层次井井。前半以肺为纲，是发病之根；后半以阳明为纲，是受病之处，笔意落落疏疏，无意为文而起讫大方，有缓带轻裘风度。风起于外，痿起于内，痹厥内外二因兼有，而痹重于外，厥重于内，此四论不同之指也。

厥论篇第四十五

黄帝问曰：厥之寒热者何也（开口即擒定"寒热"）？岐伯对曰：阳气衰于下，则为寒厥（双柱擎天）；阴气衰于下，则为热厥（总括大意，顿住）。帝曰：热厥之为热也（分叙，此叙病机），必起于足下者何也？岐伯曰：阳气起于足五指之表，阴脉者集于足下而聚于足心，故阳气胜则足下热也。帝曰：寒厥之为寒也，必从五指而上于膝者何也？岐伯曰：阴气起于五指之里，集于膝下而聚于膝上，故阴气胜则从五指至膝上寒。其寒也，当作"其寒热"也。不从外，皆从内也（"内""外"二字著眼）。帝曰：寒厥何失而然也（直下，又分叙，是叙病因）？岐伯曰：前阴者，宗筋之所聚，太阴阳明之所合也。春夏则阳气多而阴气少，秋冬则阴气盛而阳气衰。此人者质壮，以秋冬夺于所用，下气上争，不能复，精气溢下，邪气因从之而上也，气因于中，阳气衰，不能渗营其经络，阳气日损，阴气独在，故手足为之寒也。帝曰：热厥何如而然也？岐伯曰：酒入于胃，则络满而经虚①，脾主为胃行其津液者也（横一笔），阴气虚则阳气入，阳气入则胃不和，胃不和则精气竭，精气竭则不营其四肢也。此人必数醉若饱以入房，气聚于脾中不得

---

① 络满而经虚：顾本及读书堂本作"络脉满而经脉虚"。

散，酒气与谷气相薄，热盛于中，故热遍于身，内热而溺赤也。夫酒气盛而慓悍，肾气有衰，阳气独胜，故手足为之热也。

帝曰：厥或令人腹满，或令人暴不知人，或至半日远至一日乃知人者何也？岐伯曰：阴气盛于上则下虚，下虚则腹胀满，阳气盛于上则下气重上而邪气逆，逆则阳气乱，阳气乱则不知人也。

帝曰：善。愿闻六经脉之厥状病能也（以下分叙经证）。岐伯曰：巨阳之厥，则肿首头重，足不能行，发为眴仆。阳明之厥，则癫疾欲走呼，腹满不得卧，面赤而热，妄见而妄言。少阳之厥，则暴聋颊肿而热，胁痛，胻不可以运。太阴之厥，则腹满䐜胀，后不利，不欲食，食则呕，不得卧。少阴之厥，则口干溺赤，腹满心痛。厥阴之厥，则少腹肿痛，腹胀泾溲不利，好卧屈膝，阴缩肿①，胻内热。盛则写之，虚则补之，不盛不虚，以经取之（以治法轻束）。

太阴厥逆（以下补叙证治），胻急挛，心痛引腹，治主病者。少阴厥逆，虚满呕变，下泄清，治主病者。厥阴厥逆，急挛腰痛，虚满前闭，谵言，治主病者。三阴俱逆，不得前后，使人手足寒，三日死。太阳厥逆，僵仆呕血善衄，治主病者。少阳厥逆，机关不利，机关不利者，腰不

---

① 肿：《甲乙经》卷七第三无此字。于义不顺，疑衍。

可以行，项不可以顾，发肠痈不可治，惊者死。阳明厥逆，喘咳身热，善惊衄呕血。手太阴厥逆，虚满而咳，善呕沫，治主病者。手心主少阴厥逆，心痛引喉，身热，死不可治。手太阳厥逆，耳聋泣出，项不可以顾，腰不可以俛仰，治主病者。手阳明少阳厥逆，发喉痹，嗌肿，痓，治主病者。自太阴厥逆以下，本王氏所移，寻绎文义，与本篇六经之厥大略相同。

篇法笔法俱与《痿论》相类，其坚卓排奡，是札硬寨打死仗手段。篇中论寒厥热厥，根源实不止此，略见大意耳，读者勿泥。论证极详，宜熟玩焉。

卷十三

病能论篇第四十六

黄帝问曰：人病胃脘痈者，诊当何如？岐伯对曰：诊此者当候胃脉，此所谓右外以候胃者也。其脉当沉细，沉细者气逆，逆者人迎甚盛，此结喉两傍者也。甚盛则热。人迎者胃脉也，逆而盛则热，聚于胃口而不行，故胃脘为痈也。

帝曰：善。人有卧而有所不安者何也？岐伯曰：藏有所伤，及精有所之寄，则安，句义不协，《甲乙经》作"及情有所寄，则卧不安"。故人不能悬其病也。

帝曰：人之不得偃卧者何也？岐伯曰：肺者藏之盖也，肺气盛则脉大，脉大则不得偃卧，论在《奇恒》《阴阳》中。

帝曰：有病厥者，诊右脉沉而紧，左脉浮而迟，不然，病主安在？《甲乙经》"不然"作"不知"。岐伯曰：冬诊之，右脉固当沉紧，此应四时，左脉浮而迟，此逆四时，在左当主病在肾，颇关在肺，当腰痛也。据此肾脉果诊于左手矣。帝曰：何以言之？岐伯曰：少阴脉贯肾络肺，今得肺脉，肾为之病，左浮而迟，是肾部得肺脉也。《脉解》曰：肾虚则厥，少阴不至，真阴内夺，上实下虚。故肾为腰痛之病也。

帝曰：善。有病颈痈者，或石治之，或针灸治之，而皆已，其真安在？岐伯曰：此同名异等者也。夫痛气之息者，宜以针开除去之。夫气盛血聚者，宜石而写之。此所谓同病异治也。

帝曰：有病怒狂者，此病安生？岐伯曰：生于阳也。帝曰：阳何以使人狂？岐伯曰：阳气者，因暴折而难决，故善怒也，病名曰阳厥。帝曰：何以知之？岐伯曰：阳明者常动，巨阳少阳不动，不动而动大疾，此其候也。帝曰：治之奈何？岐伯曰：夺其食即已。夫食入于阴，长气于阳，故夺其食即已。使之服以生铁落为饮。夫生铁落者，下气疾也。

帝曰：善。有病身热解堕，汗出如浴，恶风少气，此为何病？岐伯曰：病名曰酒风。帝曰：治之奈何？岐伯曰：以泽泻、术各十分、麋衔五分合，以三指撮为后饭（以上凡七条）。

所谓深之细者（以下错简），其中手如针也，摩之切之，聚者坚也，博者大也。《上经》者，言气之通天也。《下经》者，言病之变化也。《金匮》者，决死生也。《揆度》者，切度之也。《奇恒》者，言奇病也。所谓奇者，使奇病不得以四时死也。恒者，得以四时死也。所谓揆者，方切求之也，言切求其脉理也。度者，得其病处，以四时度之也。

逐条俱有内含未伸之意，读者宜深思之。篇法本无可言，况又错简。

奇病论篇第四十七

黄帝问曰：人有重身，九月而瘖，此为何也？岐伯对曰：胞之络脉绝也。帝曰：何以言之？岐伯曰：胞络者系于肾，少阴之脉，贯肾系舌本，故不能言。帝曰：治之奈何？岐伯曰：无治也，当十月复。《刺法》曰：无损不足，益有余，以成其疹，然后调之①。所谓无损不足者，身羸瘦，无用镵石也；无益其有余者，腹中有形而泄之，泄之则精出而病独擅中，故曰疹成也。

帝曰：病胁下满气逆，二三岁不已，是为何病？岐伯曰：病名曰息积，此不妨于食，不可灸刺，积为导引服药，药不能独治也。

帝曰：人有身体髀股胻皆肿，环脐而痛，是为何病？岐伯曰：病名曰伏梁，此风根也。其气溢于大肠而著于肓，肓之原在脐下，故环脐而痛也②。不可动之，动之为水溺涩之病也。

帝曰：人有尺脉数甚，筋急而见，此为何病？岐伯曰：此所谓疹筋，是人腹必急，白色黑色见，则病甚。

帝曰：人有病头痛，以数岁不已，此安得之，名为何病？岐伯曰：当有所犯大寒，内至骨髓，髓者以脑为主，脑逆故令头痛，齿亦痛，病名曰厥逆。帝曰：善。

---

① 然后调之：《甲乙经》卷十二第十、《太素·杂病》均无此四字。
② 其气……而痛也：《甲乙经》卷八第二、《太素·杂病》无此句。

帝曰：有病口甘者，病名为何？何以得之？岐伯曰：此五气之溢也。土居五数即谓脾也。名曰脾瘅。夫五味入口，藏于胃，脾为之行其精气，津液在脾，谓积于脾。故令人口甘也。此肥美之所发也，此人必数食甘美而多肥也，肥者令人内热，甘者令人中满，故其气上溢，转为消渴。谓日久将传为消渴，所谓瘅成为消中者。治之以兰，除陈气也。陈气早除，即不致转为消渴矣，非以兰治消也。

帝曰：有病口苦，取阳陵泉①。口苦者病名为何？何以得之？岐伯曰：病名曰胆瘅。夫肝者，中之将也，取决于胆，咽为之使。此人者，数谋虑不决，故胆虚，气上溢而口为之苦。治之以胆募俞，治在《阴阳十二官相使》中。

帝曰：有癃者，一日数十溲，此不足也。身热如炭，颈膺如格，人迎躁盛，喘息气逆，此有余也。太阴脉微细如发者，此不足也。其病安在？名为何病？岐伯曰：病在太阴，甚盛在胃，颇在肺，病名曰厥，死不治，此所谓得五有余二不足也。帝曰：何谓五有余二不足？岐伯曰：所谓五有余者，五病之气有余也；二不足者，亦病气之不足也。今外得五有余，内得二不足，此其身不表不里，亦正死明矣。

帝曰：人生而有病巅者，病名曰何？安所得之？岐伯

---

① 口苦取阳陵泉：《太素·杂病》无此六字。

曰：病名为胎病，此得之在母腹中时，其母有所大惊，气上而不下，精气并居，故令子发为巅疾也。

帝曰：有病痝然如有水状，切其脉大紧，身无痛者，形不瘦，不能食，食少，名曰何病？岐伯曰：病生在肾，名为肾风。肾风而不能食，善惊，惊已①，心气痿者死。帝曰：善。

条叙诸病与前篇同。

大奇论篇第四十八

肝满、肾满、肺满皆实（直起突兀），即为肿。肺之雍，雍，壅也，即肿胀也，满，洪脉也。《甲乙经》雍作"痈"，非。喘而两胠满。肝雍，两胠满，卧则惊，不得小便。肾雍，脚下至少腹满，胫有大小，髀胻大跛，易偏枯（以上论满雍）。

心脉满大，痫瘛筋挛。肝脉小急，痫瘛筋挛（以满大小急作对，承上起下，叙事中亦有文律）。肝脉鹜暴，有所惊骇，脉不至若瘖，不治自已。肾脉小急，肝脉小急，心脉小急，不鼓皆为瘕。肾肝并沉为石水，并浮为风水，并虚为死，并小弦欲惊（以上小急沉弦）。

肾脉大急沉，肝脉大急沉，皆为疝。心脉搏滑急为心疝，肺脉沉搏为肺疝。三阳急为瘕，三阴急为疝，二阴急

卷十三

一三三

① 善惊惊已：《甲乙经》卷八第五作"善惊不已"，义胜。

为痫厥，二阳急为惊（以上大急搏滑）。

脾脉外鼓，沉为肠澼（叙肠澼），久自已。肝脉小缓为肠澼，易治。肾脉小搏沉，为肠澼下血，血温身热者死。心肝澼亦下血，二藏同病者可治，其脉小沉涩为肠澼，其身热者死，热见七日死。

胃脉沉鼓涩，胃外鼓大，心脉小坚急，皆鬲偏枯（叙偏枯），鬲当作"为"。男子发左，女子发右，不瘖舌转，可治。三十日起，其从者瘖，三岁起，年不满二十者，三岁死。脉至而搏，血衄身热者死（叙衄、叙厥、叙惊）。脉来悬钩浮为常脉。脉至如喘，名曰暴厥，暴厥者不知与人言。脉至如数，使人暴惊，三四日自已。脉至浮合，浮合如数，一息十至以上，是经气予不足也（以下叙藏府经气不足之脉，气充词沛而训词古厚，太古元音）。微见九十日死。微见之义为不及也。脉至如火薪然，是心精之予夺也，草干而死。脉至如散叶，是肝气予虚也，木叶落而死。脉至如省客，省客者脉塞而鼓，是肾气予不足也，悬去枣华而死。悬去，犹远过也，谓枣华之后也。脉至如丸泥，是胃精予不足也，榆荚落而死。脉至如横格，是胆气予不足也，禾熟而死。脉至如弦缕，是胞精予不足也，病善言，下霜而死，不言，可治。脉至如交漆，交漆者左右傍至也，微见三十日死。脉至如涌泉，浮鼓肌中，太阳气予不足也，少气味，谓精神短乏也。韭英而死。脉至如颓土之状，按之不得，是肌气予不足也，五色先见黑白，垒发死。脉至如悬雍，悬雍者浮揣，揣当是"喘"。切之益大，是十二俞之予不足也，水凝而死。脉至如偃刀，偃刀者浮之小急，按之坚大急，五藏菀熟，寒热独并于肾也，如此其人不得坐，立春而死。脉至如丸滑不直手①，不直手者，按之不可得也，是大肠气予不足也，枣叶生而死。脉至如华者，令人善恐，不欲坐卧，行立常听，是小肠气予不足也，季秋而死。

只是类聚脉证，略无起伏顿挫之笔，而句句实事实理，笔笔斩钉截铁，排比铺张之中，自有浩气行乎其间，使人神气俱旺。以草木纪春秋，此真太古文字。

脉解篇第四十九

太阳所谓肿腰脽痛者，正月太阳寅，寅太阳也，正月阳气出在上，而阴气盛，阳未得自次也，故肿腰脽痛也。病偏虚为跛者，正月阳气冻解，地气而出也，所谓偏虚者，冬寒颇有不足者，故偏虚为跛也。所谓强上引背者，阳气大上而争，故强上也。所谓耳鸣者，阳气万物盛上而跃，故耳鸣也。所谓甚则狂颠疾者，阳尽在上而阴气从下，下虚上实，故狂巅疾也。所谓浮为聋者，皆在气也。所谓入中为瘖者，阳盛已衰，故为瘖也。内夺而厥，则为瘖俳，此肾虚也，少阴不至者，厥也。

少阳所谓心胁痛者，言少阳盛也，盛者，心之所表也，九月阳气尽而阴气盛，故心胁痛也。所谓不可反侧

① 直手：《甲乙经》卷四第一作"著手"。

者，阴气藏物也，物藏则不动，故不可反侧也。所谓甚则跃者，九月万物尽衰，草木毕落而堕，则气去阳而之阴，气盛而阳之下长，故谓跃。

阳明所谓洒洒振寒者，阳明者午也，五月盛阳之阴也，阳盛而阴气加之，故洒洒振寒也。所谓胫肿而股不收者，是五月盛阳之阴也，阳者，衰于五月，而一阴气上，与阳始争，故胫肿而股不收也。所谓上喘而为水者，阴气下而复上，上则邪客于藏府间，故为水也。所谓胸痛少气者，水气在藏府也。水者，阴气也，阴气在中，故胸痛少气也。所谓甚则厥，恶人与火，闻木音则惕然而惊者，阳气与阴气相薄，水火相恶，故惕然而惊也。所谓欲独闭户牖而处者，阴阳相薄也，阳尽而阴盛，故欲独闭户牖而居。所谓病至则欲乘高而歌，弃衣而走者，阴阳复争，而外并于阳，故使之弃衣而走也。所谓客孙脉则头痛鼻鼽腹肿者，阳明并于上，上者则其孙络太阴也，故头痛鼻鼽腹肿也。

太阴所谓病胀者，太阴子也，十一月万物气皆藏于中，故曰病胀。所谓上走心为噫者，阴盛而上走于阳明，阳明络属心，故曰上走心为噫者。所谓食则呕也，物盛满而上溢，故呕也。所谓得后与气则快然如衰者，十二月①阴气下衰，而阳气且出，故曰得后与气则快然如衰也。

① 十二月：道藏本、《太素·经脉之一》均作"十一月"。

少阴所谓腰痛者，少阴者，肾也，十月万物阳气皆伤，故腰痛也。所谓呕咳上气喘者，阴气在下，阳气在上，诸阳气浮，无所依从，故呕咳上气喘也。此乃寒湿从下入足太阳少阴之经而上冲者，其证甚剧，亦有阴寒遏于上，阳气激于下而然者。所谓色色①不能久立久坐，起侧目䀮䀮无所见者，万物阴阳不定未有主也。秋气始至，微霜始下，而方杀万物，阴阳内夺，故目䀮䀮无所见也。所谓少气善怒者，阳气不治。阳气不治，则阳气不得出。肝气当治而未得，故善怒。善怒者，名曰煎厥。所谓恐如人将捕之者，秋气万物未有毕去，阴气少，阳气入，阴阳相薄，故恐也。所谓恶闻食臭者，胃无气，故恶闻臭也。所谓面黑如地色者，秋气内夺，故变于色也。所谓咳则有血者，阳脉伤也，阳气未盛于上而脉满，满则咳，故血见于鼻也。

厥阴所谓癫疝，妇人少腹肿者，厥阴者，辰也，三月阳中之阴，邪在中，故曰癫疝少腹肿也。所谓腰脊痛不可以俛仰者，三月一振，荣华万物，一俛而不仰也。所谓癫癃疝肤胀者，曰阴亦盛而脉胀不通，故曰癫癃也。所谓甚则嗌干热中者，阴阳相薄而热，故嗌干也。

此篇论四时六气，各有太过不及之病也，盖三代之时诠释黄帝旧经之文。

---

① 色色：《太素·经脉之一》作"邑邑"。于义为顺。邑邑：微弱貌。

卷十四

刺要论篇第五十

黄帝问曰：愿闻刺要。岐伯对曰：病有浮沉，刺有浅深（总提），各至其理，无过其道，过之则内伤，不及则生外壅，壅则邪从之，浅深不得，反为大贼，内动五藏，后生大病（略顿）。故曰：病有在毫毛腠理者（分领），有在皮肤者，有在肌肉者，有在脉者，有在筋者，有在骨者，有在髓者。是故刺毫毛腠理无伤皮，皮伤则内动肺，肺动则秋病温疟，泝泝然寒栗。刺皮无伤肉，肉伤则内动脾，脾动则七十二日四季之月，病腹胀烦，不嗜食。刺肉无伤脉，脉伤则内动心，心动则夏病心痛。刺脉无伤筋，筋伤则内动肝，肝动则春病热而筋弛。刺筋无伤骨，骨伤则内动肾，肾动则冬病胀腰痛。

刺骨无伤髓，髓伤则销铄胻酸，体解㑊然不去矣。

此论刺伤，今虽无刺，而劳力扑损折跌亦同此理，且外伤则内动，理致可思。

刺齐论篇第五十一

黄帝问曰：愿闻刺浅深之分（承上篇说起）。岐伯对曰：刺骨者无伤筋（深），刺筋者无伤肉，刺肉者无伤脉，刺脉者无伤皮，刺皮者无伤肉（浅），刺肉者无伤筋，刺筋者无伤骨。

帝曰：余未知其所谓，愿闻其解。岐伯曰：刺骨无伤筋者（宜深而浅，是不及也），针至筋而去，不及骨也。刺筋无伤肉者，至肉而去，不及筋也。刺肉无伤脉者，至脉而去，不及肉也。刺脉无伤皮者，至皮而去，不及脉也。所谓刺皮无伤肉者（宜浅而深，是太过也），病在皮中，针入皮中，无伤肉也。刺肉无伤筋者，过肉中筋也。刺筋无伤骨者，过筋中骨也。此之谓反也。

此申释上篇浅深之事，因上篇只叙其伤之证，未及其何以为伤也，当与上合为一篇。

刺禁论篇第五十二

黄帝问曰：愿闻禁数。岐伯对曰：藏有要害，不可不察（提二句，冒全篇），肝生于左，肺藏于右（先叙部位），心部于表，肾治于里，脾为之使，胃为之市。鬲肓之上，中有父母，七节之傍，中有小心，从之有福，逆之有咎（顿二句，束上领下）。刺中心，一日死，其动为噫。刺中肝，五日死，其动为语。刺中肾，六日死，其动为嚏。刺中肺，三日死，其动为咳。刺中脾，十日死，其动为吞。刺中胆，一日半死，其动为呕。

刺跗上中大脉，血出不止死。刺面中溜脉，不幸为盲。刺头中脑户，入脑立死。刺舌下中脉太过，血出不止为瘖。刺足下布络中脉，血不出为肿。刺郄中大脉，令人仆，脱色。刺气街中脉，血不出，为肿，鼠仆。刺脊间中髓，为伛。刺乳上，中乳房，为肿根蚀。刺缺盆中内陷，气泄，令人喘咳逆。刺手鱼腹内陷，为肿。无刺大醉，令人气乱。无刺大怒，令人气逆。无刺大劳人，无刺新饱人，无刺大饥人，无刺大渴人，无刺大惊人。

刺阴股中大脉，血出不止死。刺客主人内陷中脉，为内漏为聋。刺膝髌出液，为跛。刺臂太阴脉，出血多立死。刺足少阴脉，重虚出血，为舌难以言。刺膺中陷中肺，为喘逆仰息。刺肘中内陷，气归之，为不屈伸。刺阴股下三寸内陷，令人遗溺。刺掖下胁间内陷，令人咳。刺少腹，中膀胱，溺出，令人少腹满。刺腨肠内陷为肿。刺匡上陷骨中脉，为漏为盲。刺关节中液出，不得屈伸。

起用提笔，唱醒五藏之气，以下罗列富有，便若网在纲，有条不紊。

刺志论篇第五十三

黄帝问曰：愿闻虚实之要（轻提虚实）。岐伯对曰：气实形实，气虚形虚（又从虚实推出常反），此其常也，反此者病（实叙"常"字，递入"反"字）。谷盛气盛，谷虚气虚，此其常也，反此者病。脉实血实，脉虚血虚，此其常也，反此者病。

帝曰：如何而反？岐伯曰（接叙反字）：《甲乙经》有"气

盛身寒"四字。**气虚身热，此谓反也；谷入多而气少，此谓反也；谷不入而气多，此谓反也；脉盛血少，此谓反也；脉少**当作"小"。**血多，此谓反也**（以上叙证）。**气盛身寒，得之伤寒**（以下叙因）。**气虚身热，得之伤暑。谷入多而气少者，得之有所脱血，湿居下也。谷入少而气多者，邪在胃及与肺也。脉小血多者，饮中热也。脉大血少者，脉有风气，水浆不入，此之谓也。夫实者，气入也；虚者，气出也**（振起应回虚实，旌旆飞扬）；**气实者，热也；气虚者，寒也。入实者，左手开针空也**（从虚实递入用针，补泻作收）；**入虚者，左手闭针空也。**

篇幅虽短，而理明词畅，读之令人餍心①，正不必以雄阔见长也，收笔尤见警策。

针解篇第五十四

黄帝问曰：愿闻九针之解，虚实之道（以虚实提前半篇）。岐伯对曰：刺虚则实之者（紧顶，爽若列楣），针下热也，气实乃热也②。满而泄之者，针下寒也，气虚乃寒也③。菀陈则除之者，出恶血也。邪胜则虚之者，出针勿按；徐而疾则实者，徐出针而疾按之；疾而徐则虚者，疾出针而徐按之（以上言法）。言实与虚者（以下言意），寒温

---

① 餍（yàn 厌）心：心理满足。
② 气实乃热也：《太素·设方》无。疑注文误入正文。
③ 气虚乃寒也：《太素·设方》无。疑注文误入正文。

气多少也。虚实夹杂，寒温互结者，宜审其气之多少，而为补泻之轻重也。若无若有者，疾不可知也。察后与先者，知病先后也。为虚与实者，工勿失其法。若得若失者，离其法也。虚实之要，九针最妙者，为其各有所宜也。补写之时者，与气开阖相合也。九针之名，各不同形者，针穷其所当补写也。刺实须其虚者，留针阴气隆至，乃去针也①。经气已至，慎守勿失者，勿变更也。深浅在志者，知病之内外也；近远如一者，深浅其候等也。如临深渊者，不敢墯也；手如握虎者，欲其壮也；神无营于众物者，静志观病人，无左右视也；义无邪下者，欲端以正也；必正其神者，欲瞻病人目制其神，令气易行也。所谓三里者（以下言部位），下膝三寸也；所谓跗之者，举膝分易见也；巨虚者，跷足䯒独陷者；下廉者，陷下者也。

帝曰：余闻九针，上应天地四时阴阳，愿闻其方，令可传于后世以为常也。岐伯曰：夫一天、二地、三人、四时、五音、六律、七星、八风、九野，身形亦应之，针各有所宜（二句领后半篇），故曰九针（一顿）。人皮应天，人肉应地，人脉应人，人筋应时，人声应音，人阴阳合气应律，人齿面目应星，人出入气应风，人九窍三百六十五络应野。故一针皮，二针肉，三针脉，四针筋，五针骨，六针调阴阳，七针益精，八针除风，九针通九窍，除三百六

---

① 乃去针也：顾本后有"刺虚须其实者，阳气隆至，针下热乃去针也"十七字。

十五节气，**此之谓各有所主也**（回应束住，文气极紧，以下文义不完）。

人心意应八风，人气应天，人发齿耳目①五音六律，人阴阳脉血气应地，人肝目应之九。九窍三百六十五。人一以观动静天二以候五色七星应之以候发毋泽五音一以候宫商角徵羽六律有余不足应之二地一以候高下有余九野一节俞应之以候闭节三人变一分人候齿泄多血少十分角之变五分以候缓急六分不足三分寒关节第九分四时人寒温燥湿四时一应之以候相反一四方各作解。

法既失传，文又脱简，但此等文字两经屡见，可想古人郑重分明之意。

长刺节论篇第五十五

刺家不诊（短峭），听病者言，在头，头疾痛，为藏针之，刺至骨，病已上，当是"止"字。无伤骨肉及皮，皮者道也。阴刺，入一傍四处，《灵枢》：阳刺者，正内一，傍内四②。"阴"字疑误。治寒热。深专者，刺大藏，迫藏刺背，背俞也。刺之迫藏，藏会腹中，寒热去而止。与刺之要，发针而浅出血。二句当是总上二段言，头背肉薄用针宜浅，但微出血也。治腐肿者刺腐上，视痈小大深浅刺，刺大者多血，

---

① 人发齿耳目：顾本后有"五声应"三字。

② 阳刺者……傍内四：《甲乙经》卷五第二有"扬刺者，正内一，傍内四"语。周氏误记为语出《灵枢》。

卷 十 四

一 四 三

小者深之，必端内针为故止^①。病在少腹有积，刺皮髓以下，至少腹而止，刺侠脊两傍四椎间，刺两髂髎季胁肋间，导腹中气热下已。病在少腹，腹痛不得大小便，病名曰疝，得之寒，刺少腹两股间^②，刺腰髁骨间，刺而多之，多，疑是"灸"字。尽炅病已。病在筋，筋挛节痛，不可以行，名曰筋痹。刺筋上为故，刺分肉间，不可中骨也，病起筋炅，病已止。谓陷者起而筋热，即病已愈止，勿刺也。《灵枢》曰：刺陷脉者起之止^③。病在肌肤，肌肤尽痛，名曰肌痹，伤于寒湿。刺大分小分，多发针而深之，以热为故，无伤筋骨，伤筋骨，痈发若变，诸分尽热，病已止。病在骨，骨重不可举，骨髓酸痛，寒气至，名曰骨痹。深者刺，无伤脉肉为故，其道大分小分，骨热病已止。病在诸阳脉，且寒且热，诸分且寒且热，名曰狂。刺之虚脉，视分尽热，病已止。病初发，岁一发，不治月一发，不治月四五发，名曰癫病。刺诸分诸脉，其无寒者，以针调之，病已止。病风且寒且热，炅汗出，一日数过，先刺诸分理络脉；汗出且寒且热，三日一刺，百日而已。病大风，骨节重，须眉堕，名曰大风，刺肌肉为故，汗出百日，刺骨

---

① 止：原为"正"，据顾本改。

② 得之寒刺少腹两股间：《甲乙经》卷九第九作"得寒则少腹胀，两股间冷"。义胜。

③ 刺陷脉者起之止：《灵枢·小针解》有"针陷脉则邪气出者，取之上"语。原文引用有误。

髓，汗出百日，凡①二百日，须眉生而止针。

论刺法极为详尽，惜今不能用，致篇中诸大病皆成不治，可为浩叹也。文笔简峭可喜。

---

① 凡：原作"几"，据顾本改。

卷十五

皮部论篇第五十六

　　黄帝问曰：余闻皮有分部，脉有经纪，筋有结络，骨有度量，其所生病各异（从通义说起），别其分部，左右上下，阴阳所在，病之始终，愿闻其道。岐伯对曰：欲知皮部以经脉为纪者，诸经皆然（紧擒皮部，挈起全篇）。阳明之阳，名曰害蜚（分顶），上下同法。手足经皆同此法也。视其部中有浮络者（再叫醒一句），皆阳明之络也。其色多青则痛，多黑则痹，黄赤则热，多白则寒，五色皆见，则寒热也。络盛则入客于经，阳主外，阴主内（是歇后语）。少阳之阳，名曰枢持，上下同法。视其部中有浮络者（句法雷同得妙），皆少阳之络也。络盛则入客于经，故在阳者主内，在阴者主出（遥接上条末句），以渗于内，诸经皆然。太阳之阳，名曰关枢，上下同法。视其部中有浮络者，皆太阳之络也。络盛则入客于经。少阴之阴，名曰枢儒，上下同法。视其部中有浮络者，皆少阴之络也。络盛则入客于经，其入经也，从阳部注于经，其出者，从阴内注于骨（又遥承次条末句，上下钩连有致）。心主之阴，名曰害肩，上下同法。视其部中有浮络者，皆心主之络也。络盛则入客于经。太阴之阴，名曰关蛰，上下同法。视其部中有浮络者，皆太阴之络也。络盛则入客于经。凡十二经络脉者（束一笔），皮之部也（应醒）。是故百病之始生也（振笔直书，昂头天外），必先于①皮毛（此言病机），邪中之则腠理开，开则入客于络脉，留而不去，传入于经，留而不去，传入于府，廪于肠胃（再振）。邪之始入于皮也（此言病形），泝然起毫毛，开腠理（邪在气分）；其入于络也（句句如长剑倚天），则络脉盛色变（邪入血分）；其入客于经也，则感虚乃陷下（邪入肌膜）；其留于筋骨之间（邪入筋骨），寒多则筋挛骨痛，热多则筋弛骨消，肉烁䐃破，毛直而败（笔走龙蛇，劲峭）。

帝曰：夫子言皮之十二部，其生病皆何如（上文五光十色，极见浓丽，此以淡笔收之，归重皮部，语不离宗）？岐伯曰：皮者，脉之部也。邪客于皮则腠理开，开则邪入客于络脉，络脉满则注于经脉，经脉满则入舍于府藏也。故皮者有分部，不与而生大病也。帝曰：善。帝意皮分十二部，其生病亦有十二经之殊耶。答言皮固有分部，而其分浅，不令人生大病，故不能如分经剖析也。笔势豪迈，有伏有应，有提掇，有横插，阳主外，阴主内，故作未了语气，下面分在两处遥接，遂于极板之中，涌现空明之象矣。犀利不失之剽滑，光明俊伟仍自沉静肃穆，岂秦汉诸子所能攀跻②?

---

① 于：《甲乙经》卷二第一下、《太素·经脉之二》前均有"客"字。于义为顺。

② 攀跻（jī机）：犹攀登。

卷十五 —— 一四七

经络论篇第五十七

黄帝问曰：夫络脉之见也，其五色各异，青黄赤白黑不同，其故何也？岐伯对曰：经有常色，而络无常变也（擒得紧，叫得醒）。帝曰：经之常色何如（承经有常，是客）？岐伯曰：心赤、肺白、肝青、脾黄、肾黑，皆亦应其经脉之色也。帝曰：络之阴阳，亦应其经乎（承络有变，是主）？岐伯曰：阴络之色应其经，阳络之色变无常，随四时而行也（又随手请出一陪客）。寒多则凝泣，凝泣则青黑；热多则淖泽，淖泽则黄赤。此皆常色，谓之无病。吴鹤皋①移此二句置"随四时而行也"下，于此皆二字无著，但重读"常"字，对上两"多"字，便于上下文皆顺矣。五色具见者，谓之寒热。帝曰：善。

醇厚整肃，直而有曲，体是短幅，正宗。

气穴论篇第五十八

黄帝问曰：余闻气穴三百六十五以应一岁（一起，擒题极紧），未知其所，愿卒闻之。岐伯稽首再拜对曰：窘乎哉问也！其非圣帝，孰能穷其道焉，因请溢意尽言其处（游衍以养度）。帝捧手逡巡而却曰：夫子之开余道也，目未见其处，耳未闻其数，而目以明，耳以聪矣。岐伯曰：此所谓

---

① 吴鹤皋：吴崑，字山甫，号鹤皋，自号参黄子。安徽歙县人。明代著名医家。著有《黄帝内经素问吴注》等书。

圣人易语，良马易御也。帝曰：余非圣人之易语也，世言真数开人意，今余所访问者真数，发蒙解惑，未足以论也。然余愿闻夫子溢志尽言其处，令解其意，请藏之金匮，不敢复出。岐伯再拜而起曰：臣请言之。【背与心相控而痛（文意不属，确是错简），所治天突与十椎及上纪。上纪者胃脘也，下纪者关元也。背胸邪系阴阳左右，如此其病前后痛涩，胸胁痛而不得息，不得卧，上气短气偏痛，脉满起斜出尻脉，络胸胁支心贯鬲，上肩加天突，斜下肩交十椎下】林亿云：此段疑"骨空论"文错简。藏俞五十穴，府俞七十二穴，热俞五十九穴，水俞五十七穴，头上五行行五，五五二十五穴，中膂两傍各五，凡十穴，大椎上两傍各一，凡二穴，目瞳子浮白二穴，两髀厌分中二穴，犊鼻二穴，耳中多所闻二穴，眉本二穴，完骨二穴，项中央一穴，枕骨二穴，上关二穴，大迎二穴，下关二穴，天柱二穴，巨虚上下廉四穴，曲牙二穴，天突一穴，天府二穴，天牖二穴，扶突二穴，天窗二穴，肩解二穴，关元一穴，委阳二穴，肩贞二穴，瘖门一穴，齐一穴，胸俞十二穴，背俞二穴，膺俞十二穴，分肉二穴，踝上横二穴，阴阳跻四穴，水俞在诸分，热俞在气穴，寒热俞在两骸厌中二穴，大禁二十五，在天府下五寸，凡三百六十五穴（束一笔），针之所由行也。

帝曰：余已知气穴之处，游针之居，愿闻孙络溪谷（从气穴推出），亦有所应乎？岐伯曰：孙络三百六十五穴会

（叙孙络），亦以应一岁，以溢奇邪，以通荣卫（孙络功用）。荣卫稽留，卫散荣溢，气竭血著，外为发热，内为少气，疾写无怠（孙络主病），以通荣卫，见而写之，无问所会（孙络治法）。

帝曰：善。愿闻溪谷之会也（叙溪谷）。岐伯曰：肉之大会为谷，肉之小会为溪。肉分之间，溪谷之会，以行荣卫，以会大气（溪谷功用）。邪溢气壅，脉热肉败，荣卫不行，必将为脓，内销骨髓，外破大䐃，䐃，当是腘。留于节腠，原作"凑"，一作"湊"，解者俱曲而难信。《灵枢·九针论》曰：八风伤人，内舍于骨解腰脊节腠理之间，为深痹也。故以腠为顺，且彼处"理"字亦后人妄增也。仲景曰：腠者，三焦通会元真之处也。必将为败（热病）。积寒留舍，荣卫不居，卷肉缩筋，肋肘不得伸，内为骨痹，外为不仁，命曰不足，大寒留于溪谷也（寒病）。溪谷三百六十五穴会，亦应一岁（上条用顺提，此用倒煞）。其小痹淫溢，循脉往来，微针所及，与法相同（补叙小痹一笔，收束本节）。

帝乃辟左右而起，再拜曰：今日发蒙解惑，藏之金匮，不敢复出（应起处，束全篇）。乃藏之金兰之室，署曰气穴所在。岐伯曰：孙络之脉别经者，其血盛而当写者，亦三百六十五脉，并注于络，传注十二络脉，非独十四络脉也，内解写于中者十脉（补叙血络，文体似散漫，而益见宽博）。

后幅义精词湛，与《调经论》① 守经隧之义相发明。故吾谓叶天

① 调经论：指《调经论篇第六十二》。

士通络之说，为百病不易之治法也，徐灵胎、陈修园斥之何耶？

气府论篇第五十九

足太阳脉气所发者七十八穴（直起，高峰屹立）：两眉头各一，入发至项三寸半，林亿云：项当作"顶"，"半"字衍也。傍五，相去三寸，其浮气在皮中者凡五行，行五，五五二十五，项中大筋两傍各一，风府两傍各一，侠背①以下至尻尾二十一节，十五间各一，五藏之俞各五，六府之俞各六，委中以下至足小指傍各六俞。

足少阳脉气所发者六十二穴：两角上各二，直目上发际内各五，耳前角上各一，耳前角下各一，锐发下各一，客主人各一，耳后陷中各一，下关各一，耳下牙车之后各一，缺盆各一，掖下三寸，胁下至胠，八间各一，髀枢中傍各一，林亿云：此穴在髀枢中也，傍各一者，左右各一也。膝以下至足小指次指各六俞。

足阳明脉气所发者六十八穴：额颅发际傍各三，面鼽骨空各一，大迎之骨空各一，人迎各一，缺盆外骨空各一，膺中骨间各一，侠鸠尾之外，当乳下三寸，侠胃脘各五，侠脐广三寸各三，下脐二寸侠之各三，气街动脉各一，伏兔上各一，三里以下至足中指各八俞，分之，往也。所在穴空。

---

① 背：顾本亦作"背"。《太素·输穴》作"脊"，义胜。

手太阳脉气所发者三十六穴：目内眦各一，目外各一，颧骨下各一，耳郭上各一，耳中各一，巨骨穴各一，曲掖上骨穴各一，柱骨上陷者各一，上天窗四寸各一，肩解各一，肩解下三寸各一，肘以下至手小指本各六俞。

手阳明脉气所发者二十二穴：鼻空外廉，项上各二，大迎骨空各一，柱骨之会各一，髃骨之会各一，肘以下至手大指次指本各六俞。

手少阳脉气所发者三十二穴：颧骨下各一，眉后各一，角上各一，下完骨后各一，项中足太阳之前各一，侠扶突各一，肩贞各一，肩贞下三寸分间各一，肘以下至手小指次指本各六俞。

督脉气所发者二十八穴：项中央二，发际后中八，面中三，大椎以下至尻尾及傍按："及傍"二字可疑，或因会阳在尻尾之下而言之耶？十五穴，至骶下凡二十一节，脊椎法也。

任脉之气所发者二十八穴：喉中央二，膺中骨陷中各一，鸠尾下三寸，胃脘五寸，胃脘以下至横骨六寸半一，林亿云"一"字误。愚按：此条字有脱也，胃脘五穴，每相间一寸也，下至横骨六穴相间，每一寸半，而得一穴也。腹脉法也。下阴别一，目下各一，下唇一，龂交一。

冲脉气所发者二十二穴：侠鸠尾外各半寸，至脐寸一，谓两傍相去各半寸，上下相间一寸，一穴也。侠脐下傍各五分，至横骨寸一，腹脉法也。足少阴舌下，厥阴毛中急脉各一，手少阴各一，阴阳跷各一，手足诸鱼际脉气所发者，手足大指后肉膁起者，皆谓之鱼肉。凡三百六十五穴也。

不提不束，直起直收，中间觉有无数秀峰高插天表，其气盛也。

骨空论篇第六十

黄帝问曰：余闻风者百病之始也，以针治之奈何（通篇皆论风寒之客于骨空者）？岐伯对曰：风从外入（先从风之浅处说起），令人振寒，汗出头痛，身重恶寒，治在风府，调其阴阳，不足则补，有余则写（一顿，谓早治，即不致渐筋入骨矣。以下风渐入筋骨）。

大风颈项痛，刺风府，风府在上椎。大风汗出，灸譩譆，譩譆在背下侠脊傍三寸所，厌之令病者呼譩譆，譩譆应手。从风憎风，刺眉头。失枕，在肩上横骨间。折，使揄臂齐肘，正灸脊中。眇络季胁引少腹而痛胀，刺譩譆。腰痛不可以转摇，急引阴卵，刺八髎与痛上，八髎在腰尻分间。鼠瘘寒热，还刺寒府，寒府在附膝外解营。取膝上外者使之拜，取足心者使之跪（造句峭如《檀弓》①）。

任脉者（插叙经脉），起于中极之下（叙任冲之脉），以上毛际，循腹里上关元，至咽喉，上颐循面入目。冲脉者，起于气街，并少阴之经，侠脐上行，至胸中而散。任脉为病（叙任冲之病），男子内结七疝，女子带下瘕聚。冲

---

① 檀弓：《礼记》篇名。

脉为病，逆气里急。督脉为病（先叙督病），脊强反折。督脉者，起于少腹，以下骨中央（再叙督脉），女子入系廷孔（叙督脉独分男女），其孔，溺孔之端也。其络循阴器合篹间，绕篹后，别绕臀，至少阴与巨阳中络者合，少阴上股内后廉，贯脊属肾（从下上行），与太阳起于目内眦（从上下行，但两条），上额交巅，上入络脑，还出，别下项，循肩髆内，侠脊抵腰中，入循膂络肾（文内有贯脊属肾、侠脊络肾之异，当是一经一络也。以上叙女子，此叙男子，用简括之笔），其男子循茎下至篹，与女子等；其少腹直上者（此又督脉之一歧也，与任同行），贯脐中央，上贯心，入喉，上颐环唇，上系两目之下中央。此生病（此少腹直上者，男子病也），从少腹上冲心而痛，不得前后，为冲疝。其女子不孕（此少腹直上者，女子病也。接入治法，收束本节），癃痔遗溺嗌干。督脉生病，治督脉，治在骨上，甚者在脐下营。其上气有音者，治其喉中央，在缺盆中者，其病上冲喉者，治其渐。渐者，上侠颐也（束住）。

蹇膝伸不屈，治其楗（遥承第一节来）。坐而膝痛，治其机。立而暑解，王冰云：一作"起而引解"。治其骸关。膝痛，痛及拇指，治其腘。坐而膝痛如物隐者，治其关。膝痛不可屈伸，治其背内。连胻若折，治阳明中俞髎。若别，治巨阳少阴荥。淫泺胫酸，不能久立，治少阳之维，在外①

---

① 外：《太素·腧穴》作"外踝"。义胜。

上五寸。林亿：维，络之误也。辅骨上横骨下为楗，侠髋为机，膝解为骸关，侠膝之骨为连骸，骸下为辅，辅上为腘，腘上为关，头横骨为枕（亦用诠释之笔束住本节，笔力精悍）。

水俞五十七穴者（以下叙骨空）：尻上五行，行五；伏菟上两行，行五；左右各一行，行五；踝上各一行，行六穴。髓空在脑后三分，在颅际锐骨之下，一在龂基下，一在项后中复骨下，一在脊骨上空，在风府上。脊骨下空，在尻骨下空。数髓空，在面侠鼻，或骨空在口下，当两肩。两髆骨空，在髆中之阳。臂骨空在臂阳，去踝四寸两骨空之间。股骨上空在股阳，出上膝四寸。胻骨空在辅骨之上端。股际骨空，在毛中动下。尻骨空，在髀骨之后，相去四寸，扁骨有渗理凑，无髓孔。"孔"字亦当作"空"，虽无深义，究不得一句之中字体忽异也。易髓无空。

灸寒热之法（以下叙灸法，"寒热"二字暗跟风来），先灸项大椎，以年为壮数，次灸橛骨，以年为壮数。视背俞陷者灸之，举臂肩上陷者灸之，两季胁之间灸之，外踝上绝骨之端灸之，足小指次指间灸之，腨下陷脉灸之，外踝后灸之，缺盆骨上切之坚痛如筋者灸之，膺中陷骨间灸之，掌束骨下灸之，脐下关元三寸灸之，毛际动脉灸之，膝下三寸分间灸之，足阳明跗上动脉灸之，巅上一灸之。犬所啮之处，灸之三壮，即以犬伤病法灸之（带一笔）。凡当灸二十九处（总束本节）。伤食灸之（又带一笔），不已者，必视其经之过于阳者，数刺其俞而药之（拐进一笔收本节，带束通篇）。

叙经脉，叙穴道，叙病证，叙刺法灸法，参伍错综，而又杂之以诠释，且每于诠释处露出风致①，神龙出没，莫测端倪。《气府论》②以整，此以散，可谓各极其盛，是经中极瘦硬文字。

水热穴论篇第六十一

黄帝问曰：少阴何以主肾（水热分）？肾何以主水（先从水病说起）？岐伯对曰：肾者至阴也，至阴者盛水也；肺者太阴也，少阴者冬脉也，故其本在肾，其末在肺，皆积水也。帝曰：肾何以能聚水而生病？岐伯曰：肾者胃之关也，关门不利，故聚水而从其类也。上下溢于皮肤，故为胕肿。胕肿者，聚水而生病也。帝曰：诸水皆生于肾乎？岐伯曰：肾者牝藏也，地气上者属于肾，而生水液也，故曰至阴。勇而劳甚则肾汗出，肾汗出逢于风，内不得入于藏府，外不得越于皮肤，客于玄府，行于皮里，传为胕肿（津液外结，表里不相营，是外湿而内燥也），本之于肾，名曰风水。所谓玄府者，汗空也。

帝曰：水俞五十七处者，是何主也？岐伯曰：肾俞五十七穴，积阴之所聚也，水所从出入也。尻上五行行五

---

① 风致：指文学作品的风格，韵味。
② 气府论：指《气府论篇第五十九》。

者，此肾俞。故水病，下为胕^①肿大腹，上为喘呼不得卧者，标本俱病。故肺为喘呼，肾为水肿，肺为逆不得卧，分为相输俱受者，水气之所留也。伏兔上各二行行五者，此肾之街也。三阴之所交，结于脚也。踝上各一行行六者，此肾脉之下行也，名曰太冲。凡五十七穴者（束上），皆藏之阴络，水之所客也。帝曰：春取络脉分肉何也（另提，从空中叙四时治法，盖水热所同也）？岐伯曰：春者木始治，肝气始生，肝气急，其风疾，气欲伸而未得畅，则急迫而暴疾也。经脉常深，其气少，此指邪气。不能深入，故取络脉分肉间。帝曰：夏取盛经分腠何也？岐伯曰：夏者火始治，心气始长，脉瘦气弱，津泄于外，则内瘦。气越于外，则内弱。阳气留溢，林亿云：一作"流溢"。热熏分腠，内至于经，故取盛经分腠。绝肤而病去者，邪居浅也。所谓盛经者，阳脉也。帝曰：秋取经俞何也？岐伯曰：秋者金始治，肺将收杀，金将胜火，阳气在合，阴气初胜，湿气及体，此所以秋伤于湿也。凉气敛湿于身，使不得散故也。喻嘉言改湿为燥，真未读《内经》者！阴气未盛，未能深入，故取俞以写阴邪，取合以虚阳邪，阳气始衰，故取于合。帝曰：冬取井荥何也？岐伯曰：冬者水始治，肾方闭，阳气衰少，阴气坚盛，巨阳伏沉，阳脉乃去，故取井以下阴逆，取荥以实阳气。故曰：冬取井荥，春不鼽衄。此之谓也。

---

① 胕：原误作"胕"，据顾本改。

帝曰：夫子言治热病五十九俞，余论其意，未能领别其处，愿闻其处，因闻其意。岐伯曰：头上五行行五者，以越诸阳之热逆也（用笔如飘风急雨）；大杼、膺俞、缺盆、背俞，此八者，以写胸中之热也；气街、三里、巨虚上下廉，此八者，以写胃中之热也；云门、髃骨、委中、髓空，此八者，以写四肢之热也。五藏俞傍五，此十者，以写五藏之热也。凡此五十九穴者（总束一笔），皆热之左右也。帝曰：人伤于寒而传为热，何也？岐伯曰：夫寒盛则生热也（叙病源作收，力遒而气紧）。

如题两截，似无妙巧，中间忽插入四时刺法一段，实赅二病治法在内，是中间担两头；上截先叙病源，下截后叙病源，是两头包中间，此篇法之生动也。上截笔极纤徐①，下截迅扫如风樯阵马，中间以整肃镇之，此笔法之生动也。直起直落，略不回顾，不嫌散漫，转见老横。

———

① 纤徐：谓文辞委婉舒缓。

调经论篇第六十二

黄帝问曰：余闻刺法言，有余写之，不足补之（从有余不足徐徐引入），何谓有余？何谓不足？岐伯对曰：有余有五，不足亦有五。帝欲何问？帝曰：愿尽闻之。岐伯曰：神有余有不足；气有余有不足；血有余有不足；形有余有不足；志有余有不足。凡此十者，其气不等也（轻轻一顿）。帝曰：人有精气津液、四肢九窍、五藏十六部、三百六十五节（又略推开），乃生百病，百病之生，皆有虚实（与末段相应，是倒提逆入法）。今夫子乃言有余有五，不足亦有五，何以生之乎？岐伯曰：皆生于五藏也（一句到题，挈起全篇）。夫心藏神，肺藏气，肝藏血，脾藏肉，肾藏志（探原立论），而此成形。志意通，内连骨髓，而成身形五藏。五藏之道（总提大义，义精词湛），皆出于经隧，以行血气，血气不和，百病乃变化而生，是故守经隧焉（顿住凝重）。

帝曰：神有余不足何如（分叙）？岐伯曰：神有余则笑不休，神不足则悲（挺接，此五藏之内乱也）。血气未并，五藏安定，邪客于形，洒淅起于毫毛，未入于经络也，故命曰神之微（逐段皆带叙此层。此外邪之伤表，未乱五藏者，与篇末暗相照映）。帝曰：补写奈何？岐伯曰：神有余，则写其小络之血，出血，勿之深斥，无中其大经，神气乃平。神不足者，视其虚络，按而致之，刺而利①之，无出其血，无泄其气，以通其经，神气乃平。帝曰：刺微奈何？岐伯曰：按摩勿释，著针勿斥，移气于不足，神气乃得复。此谓出其邪气，兼补其正气之不足者，则邪无深入矣。故治外感，必佐以补气生津，乃无伤于正，而病可不复也。

帝曰：善。气②有余不足奈何？岐伯曰：气有余则喘咳上气，不足则息利少气。血气未并，五藏安定，皮肤微病，命曰白气微泄。帝曰：补写奈何？岐伯曰：气有余，则写其经隧，无伤其经，无出其血，无泄其气；不足，则补其经隧，无出其气。帝曰：刺微奈何？岐伯曰：按摩勿释，出针视之，曰我将深之，适人必革，精气自伏，邪气散乱，无所休息，气泄腠理，真气乃相得。

帝曰：善。血有余不足奈何？岐伯曰：血有余则怒，不足则恐。血气未并，五藏安定，孙络水溢，则经有留血。帝曰：补写奈何？岐伯曰：血有余，则写其盛经，出其血；不足，则视其虚经，内针其脉中，久留而视，脉大，疾出其针，无令血泄。帝曰：刺留血奈何？岐伯曰：视其血络，刺出其血，无令恶血得入于经，以成其疾。

帝曰：善。形有余不足奈何？岐伯曰：形有余则腹胀，泾溲不利；不足则四肢不用。血气未并，五藏安定，

---

① 利：《甲乙经》卷六第三作"和"。

② 气：顾本无此字。

肌肉蠕动，命曰微风。帝曰：补写奈何？岐伯曰：形有余，则写其阳经；不足，则补其阳络。帝曰：刺微奈何？岐伯曰：取分肉间，无中其经，无伤其络，卫气得复，邪气乃索。

帝曰：善。志有余不足奈何？岐伯曰：志有余则腹胀、飧泄，不足则厥。血气未并，五藏安定，骨节有动。帝曰：补写奈何？岐伯曰：志有余，则写然筋血者；不足，则补其复溜。帝曰：刺未并奈何？岐伯曰：即取之，无中其经，邪所①乃能立虚。

帝曰：善（顿住）。余已闻虚实之形，不知其何以生？岐伯曰：气血以并（申明有余不足者，即气血之并也），阴阳相倾，气乱于卫，血逆于经，血气离居，一实一虚（六句总提大意）。血并于阴，气并于阳，故为惊狂。血并于阳，气并于阴，乃为炅中。血并于上，气并于下，心烦惋善怒。血并于下，气并于上，乱而喜忘。帝曰：血并于阴，气并于阳，如是血气离居，何者为实？何者为虚（拶进一层，"虚、实"字，"并"字说得更融洽分明）？岐伯曰：血气者，喜温而恶寒，寒则泣不能流，温则消而去之，是故气之所并为血虚，血之所并为气虚（铁画银钩）。帝曰：人之所有者，血与气耳。今夫子乃言血并为虚，气并为虚，是无实乎？岐伯曰：有者为实，无者为虚（更醒）。故气并则无血，血并

---

① 邪所：《甲乙经》卷六第三作"以去其邪"。于义为顺。

则无气，今血与气相失，故为虚焉。络之与孙脉，俱输于经，血与气并，则为实焉。血之与气，并走于上，则为大厥，厥则暴死，气复反则生，不反则死。

帝曰：实者何道从来？虚者何道从去？虚实之要，愿闻其故（再捯进一层，辨虚实之因，言血气之并，有生阳生阴之不同也，总提大意）。岐伯曰：夫阴与阳，皆有俞会，阳注于阴，阴满之外，阴阳匀平（二句义精），以充其形，九候若一，命曰平人。夫邪之生也，或生于阴，或生于阳。其生于阳者（分提大纲，笔如分水犀），得之风雨寒暑。当作"湿"。其生于阴者，得之饮食居处，阴阳喜怒。

帝曰：风雨之伤人奈何？岐伯曰：风雨之伤人也，先客于皮肤，传入于孙脉，孙脉满则传入于络脉，络脉满则输于大经脉，血气与邪并客于分腠之间，其脉坚大，故曰实。实者，外坚充满，不可按之，按之则痛。帝曰：寒湿之伤人奈何？岐伯曰：寒湿之中人也，皮肤不收，肌肉坚紧，荣血泣，卫气去，故曰虚。虚者聂辟气不足，按之则气足以温之，故快然而不痛。

帝曰：善。阴之生实奈何？岐伯曰：喜怒不节，则阴气上逆，上逆则下虚，下虚则阳气走之，故曰实矣。帝曰：阴之生虚奈何？岐伯曰：喜则气下，悲则气消，消则脉虚空，因寒饮食，寒气熏满①，则血泣气去，故曰虚矣。

---

① 熏满：《甲乙经》卷六第三作"动藏"，《太素·补泻》作"熏藏"。《甲乙经》于义为胜。

帝曰：经言阳虚则外寒，阴虚则内热，阳盛则外热，阴盛则内寒（接论阴阳虚实之病机），余已闻之矣，不知其所由然也。岐伯曰：阳受气于上焦，以温皮肤分肉之间，今寒气在外，则上焦不通，上焦不通，则寒气独留于外，故寒栗。帝曰：阴虚生内热奈何？岐伯曰：有所劳倦，形气衰少，谷气不盛，上焦不行，下脘不通，胃气热，热气熏胸中，故内热。此吾所谓动气之力，不能运达热力于外也。帝曰：阳盛生外热奈何？岐伯曰：上焦不通利，则皮肤致密，腠理闭塞，玄府不通，卫气不得泄越，故外热。此承阳虚生外寒来，所谓寒盛则为热也。帝曰：阴盛生内寒奈何？岐伯曰：厥气上逆，寒气积于胸中而不写，不写则温气去，寒独留，则血凝泣，凝则脉不通，其脉盛大以涩，故中寒。此寒湿之邪自下而上逆者也。血凝不通，腹中必有积块矣。

帝曰：阴与阳并，血气以并，病形以成，刺之奈何（接论治法）？岐伯曰：刺此者，取之经隧，取血于营，取气于卫，用形哉，因四时多少高下（挽到经隧，神龙掉尾，总提治法大意）。帝曰：血气以并，病形以成，阴阳相倾，补写奈何？岐伯曰：写实者（分叙补泻，跟定虚实），气盛乃内针，针与气俱内，以开其门，如利其户，针与气俱出，精气不伤，邪气乃下，外门不闭，以出其疾，摇大其道，如利其路，是谓大写，必切而出，大气乃屈。帝曰：补虚奈何？岐伯曰：持针勿置，以定其意，候呼内针，气出针入，针空四塞，精无从去，方实而疾出针，气入针出，热不得还，闭塞其门，邪气布散，精气乃得存。动气候时，近气不失，远气乃来，是谓追之。正义已毕，下乃补叙余意。

帝曰：夫子言虚实者有十，生于五藏，五藏五脉耳。夫十二经脉皆生其病，今夫子独言五藏（遥承生于五藏句，推论十二经余波，收束通篇）。夫十二经脉者，皆络三百六十五节，节有病，必被经脉，经脉之病，皆有虚实，何以合之？岐伯曰：五藏者，故得六府与为表里，经络肢节，各生虚实，其病所居，随而调之（亦先总提大意，从五藏卸到六府，再卸到经络，宾主分明，脱卸有法。响应血气未并，五项在无意之中）。病在脉，调之血；病在血，调之络；病在气，调之卫；病在肉，调之分肉；病在筋，调之筋；病在骨，调之骨。燔针劫刺其下及与急者，句当在"调之筋"下，谓陷下与拘急者。病在骨，焠针药熨，病不知所痛，两跷为上，身形有痛，九候莫病，则缪刺之。痛在于左，而右脉病者，巨刺之。必谨察其九候，针道备矣（二句证治，一齐束住）。

不讲魄力，不讲气焰，不讲机局变化，平铺直叙，井井有条，和平坦易，是粹然①有道之文。

---

① 粹然：纯正貌。

卷十八

缪刺论篇第六十三

黄帝问曰：余闻缪刺，未得其意，何谓缪刺？岐伯对曰：夫邪之客于形也，必先舍于皮毛，留而不去，入舍于孙脉，留而不去，入舍于络脉，留而不去，入舍于经脉，内连五藏，散于肠胃，阴阳俱感，五藏乃伤。此邪之从皮毛而入，极于五藏之次也（登高而呼）。如此则治其经焉（以撇笔勒住）。今邪客于皮毛（转入），入舍于孙络，留而不去，闭塞不通，不得入于经，流溢于大络，而生奇病也（落到题巅）。夫邪客大络者（紧顶），左注右，右注左，上下左右与经相干（实发正义），而布于四末，其气无常处，不入于经俞，命曰缪刺（点题）。帝曰：愿闻缪刺，以左取右，以右取左，奈何？其与巨刺何以别之（请一陪客，以辨明正义）？岐伯曰：邪客于经，左盛则右病，右盛则左病，亦有移易者，左痛未已，而右脉先病（发明客义，而本义自从对面映出，与上段实发正义处相激射），如此者，必巨刺之，必中其经，非络脉也。故络病者，其痛与经脉缪处（点醒"缪"字之义），故命曰缪刺（顿住）。

帝曰：愿闻缪刺奈何？取之何如（上总论其理，下分叙其法）？岐伯曰：邪客于足少阴之络，令人卒心痛，暴胀，胸胁支满。无积者，刺然骨之前，出血，如食顷而已；不已①，左取右，右取左。病新发者，取②五日已。邪客于手少阳之络，令人喉痹舌卷，口干心烦，臂外廉痛，手不及头，刺手中指次指爪甲上去端如韭叶，各一痏，壮者立已，老者有顷③已，左取右，右取左，此新病数日已。邪客于足厥阴之络，令人卒疝痛暴痛，刺足大指爪甲上与肉交者，各一痏，男子立已，女子有顷已，左取右，右取左。邪客于足太阳之络，令人头项肩痛，刺足小指爪甲上与肉交者，各一痏，立已；不已，刺外踝下三痏，左取右，右取左，如食顷已。邪客于手阳明之络，令人气满胸中，喘息而支胠，胸中热，刺手大指次指爪甲上，去端如韭叶，各一痏，左取右，右取左，如食顷已。邪客于臂掌之间，不可得屈，刺其踝后，先以指按之，痛乃刺之，以月死生为数，月生一日一痏，二日二痏，十五日十五痏，十六日十四痏。邪客于足阳跷之脉，令人目痛从内眦始，刺外踝之下半寸所各二痏，左刺右，右刺左，如行十里顷而已。人有所堕坠，恶血留内，腹中满胀，不得前后，先饮利药，此上伤厥阴之脉，下伤少阴之络，刺足内踝之下然骨之前，血脉出血，刺足跗上动脉；不已，刺三毛上各一痏，见血立已，左刺右，右刺左。善悲惊不乐，刺如右

---

① 不已：《甲乙经》卷五第三、《太素·九针之三》均无此二字。疑衍。

② 取：《甲乙经》卷五第三、《太素·九针之三》均无此字。疑衍。

③ 顷：原作"项"，据顾本改。

方。邪客于手阳明之络，令人耳聋，时不闻音，刺手大指次指爪甲上，去端如韭叶，各一痏，立闻；不已，刺中指爪甲上与肉交者，立闻；其不时闻者，不可刺也。耳中生风者，亦刺之如此数，左刺右，右刺左。凡痹往来，行无常处者，在分肉间，痛而刺之，以月死生为数。用针者，随气盛衰，以为痏数。针过其日数则脱气，不及日数则气不写，左刺右，右刺左，病已，止；不已，复刺之如法。月生一日一痏，二日二痏，渐多之，十五日十五痏，十六日十四痏，渐少之。邪客于足阳明之经，《甲乙经》经作"络"。令人鼽衄，上齿寒，刺足中指次指爪甲上与肉交者，各一痏，左刺右，右刺左。邪客于足少阳之络，令人胁痛不得息，咳而汗出，刺足小指次指爪甲上与肉交者，各一痏，不得息立已，汗出立止。咳者，温衣饮食，一日已，左刺右，右刺左，病立已；不已，复刺如法。邪客于足少阴之络，令人嗌痛，不可内食，无故善怒，气上走贲上，刺足下中央之脉，各三痏，凡六刺，立已，左刺右，右刺左。嗌中肿，不能内唾，时不能出唾者，刺然骨之前，出血立已，左刺右，右刺左。邪客于足太阴之络，令人腰痛，引少腹控䏚，不可以仰息，刺腰尻之解，两胂之上，是腰俞，林亿云：全元起本无此三字，盖衍文也。按：《经》意当谓此是治腰痛之俞，非谓腰俞也。以月死生为痏数，发针立已，左刺右，右刺左。邪客于足太阳之络，令人拘挛背急，引胁而痛，刺之，从项始数脊椎侠脊，疾按之，应手如痛，刺之傍三痏，立已。邪客于足少阳之络，令人留于枢中痛，髀不可举，刺枢中以毫针，寒则久留针，以月死生为数，立已。治诸经刺之，所过者不病，则缪刺之。耳聋，刺手阳明，不已，刺其通脉出耳前者。齿龋，刺手阳明，不已，刺其脉入齿中，立已。邪客于五藏之间，_{非五藏之体也，乃五藏之外空处也。}其病也，脉引而痛，时来时止，视其病，缪刺之于手足爪甲上，视其脉，出其血，间日一刺，一刺不已，五刺已。缪传引上齿，齿唇寒痛，视其手背脉，血者去之，足阳明中指爪甲上一痏，手大指次指爪甲上各一痏，立已，左取右，右取左。邪客于手足少阴、太阴、足阳明之络，此五络皆会于耳中，上络左角，五络俱竭，令人身脉皆动，而形无知也，其状若尸，或曰尸厥。刺其足大指内侧爪甲上，去端如韭叶，后刺足心，后刺足中指爪甲上各一痏，后刺手大指内侧去端如韭叶，后刺手心主，少阴锐骨之端各一痏，立已；不已，以竹管吹其两耳，鬄其左角之发方一寸，燔治，饮以美酒一杯，不能饮者灌之，立已。凡刺之数（回应篇首，收束完密），先视其经脉，切而从之，审其虚实而调之；不调者，经刺之；有痛而经不病者，缪刺之；因视其皮部有血络者，尽取之；此缪刺之数也。

理明词达，篇中诸法，今犹有能用之者。凡法太繁，则词难条达，此独能晓畅轩豁，无一钝笔，无一晦语，是极清醒文字。

四时刺逆从论篇第六十四

厥阴有余病阴痹，不足病生热痹，滑则病狐疝风，涩则病少腹积气（突兀六排直下，一往无前）。少阴有余病皮痹、隐疹，不足病肺痹，滑则病肺风疝，涩则病积溲血。太阴有余病肉痹寒中，不足病脾痹，滑则病脾风疝，涩则病积心腹时满。阳明有余病脉痹，身时热，不足病心痹，滑则病心风疝，涩则病积，时善惊①。太阳有余病骨痹身重，不足病肾痹，滑则病肾风疝，涩则病积，时善巅疾。少阳有余病筋痹胁满，不足病肝痹，滑则病肝风疝，涩则病积，时筋急目痛（顿住，接笔仍用五排）。

是故春气在经脉，夏气在孙络，长夏气在肌肉，秋气在皮肤，冬气在骨髓中。帝曰：余愿闻其故。岐伯曰：春者，天气始开，地气始泄，冻解冰释，水行经通，故人气在脉。夏者，经满气溢，入孙络受血，皮肤充实。长夏者，经络皆盛，内溢肌中。秋者，天气始收，腠理闭塞，皮肤引急。冬者，盖藏血气在中，内著骨髓，通于五藏。是故邪气者，常随四时之气血而入客也（总一笔，束上起下，笔力屈曲遒劲，如神龙蜿蜒空中）。至其变化，不可为度，然必从其经气，辟除其邪，除其邪，则乱气不生（勒住）。

帝曰：逆四时而生乱气奈何（紧接直下）？岐伯曰：春

---

① 时善惊：顾本作"善时惊"。

刺络脉，血气外溢，令人少气；春刺肌肉，血气环逆，令人上气；春刺筋骨，血气内著，令人腹胀。夏刺经脉，血气乃竭，令人解㑊；夏刺肌肉，血气内却，令人善恐；夏刺筋骨，血气上逆，令人善怒。秋刺经脉，血气上逆，令人善忘；秋刺络脉，气不外行，令人卧不欲动；秋刺筋骨，血气内散，令人寒栗。冬刺经脉，血气皆脱，令人目不明；冬刺络脉，内气外泄，留为大痹；冬刺肌肉，阳气竭绝，令人善忘。凡此四时刺者，大逆之病，不可不从也。反之，则生乱气相淫病焉。故刺不知四时之经，病之所生（笔力亦屈曲遒劲），以从为逆，正气内乱，与精相薄，必审九候，正气不乱，精气不转（勒住）。

帝曰：善。刺五藏，中心一日死（推论刺逆之甚者），其动为噫；中肝五日死，其动为语；中肺三日死，其动为咳；中肾六日死，其动为嚏欠；中脾十日死，其动为吞。刺伤人五藏必死（亦总一笔）。其动，则依其藏之所变，候知其死也。

先论六经病证，再入本题，劈分四节，层次井井，起笔皆突兀，收笔皆劲切。词极精湛，气极条畅，可歌可咏之文。

标本病传论篇第六十五

黄帝问曰：病有标本，刺有逆从奈何？岐伯对曰：凡刺之方，必别阴阳，前后相应，逆从得施，标本相移，故曰有其在标而求之于标，有其在本而求之于本，有其在本而求之于标，有其在标而求之于本。故治有取标而得者，有取本而得者，有逆取而得者，有从取而得者。故知逆与从，正行无问；知标本者，万举万当；不知标本，是谓妄行。

夫阴阳逆从标本之为道也，小而大，言一而知百病之害，少而多，浅而博，可以言一而知百也。以浅而知深，察近而知远，言标与本，易而勿及。治反为逆，治得为从。先病而后逆者，治其本；先逆而后病者，治其本；先寒而后生病者，治其本；先病而后生寒者，治其本；先热而后生病者，治其本①；先热②而后生中满者，治其标；先病而后泄者，治其本；先泄而后生他病者，治其本；必且调之，乃治其它病。先病而后生中满者，治其标；先中满而后烦心者，治其本。人有客气，有同气，小大不利治其标，小大利治其本。病发而有余，本而标之，先治其本，后治其标；病发而不足，标而本之，先治其标，后治其本。谨察间甚，以意调之，间者并行，甚者独行。先小大不利而后生病者，治其本。夫病传者，心病先心痛，一日而咳，三日胁支痛，五日闭塞不通，身痛体重，三日不已，死。冬夜半，夏日中。肺病喘咳，三日而胁支满痛，一日身重体痛，五日而胀，十日不已，死。冬日入，夏日出。肝病头目眩，胁支满，三日体重身痛，五日而胀，三

---

① 本：《甲乙经》卷六第二后有"先热而后生热者治其本"句。

② 热：《灵枢·病本》《甲乙经》卷六第二均作"病"，义胜。

日腰脊少腹痛，胫酸，三日不已，死。冬日入，夏早食。脾病身痛体重，一日而胀，二日少腹腰脊痛，胫痠，三日背䏝筋痛，小便闭，十日不已，死。冬人定，夏晏食。肾病少腹腰脊痛，骭痠，三日背䏝筋痛，小便闭，三日腹胀，三日两胁支痛，三日不已，死。冬大晨，夏晏晡。胃病胀满，五日少腹腰脊痛，骭痠，三日背䏝筋痛，小便闭，五日身体重，六日不已，死。冬夜半后，夏日昳。膀胱病小便闭，五日少腹胀，腰脊痛，骭痠，一日腹胀，一日身体痛，二日不已，死。冬鸡鸣，夏下晡。诸病以次是①相传，如是者，皆有死期（束），不可刺。间一藏止，及至三四藏者，乃可刺也。

如题分叙，有分无合，无文律可寻。此篇《灵枢》分为二，而病传有藏无证。《脉经》《甲乙经》俱取藏与证而兼举之，互有出入，而以《脉经》为正。

---

① 是：《甲乙经》卷六第十无"是"字，可从。

卷十九

天元纪大论篇第六十六

黄帝问曰：天有五行，御五位，以生寒暑燥湿风；人有五藏，化五气，以生喜怒思忧恐（双峰对峙，气象峥嵘）。论言五运相袭而皆治之，终期之日，周而复始，余已知之矣，愿闻其与三阴三阳之候，奈何合之（点明立论本旨）？通篇反复辨难，旁敲侧击，只是发明五运六气何以相合之数。鬼臾区稽首再拜对曰：昭乎哉问也！夫五运阴阳者（提起），"者"字顿断，须读得响。天地之道也，万物之纲纪，变化之父母，生杀之本始，神明之府也，五个"之"字，一气赶下，如飘风疾雨。可不通乎！故物生谓之化，物极谓之变，阴阳不测谓之神，神用无方谓之圣（顿四句，势如山立）。夫变化之为用也（承上撑开，掷笔空中），在天为玄，在人为道，在地为化。化生五昧，道生智①。神在天为风，在地为木；在天为热，在地为火；在天为湿，在地为土；在天为燥，在地为金；在天为寒，在地为水。故在天为气，在地成形，形气相感而化生万物矣（先轻束一笔，笔意欲落未落）。然"然"犹"是"故也，是直接，非转语。天地者，万物之上下也（再申

---

① 道生智：顾本后有"玄生神"三字。

前义）；左右者，阴阳之道路也；水火者，阴阳之征兆也；金木者，生成之终始也。气有多少，形有盛衰，上下相召而损益彰矣（重束前文，并伏后半篇）。以上是先论五运阴阳之理，未及五六相合之数也。

帝曰：愿闻五运之主时也何如（另提，是未达而更端以问也）？鬼臾区曰：五气运行，各终期日，非独主时也。帝曰：请闻其所谓也。鬼臾区曰：臣积考《太始天元册》文曰：太虚廖廓，肇基化元，万物资始，五运终天，布气真灵，总统坤元，九星悬朗，七曜周旋，曰阴曰阳，曰柔曰刚，幽显既位，寒暑弛张，生生化化，品物咸章。臣斯十世，此之谓也。就"时"字上泛论一番，仍未及五六相合之数也。帝至此只得就彼之语，以反诘之。

帝曰：善。何谓气有多少，形有盛衰（遥跟前文，搜逼一番）？鬼臾区曰：阴阳之气各有多少，故曰三阴三阳也。形有盛衰，谓五行之治，各有太过不及也。故其始也，有余而往，不足随之，不足而往，有余从之，知迎知随，气可与期。应天为天符，承岁为岁直，三合为治。

帝曰：上下相召奈何（渐逼渐紧）？鬼臾区曰：寒暑燥湿风火，天之阴阳也，三阴三阳上奉之；木火土金水，地之阴阳也，生长化收藏下应之。天以阳生阴长，地以阳杀阴藏。天有阴阳，地亦有阴阳。【木火土金水火，地之阴阳也，生长化收藏】故阳中有阴，阴中有阳。所以欲知天地之阴阳者，应天之气，动而不息，故五岁而右迁；应地之气，静而守位，故六期而环会。动静相召，上下相临，阴阳相错，而变由生也。以上两段，渐渐逼到正义矣，却仍论理，未及数也，极腾挪之妙。

帝曰：上下周纪，其有数乎（至此方点出数字）？鬼臾区曰：天以六为节，地以五为制。周天气者，六期为一备；终地纪者，五岁为一周（交代清楚）。君火以明，相火以位，五六相合，而七百二十气为一纪（至此始叙明五六相合之数，雄鸡一声天下白），凡三十岁，千四百四十气，凡六十岁而为一周，不及太过，斯皆见矣。顿住。是先总发五六相合之大数也，末节乃条叙其事。

帝曰：夫子之言，上终天气，下毕地纪，可谓悉矣（承上趋下，唱叹一番）。余愿闻而藏之，上以治民，下以治身，使百姓昭著，上下和亲，德泽下流，子孙无忧，传之后世，无有终时，可得闻乎？鬼臾区曰：至数之机，迫迮以微，其来可见，其往可追，敬之者昌，慢之者亡，无道行私，必得夭殃，谨奉天道，请言真要。帝曰：善言始者，必会于终；善言近者，必知其远。是则至数极而道不惑，所谓明矣。愿夫子推而次之，令有条理，简而不匮，久而不绝，易用难忘，为之纲纪。至数之要，愿尽闻之。鬼臾区曰：昭乎哉问！明乎哉道！如鼓之应桴，响之应声也。以上两问两答，承上起下，唱叹流连，是游衍以展文度，因前文笔气极紧，故以缓笔渡入五六正面，始不嫌局促矣。通篇处处用腾挪之法，已落正面，仍不肯苟如此。臣闻之，甲己之岁，土运统之（叙五运）；乙庚之岁，金运统之；丙辛之岁，水运统之；丁壬之岁，木运统之；戊癸之岁，火运统之。帝曰：其于三阴三阳，合之奈何？鬼臾区曰：子午之岁，上见少阴（叙六气）；丑未之岁，上见太阴；寅申之岁，上见少阳；卯酉之岁，上见阳明；辰戌之岁，上见太阳；巳亥之岁，上见厥阴。少阴所谓标也，厥阴所谓终也。厥阴之上，风气主之；少阴之上，热气主之；太阴之上，湿气主之；少阳之上，相火主之；阳明之上，燥气主之；太阳之上，寒气主之。所谓本也，是谓六元。帝曰：光乎哉道！明乎哉论！请著之玉版，藏之金匮，署曰"天元纪"（点题作收）。

理数兼到，词旨整饬，可称能品。帝意起首即是问五六相合之数，答语乃只浑发其理，未析其数，逐层搜捘①，极操纵之能。

五运行大论篇第六十七

黄帝坐明堂，始正天纲，临观八极，考建五常，请天师而问之曰：论言天地之动静，神明为之纪；阴阳之升降，寒暑彰其兆。余闻五运之数于夫子（"数"字，眼目），夫子之所言，正五气之各主岁尔，首甲定运，余因论之。鬼臾区曰：土主甲己（运气并提），金主乙庚，水主丙辛，木主丁壬，火主戊癸。子午之上，少阴主之；丑未之上，太阴主之；寅申之上，少阳主之；卯酉之上，阳明主之；辰戌之上，太阳主之；巳亥之上，厥阴主之。不合阴阳，

---

① 捘（zā 匝）：逼迫。

不合阴阳之数。其故何也？岐伯曰：是明道也（"道"字，眼目），此天地之阴阳也。夫数之可数者，人中之阴阳也，然（"然"犹"是"故也）。所合，数之可得者也。夫阴阳者，数之可十，推之可百，数之可千，推之可万（意境虚涵①，活泼泼地）。天地阴阳者，不以数推，以象之谓也（"象"字，眼目）。以上并提天地，总冒全篇。

帝曰：愿闻其所始也（先叙天气）。岐伯曰：昭乎哉问也！臣览《太始天元册》文，丹天之气（"气"字，眼目，通篇尤重发"气"字也），经于牛女戊分；黅天之气，经于心尾己分；苍天之气，经于危室柳鬼；素天之气，经于亢氐昴毕；玄天之气，经于张翼娄胃。所谓戊己分者，奎壁角轸，则天地之门户也。夫候之所始，道之所生，不可不通也。以上重论天气。

帝曰：善。论言天地者，万物之上下，左右者，阴阳之道路（推叙天地之气分定位，与变象两意），未知其所谓也。岐伯曰：所谓上下者（此天地定位也），岁上下见阴阳之所在也。左右者，诸上见厥阴，左少阴，右太阳；见少阴，左太阴，右厥阴；见太阴，左少阳，右少阴；见少阳，左阳明，右太阴；见阳明，左太阳，右少阳；见太阳，左厥阴，右阳明。所谓面北而命其位，言其见也。帝曰：何谓下？岐伯曰：厥阴在上，则少阳在下，左阳明，右太阴；

---

① 虚涵：包罗。

少阴在上，则阳明在下，左太阳，右少阳；太阴在上，则太阳在下，左厥阴，右阳明；少阳在上，则厥阴在下，左少阴，右太阳；阳明在上，则少阴在下，左太阴，右厥阴；太阳在上，则太阴在下，左少阳，右少阴。所谓面南而命其位，言其见也。上下异而左右殊，各以所见言之也。各见其位之左右，即各命其位之左右，其对面不及见者，不能命之也。故上下异而左右殊也。上下相遘，寒暑相临，气相得则和，不相得则病。帝曰：气相得而病者何也？岐伯曰：以下临上，不当位也。帝曰：动静何如（此天地变象也）。岐伯曰：上者右行，下者左行，左右周天，余而复会也。帝曰：余闻鬼臾区曰：应地者静。今夫子乃言下者左行，不知其所谓也。愿闻何以生之乎？岐伯曰：天地动静，五行迁复，虽鬼臾区其上候而已，犹不能遍明。夫变化之用，天垂象，地成形，七曜纬虚，五行丽地。地者，所以载生成之形类也；虚者（以"虚"字代"天"字，妙），所以列应天之精气也。形精之动，犹根本之与枝叶也。仰观其象（神回气合），虽远可知也。以上合论天地之气。

帝曰：地之为下否乎（接叙地气）。岐伯曰：地为人之下，太虚之中者也（大放厥词）。帝曰：冯乎？岐伯曰：大气举之也。燥以干之，暑以蒸之，风以动之，湿以润之，寒以坚之，火以温之。故风寒在下，燥热在上，湿气在中，火游行其间，寒暑六入，故令虚而化生^①也。故燥胜则地干，暑胜则地热，风胜则地动，湿胜则地泥，寒胜则地裂，火胜则地固矣（通篇大义重在人上，以上论天论地，乃探原之义也）。以上重论地气。帝曰：天地之气，何以候之（递到天地之气合之于人，是全篇之中枢也）？岐伯曰：天地之气，胜复之作，不形于诊也。脉法曰，天地之变，无以脉诊，此之谓也。帝曰：间气何如？岐伯曰：随气所在，期于左右。帝曰：期之奈何？岐伯曰：从其气则和，违其气则病，不当其位者病，迭移其位者病，失守其位者危，尺寸反者死，阴阳交者死。先立其年，以知其气，左右应见，然后乃可以言死生之逆顺也（遥承前文，领起后半，高唱入云，重醒"气"字，前后多少"气"字皆绾于此）。以上论天地之气合之于人，以下至篇末，皆申论此事之常变也。

帝曰：寒暑燥湿风火，在人合之奈何（紧接详叙六气在人之事）？其于万物（兼提"物"字，词意便不漏），何以生化？岐伯曰：东方生风，风生木，木生酸，酸生肝，肝生筋，筋生心。其在天为玄，在人为道，在地为化。化生五味，道生智，玄生神，化生气。神在天为风，在地为木，在体为筋，在气为柔，在藏为肝。其性为暄，其德为和，其用为动，其色为苍，其化为荣，其虫毛，其政为散，其令宣发，其变摧拉，其眚为陨，其味为酸，其志为怒。怒伤

---

① 化生：顾本作"生化"。

肝，悲胜怒；风伤肝，燥胜风；酸伤筋，辛胜酸。南方生热，热生火，火生苦，苦生心，心生血，血生脾。其在天为热，在地为火，在体为脉，在气为息，在藏为心。其性为暑，其德为显，其用为躁，其色为赤，其化为茂，其虫羽，其政为明，其令郁蒸，其变炎烁，其眚燔焫，其味为苦，其志为喜。喜伤心，恐胜喜；热伤气，寒胜热；苦伤气，咸胜苦。中央生湿，湿生土，土生甘，甘生脾，脾生肉，肉生肺。其在天为湿，在地为土，在体为肉，在气为充，在藏为脾。其性静兼，其德为濡，其用为化，其色为黄，其化为盈，其虫倮，其政为谧，其令云雨，其变动注，其眚淫溃，其味为甘，其志为思。思伤脾，怒胜思；湿伤肉，风胜湿；甘伤脾，酸胜甘。西方生燥，燥生金，金生辛，辛生肺，肺生皮毛，皮毛生肾。其在天为燥，在地为金，在体为皮毛，在气为成，在藏为肺。其性为凉，其德为清，其用为固，其色为白，其化为敛，其虫介，其政为劲，其令雾露，其变肃杀，其眚苍落，其味为辛，其志为忧。忧伤肺，喜胜忧；热伤皮毛，寒胜热；辛伤皮毛，苦胜辛。北方生寒，寒生水，水生咸，咸生肾，肾生骨髓，髓生肝。其在天为寒，在地为水，在体为骨，在气为坚，在藏为肾。其性为凛，其德为寒，其用为本阙。其色为黑，其化为肃，其虫鳞，其政为静，其令本阙。其变凝冽，其眚冰雹，其味为咸，其志为恐。恐伤肾，思胜恐；寒伤血，燥胜寒；咸伤血，甘胜咸①。五气更立，各有所先（先束本节），非其位则邪，当其位则正。帝曰：病之生变②何如？岐伯曰：气相得则微，不相得则甚。帝曰：主岁何如（总束通篇）？岐伯曰：气有余，则制己所胜而侮所不胜；其不及，则己所不胜侮而乘之，己所胜轻而侮之。侮反受邪，侮而受邪，寡于畏也（收笔跌宕，字向纸上皆轩昂）。帝曰：善。

　　天地人物逐层洗发，井井有条，繁而不乱，固由理熟，亦由笔健。通篇大意，只是察天之六气以知人病也，因天气而兼论地气。地固禀天之气以为气，与人同受制于天气也。"物"字更是带说。

六微旨大论篇第六十八

　　黄帝问曰：呜呼远哉，天之道也（高唱而入）！如迎浮云，若视深渊。视深渊尚可测，迎浮云莫知其极。夫子数言谨奉天道，余闻而藏之，心私异之，不知其所谓也。愿夫子溢志尽言其事，令终不灭，久而不绝。天之道，可得闻乎？岐伯稽首再拜对曰：明乎哉问，天之道也！此因天之序，盛衰之时也（二语总挈全篇）。

　　帝曰：愿闻天道六六之节盛衰何也（挈本节）？岐伯曰：上下有位，左右有纪。故少阳之右，阳明治之（叙六气之步位）；阳明之右，太阳治之；太阳之右，厥阴治之；厥阴之

---

① 咸：原作"寒"，据顾本改。
② 病之生变：顾本作"病生之变"。

右，少阴治之；少阴之右，太阴治之；太阴之右，少阳治之。此所谓气之标，盖南面而待之也。故曰（轻束）：因天之序，盛衰之时，移光定位，正立而待之。此之谓也。少阳之上，火气治之，中见厥阴（叙六气之性情变化）；阳明之上，燥气治之，中见太阴；太阳之上，寒气治之，中见少阴；厥阴之上，风气治之，中见少阳；少阴之上，热气治之，中见太阳，太阴之上，湿气治之，中见阳明。所谓本也（轻束）。本之下，中之见也；见之下，气之标也。本标不同，气应异象（顿住）。以上叙六气之客位，并接叙标本中气，以其功用言之也，应"因天之序"。

帝曰：其有至而至，有至而不至，有至而太过，何也？岐伯曰：至而至者和；至而不至，来气不及也；未至而至，来气有余也。帝曰：至而不至，未至而至，如何？岐伯曰：应则顺，否则逆，逆则变生，变生①则病。帝曰：善。请言其应。岐伯曰：物生其应也，气脉其应也。以上应盛衰之时，合上段为一节。帝曰：善。愿闻地理之应六节气位何如（又掣本节）？岐伯曰：显明之右，君火之位也；君火之右，退行一步，相火治之；复行一步，土气治之；复行一步，金气治之；复行一步，水气治之；复行一步，木气治之；复行一步，君火治之。相火之下，水气承之；水位之下，土气承之；土位之下，风气承之；风位之下，金气

---

① 生：顾本无。

承之；金位之下，火气承之；君火之下，阴精承之。帝曰：何也？岐伯曰：亢则害，承乃制，制则生化，外列盛衰，害则败乱，生化大病（与下文山断云连）。以上论六气之主位，并叙承制之义，以其体性言之也，亦应"因天之序"。按：客气属天，主气属地，以内外动静之义别之，非正词也。

帝曰：盛衰何如？岐伯曰：非其位则邪，当其位则正，邪则变甚，正则微。帝曰：何谓当位？岐伯曰：木运临卯，火运临午，土运临四季，金运临酉，水运临子，所谓岁会，气之平也。帝曰：非位何如？岐伯曰：岁不与会也。帝曰：土运之岁，上见太阴；火运之岁，上见少阳、少阴；金运之岁，上见阳明；木运之岁，上见厥阴；水运之岁，上见太阳，奈何？岐伯曰：天之与会也。故《天元册》曰天符。天符岁会何如？岐伯曰：太一天符之会也。帝曰：其贵贱何如？岐伯曰：天符为执法，岁位为行令，太一天符为贵人。帝曰：邪之中也奈何？岐伯曰：中执法者，其病速而危；中行令者，其病徐而持；中贵人者，其病暴而死。帝曰：位之易也何如？岐伯曰：君位臣则顺，臣位君则逆，逆则其病近，其害速；顺则其病远，其害微：所谓二火也。以上叙运气之加临，并叙其病变，是亦应盛衰之时，亦合上段为一节。

帝曰：善。愿闻其步何如？岐伯曰：所谓步者（以"步"字领"数"字，暗顶"序"字），六十度而有奇，故二十四步积盈百刻而成日也。帝曰：六气应五行之变何如（以

"变"字领"用"字，暗顶盛衰）？岐伯曰：位有终始，气有初中，上下不同，求之亦异也。帝曰：求之奈何？岐伯曰：天气始于甲，地气始于子，子甲相合，命曰岁立，谨候其时，气可与期。以上是后半之提纲，全篇之中纽也。

帝曰：愿闻其岁，六气始终，早晏何如（承位有终始，应"因天之序"）？岐伯曰：明乎哉问也！甲子之岁，初之气，天数始于水下一刻，终于八十七刻半；每步凡六十日又八十七刻半也，岁三百六十五日四分日之一，六步分之，每步得此数也。二之气，始于八十七刻六分，终于七十五刻；三之气，始于七十六刻，终于六十二刻半；四之气，始于六十二刻六分，终于五十刻；五之气，始于五十一刻，终于三十七刻半；六之气，始于三十七刻六分，终于二十五刻。所谓初六，天之数也。乙丑岁，初之气，天数始于二十六刻，终于一十二刻半；二之气，始于一十二刻六分，终于水下百刻；三之气，始于一刻，终于八十七刻半；四之气，始于八十七刻六分，终于七十五刻；五之气，始于七十六刻，终于六十二刻半；六之气，始于六十二刻六分，终于五十刻。所谓六二，天之数也。丙寅岁，初之气，天数始于五十一刻，终于三十七刻半；二之气，始于三十七刻六分，终于二十五刻；三之气，始于二十六刻，终于一十二刻半；四之气，始于一十二刻六分，终于水下百刻；五之气，始于一刻，终于八十七刻半；六之气，始于八十七刻六分，终于七十五刻。所谓六三，天之数也。丁卯岁，初之气，天数始于七十六刻，终于六十二刻半，二之气，始于六十二刻六分，终于五十刻；三之气，始于五十一刻，终于三十七刻半；四之气，始于三十七刻六分，终于二十五刻；五之气，始于二十六刻，终于一十二刻半；六之气，始于一十二刻六分，终于水下百刻。所谓六四，天之数也。一日百刻也，一岁凡三百六十五日四分日之一，四岁，凡一千四百六十一日，以二十四分之，当每分各得如上刻数也。次戊辰岁，初之气，复始于一刻，常如是无已，周而复始（先轻束一笔）。帝曰：愿闻其岁候何如？岐伯曰：悉乎哉问也！日行一周，天气始于一刻（再申理前文）；日行再周，天气始于二十六刻；日行三周，天气始于五十一刻；日行四周，天气始于七十六刻；日行五周，天气复始于一刻；所谓一纪也（又轻束一笔）。是故寅午戌岁气会同（重束），卯未亥岁气会同，辰申子岁气会同，巳酉丑岁气会同，终而复始（点醒"终"、"始"）。以上详析六气之步，是实发天之序。帝曰：愿闻其用也（"用"字著眼）。岐伯曰：言天者求之本，言地者求之位，言人者求之气交。帝曰：何谓气交？岐伯曰：上下之位，气交之中，人之居也。故曰：天枢之上，天气主之；天枢之下，地气主之；气交之分，人气从之，万物由之（将天地俱合到人身上，即所谓用也，亦即所谓因也，此叙上下定位）。此之谓也。以上叙六位之合于人身，亦应"因天之序"。按：此叙上下定位，虽未及盛衰之变，而实为盛衰安根也。

帝曰：何谓初中（承气有初中，应盛衰之时）？岐伯曰：

初凡三十度而有奇，中气同法。帝曰：初中何也？岐伯曰：所以分天地也。帝曰：愿卒闻之。岐伯曰：初者，地气也；中者，天气也。帝曰：其升降何如？岐伯曰：气之升降，天地之更用也（此叙上下互变之位，即所谓用之变也，醒"用"字）。帝曰：愿闻其用何如（跟"用"字说下）？岐伯曰：升已而降，降者谓天；降已而升，升者谓地。天气下降，气流于地；地气上升，气腾于天。故高下相召，升降相因，而变作矣（实发"用"字，托出"变"字，领起下节）。以上发明气之初中升降，乃实发盛衰之时也。下节跟定"变"字立论，是申释此节之义而词尤精。帝曰：善。寒湿相遘，燥热相临，风火相值，其有闻乎？岐伯曰：气有胜复。胜复之作，有德有化，有用有变（扭合"用"、"变"二字），变则邪气居之。帝曰：何谓邪乎？岐伯曰：夫物之生从于化，物之极由乎变，变化之相薄，成败之所由也（精理名言）。故气有往复，用有迟速，四者之有，而化而变，风之来也。风即气也，气无形而风可见。帝曰：迟速往复，风所由生，而化而变，故因盛衰之变耳。成败倚伏游乎中，何也（从盛衰推出成败，即从成败发出至理）？岐伯曰：成败倚伏生乎动，动而不已，则变作矣。帝曰：有期乎？问天地之动变有尽期乎。岐伯曰：不生不化，静之期也。帝曰：不生化乎？静犹尽也，帝又问天地万物果有不生化之尽期乎。岐伯曰：出入废则神机化灭，升降息则气立孤危（义精词湛，纬地经天）。故非出入，则无以生长壮老已（透辟）；非升降，则无以生长化收藏（从盛衰

之时发出许大名理，非圣人不能)。**是以升降出入，无器不有**
(透辟)。故器者，生化之宇，器散则分之，生化息矣。故
无不出入，无不升降。化有小大，期有近远，四者之有，
而贵常守，反常则灾害至矣。故曰：无形无患，此之谓
也。帝曰：善。有不生化①**乎?** 问既曰无形无患，则人果有不生
化者乎。**岐伯曰：悉乎哉问也! 与道合同，惟真人也** (归到
真人，苍茫无际)。**帝曰：善。**

　　以天道为骨，以因天之序、盛衰之时为注脚，通篇跟定发挥，劈
分四大节，整齐严肃，骨格开张，有正笏垂绅②之度。后幅唱醒
"用"字，又幻出变字，精理名言，络绎奔赴，笔亦神飞色舞，不仅
擅一篇之胜也。"出入废则神机化灭"数语，真石破天惊之句，世仅
赏其"亢害承制"之义，犹肤见耳!

---

　　①　不生化：顾本作"不生不化"。
　　②　正笏垂绅：同"垂绅正笏"，垂下大带的末端，双手端正地拿着朝
笏，言臣下侍君必恭，不动声色。此喻平静地叙述。绅，古时士大夫束在衣
外的大带。笏，指朝笏，用于记事。

卷二十

气交变大论篇第六十九

黄帝问曰：五运更治，上应天期（提明立论本旨），阴阳往复（笼罩全篇），寒暑迎随，真邪相薄，内外分离，六经波荡，五气倾移，太过不及，专胜兼并（炼字精核），愿言其始，而有常名，可得闻乎？岐伯稽首再拜对曰：昭乎哉问也！是明道也。此上帝所贵，先师传之，臣虽不敏，往闻其旨。帝曰：余闻得其人不教，是谓失道；传非其人，慢泄天宝。余诚菲德，未足以受至道，然而众子百姓也。哀其不终，愿夫子保于无穷，流于无极，余司其事，则而行之，奈何？岐伯曰：请遂言之也。《上经》曰：夫道者，上知天文，下知地理，中知人事，可以长久（点醒通篇大义）。此之谓也。帝曰：何谓也？岐伯曰：本气位也（再申醒一笔）。位天者，天文也；位地者，地理也；通于人气之变化者，人事也。故太过者先天，不及者后天，所谓治化而人应之也（重点"人"字）。

帝曰：五运之化，太过何如（分叙太过）？岐伯曰：岁木太过，风气流行，脾土受邪，民病飱泄，食减体重，烦冤，肠鸣腹支满，上应岁星。甚则忽忽善怒，眩冒巅疾，化气不政，生气独治，云物飞动，草木不宁，甚而摇落，反胁痛而吐甚，冲阳绝者死，不治，上应太白星。岁火太过，炎暑流行，金肺受邪。民病疟，少气咳喘，血溢血泄注下，嗌燥，耳聋，中热，肩背热，上应荧惑星。甚则胸中痛，胁支满胁痛，膺背肩胛间痛，两臂内痛，身热骨痛，<small>当作肤痛</small>。而为浸淫。收气不行，长气独明，雨水霜寒，上应辰星。上临少阴少阳，火燔焫，水泉涸，物焦槁，病反谵妄狂越，咳喘息鸣，下甚，血溢，泄不已，太渊绝者死，不治，上应荧惑星。岁土太过，雨湿流行，肾水受邪。民病腹痛，清厥意不乐，体重烦冤，上应镇星。甚则肌肉萎，足痿不收，行善瘈，脚下痛，饮发中满，食减，四肢不举。变生得位，藏气伏，化气独治之，泉涌河衍，涸泽生鱼，风雨大至，土崩溃，鳞见于陆，病腹满，溏泄肠鸣，反下甚，而太溪绝者死，不治，上应岁星。岁金太过，燥气流行，肝木受邪。民病两胁下少腹痛，目赤痛眦疡，耳无所闻。肃杀而甚，则体重烦冤，胸痛引背，两胁满，且痛引少腹，上应太白星。甚则喘咳逆气，肩背痛，尻阴股膝髀腨胻足皆病，<small>当作痛</small>。上应荧惑星。收气峻，生气下，草木敛，苍干凋陨，病反暴痛，胠胁不可反侧，咳逆，甚而血溢，太冲绝者死，不治，上应太白星。岁水太过，寒气流行，邪害心火。民病身热，烦心躁悸，阴厥，上下中寒，谵妄，心痛，寒气早至，上应辰星。甚则腹大胫肿，喘咳，寝汗出，憎风，大雨至，埃雾朦郁，上应镇星。上临太阳，雨冰雪霜不时降，湿气变物。病反腹满，肠鸣溏泄，食不化，渴而妄冒，神门绝者死，不治，上应荧惑、辰星。

帝曰：善。其不及何如（分叙不及）？岐伯曰：悉乎哉问也！岁木不及，燥乃大行，生气失应，草木晚荣，肃杀而甚，则刚木辟著，柔萎苍干，上应太白星。民病中清，胠胁痛，少腹痛，肠鸣溏泄，凉雨时至，上应太白星，其谷苍。上临阳明，生气失政，草木再荣，化气乃急，上应太白、镇星，其主苍早。复则炎暑流火，湿性燥，柔脆草木焦槁，下体再生，华实齐化，病寒热疮疡痱胗痈痤，上应荧惑、太白，其谷白坚。白露早降，收杀气行，寒雨害物，虫食甘黄，脾土受邪，赤气后化，心气晚治，上胜肺金，白气乃屈，其谷不成，咳而鼽，上应荧惑、太白星。

岁火不及，寒乃大行，长政不用，物荣而下，凝惨而甚，则阳气不化，乃折荣美，上应辰星。民病胸中痛，胁支满，两胁痛，膺背肩胛间及两臂内痛，郁冒朦昧，心痛暴瘖，胸腹大，胁下与腰背相引而痛，甚则屈不能伸，髋髀如别，上应荧惑辰星，其谷丹。复则埃郁，大雨且至，黑气乃辱，病鹜溏腹满，食饮不下，寒中肠鸣，泄注腹痛，暴挛痿痹，足不任身，上应镇星、辰星，玄谷不成。

岁土不及，风乃大行，化气不令，草木茂荣，飘扬而甚，秀而不实，上应岁星。民病飧泄霍乱，体重腹痛，筋骨繇复，肌肉瞤酸，善怒，藏气举事，蛰虫早附，咸病寒中，上应岁星镇星，其谷黅。复则收政严峻，名木苍凋，胸胁暴痛，下引少腹，善太息，虫食甘黄，气客于脾，黅谷乃减，民食少失味，苍谷乃损，上应太白岁星。上临厥阴，流水不冰，蛰虫来见，藏气不用，白乃不复，上应岁星，民乃康。

岁金不及，炎火乃行，生气乃用，长气专胜，庶物以茂，燥烁以行，上应荧惑星。民病肩背瞀重，鼽嚏，血便注下，收气乃后，上应太白星，其谷坚芒。复则寒雨暴至，乃零冰雹霜雪杀物，阴厥且格，阳反上行，头脑户痛，延及囟顶发热，上应辰星，丹谷不成，民病口疮，甚则心痛。

岁水不及，湿乃大行，长气反用，其化乃速，暑雨数至，上应镇星。民病腹满，身重濡泄，寒疡流水，腰股痛发，腘腨股膝不便，烦冤，足痿，清厥，脚下痛，甚则胕肿，藏气不政，肾气不衡，上应辰星，其谷秬。上临太阴，则大寒数举，蛰虫早藏，地积坚冰，阳光不治，民病寒疾于下，甚则腹满浮肿，上应镇星，其主黅谷。复则大风暴发，草偃木零，生长不鲜，面色时变，筋骨并辟，肉瞤瘛，目视𥉂𥉂，物疏璺，肌肉胗发，气并鬲中，痛于心腹，黄气乃损，其谷不登，上应岁星。

帝曰：善。愿闻其时也 (总发胜复之时)。岐伯曰：悉乎哉问也！木不及，春有鸣条律畅之化，则秋有雾露清凉之政；春有惨凄残贼之胜，则夏有炎暑燔烁之复。其眚东，其藏肝，其病内舍胠胁，外在关节。火不及，夏有炳明光显之化，则冬有严肃霜寒之政；夏有惨凄凝冽之胜，则不时有埃昏大雨之复。其昔南，其藏心，其病内舍膺胁，外在经络。土不及，四维有埃云润泽之化，则春有鸣条鼓拆之政；四维发振拉飘腾之变，则秋有肃杀霖霆之复。其昔四维，其藏脾，其病内舍心腹，外在肌肉四肢。金不及，夏有光显郁蒸之令，则冬有严凝整肃之应；夏有炎烁燔燎之变，则秋有冰雹霜雪之复。其昔西，其藏肺，其病内舍膺胁肩背，外在皮毛。水不及，四维有湍润埃云之化，则不时有和风生发之应；四维发埃昏骤注之变，则不时有飘荡振拉之复。其昔北，其藏肾，其病内舍腰脊骨髓，外在溪谷踹膝。夫五运之政，犹权衡也（束上文，词意切理厌心①），高者抑之，下者举之，化者应之，变者复之，此生长化成收藏之理，气之常也，失常则天地四塞矣。故曰：天地之动静，神明为之纪，阴阳之往复，寒暑彰其兆，此之谓也。

帝曰：夫子之言五气之变，四时之应，可谓悉矣（总发灾变之象）。夫气之动乱，触遇而作，发无常会，卒然灾合，何以期之？岐伯曰：夫气之动变，固不常在，而德化政令灾变，不同其候也。帝曰：何谓也？岐伯曰：东方生风，风生木，其德敷和，其化生荣，其政舒启，其令风，其变振发，其灾散落。南方生热，热生火，其德彰显，其

---

① 切理厌心：切合事理而令人心满意足。

化蕃茂，其政明曜，其令热，其变销烁，其灾燔炳。中央生湿，湿生土，其德溽蒸，其化丰备，其政安静，其令湿，其变骤注，其灾霖溃。西方生燥，燥生金，其德清洁，其化紧敛，其政劲切，其令燥，其变肃杀，其灾苍陨。北方生寒，寒生水，其德凄沧，其化清谧，其政凝肃，其令寒，其变凓冽，其灾冰雪霜雹。是以察其动也（束上文），有德有化，有政有令，有变有灾，而物由之，而人应之也。

帝曰：夫子之言岁候，不及其①太过，而上应五星（总发五星勒应）。今夫德化政令，灾眚变易，非常而有也，卒然而动，其亦为之变乎？岐伯曰：承天而行之，故无妄动，无不应也。卒然而动者，气之交变也，其不应焉。故曰：应常不应卒，此之谓也。帝曰：其应奈何？岐伯曰：各从其气化也。

帝曰：其行之徐疾逆顺何如？岐伯曰：以道留久，逆守而小，是谓省下；以道而去，去而速来，曲而过之，是谓省遗过也；久留而环，或离或附，是谓议灾与其德也；应近则小，应远则大。芒而大倍常之一，其化甚；大常之二，其眚即也；小常之一，其化减；小常之二，是谓临视，省下之过与其德也。德者福之，过者伐之。是以象之见也，高而远则小，下而近则大，故大则喜怒迩，小则祸

① 不及其：顾本同，人民卫生出版社《黄帝内经素问》1963年版据守山阁本《素问》改为"其不及"，可从。

福远。岁运太过，则运星北越，运气相得，则各行以道。故岁运太过，畏星失色而兼其母，不及则色兼其所不胜。肖者瞿瞿，莫知其妙，闵闵之当，孰者为良，妄行无征，是畏候王。

帝曰：其灾应何如（总发五星灾应）？岐伯曰：亦各从其化也（遥承钩连有致）。故时至有盛衰，凌犯有逆顺，留守有多少，形见有善恶，宿属有胜负，征应有吉凶矣（综括众义，气象万千）。帝曰：其善恶，何谓也？岐伯曰：有喜有怒，有忧有丧，有泽有燥，此象之常也，必谨察之。帝曰：六者高下异乎？岐伯曰：象见高下，其应一也，故人亦应之。

帝曰：善。其德化政令之动静损益皆何如（推到胜复之机）？岐伯曰：夫德化政令灾变，不能相加也。胜复盛衰，不能相多也。往来小大，不能相过也。用之升降，不能相无也。各从其动而复之耳（义精词湛，真乃真数，开人意也，与上篇末论升降出入名理正同）。

帝曰：其病生何如（推到人身之病，回应起节"而人应之"句）？岐伯曰：德化者气之祥，政令者气之章，变易者复之纪，灾眚者伤之始，气相胜者和，不相胜者病，二句意须善会，"胜"即承制，犹相平也。重感于邪则甚也。

帝曰：善。所谓精光之论（唱叹一番，收束全篇），大圣之业，宣明大道，通于无穷，究于无极也。余闻之，善言天者，必应于人，善言古者，必验于今，善言气者，必彰于物，善言应者，同天地之化，善言化言变者，通神明之理，非夫子孰能言至道欤！乃择良兆而藏之灵室，每旦读之，命曰"气交变"（点题作结），非斋戒不敢发，慎传也。

首节总发大义；次三节分叙五运之太过不及，是直说；四、五、六、七节总叙时变星象灾应之事，是申释上文，是横说；末乃唱叹作收，一纵一横，一经一纬，布局则有条不紊，铸词则无美不臻，其味醲郁①，其神静穆，其体坚厚，其力沉毅，光争日月，声满乾坤！

五常政大论篇第七十

黄帝问曰：太虚寥廓，五运回薄，衰盛不同，损益相从（四句总冒），愿闻平气何如而名（领平气）？何如而纪也？岐伯对曰：昭乎哉问也！木曰敷和，火曰升明，土曰备化，金曰审平，水曰静顺。帝曰：其不及奈何（领不及）？岐伯曰：木曰委和，火曰伏明，土曰卑监，金曰从革，水曰涸流。帝曰：太过何谓（领太过）？岐伯曰：木曰发生，火曰赫曦，土曰敦阜，金曰坚成，水曰流衍。帝曰：三气之纪，愿闻其候。岐伯曰：悉乎哉问也！敷和之纪，木德周行，阳舒阴布，五化宣平（叙平气）。其气端，其性随，其用曲直，木为少阳之气，阳气之初伸也，阴为曲，阳为直，木由阴而出阳，是由曲而欲直，将直而犹未离乎曲也。故其用在曲直之间，曲甚则肝郁，直甚则肝亢。其化生荣，其类草木，其政发散，其候温和，其令风，其藏肝，肝其畏清，其主目，其

---

① 醲郁：酒味醇厚。

谷麻，其果李，其实核，其应春，其虫毛，其畜犬，其色苍，其养筋，其病里急支满，其味酸，其音角，其物中坚，其数八。

升明之纪，正阳而治，德施周普，五化均衡，其气高，其性速，其用燔灼，其化蕃茂，其类火，其政明曜，其候炎暑，其令热，其藏心，心其畏寒，其主舌，其谷麦，其果杏，其实络，其应夏，其虫羽，其畜马，其色赤，其养血，其病瞤瘛，其味苦，其音徵，其物脉，其数七。

备化之纪，气协天休，德流四政，五化齐修，其气平，其性顺，其用高下，其化丰满，其类土，其政安静，其候溽蒸，其令湿，其藏脾，脾其畏风，其主口，其谷稷，其果枣，其实肉，其应长夏，其虫倮，其畜牛，其色黄，其养肉，其病否，其味甘，其音宫，其物肤，其数五。

审平之纪，收而不争，杀而无犯，五化宣明，其气洁，其性刚，其用散落，其化坚敛，其类金，其政劲肃，其候清切，其令燥，其藏肺，肺其畏热，其主鼻，其谷稻，其果桃，其实壳，其应秋，其虫介，其畜鸡，其色白，其养皮毛，其病咳，其味辛，其音商，其物外坚，其数九。

静顺之纪，藏而勿害，治而善下，五化咸整，其气明，其性下，其用沃衍，其化凝坚，其类水，其政流衍，其候凝肃，其令寒，其藏肾，肾其畏湿，其主二阴，其谷豆，其果栗，其实濡，其应冬，其虫鳞，其畜彘，其色黑，其养骨髓，其病厥，其味咸，其音羽，其物濡，其数六。故生而勿杀，长而勿罚，化而勿制，收而勿害，藏而勿抑（束本段），是谓平气（点醒）。

委和之纪（叙不及），是谓胜生，生气不政，化气乃扬，长气自平，收令乃早，凉雨时降，风云并兴，草木晚荣，苍干凋落，物秀而实，肤肉内充。其气敛，其用聚，其动緛戾拘缓，其发惊骇，其藏肝，其果枣李，其实核壳，其谷稷稻，其味酸辛，其色白苍，其畜犬鸡，其虫毛介，其主雾露凄沧，其声角商。其病摇动注恐，从金化也，少角与判商同，上角与正角同，上商与正商同；其病支废肿疮疡，其甘虫，"甘虫"疑即疳虫，风郁则虫生于内。邪伤肝也，上宫与正宫同。萧飂肃杀，则炎赫沸腾，眚于三，所谓复也。其主飞蠹蛆雉，乃为雷霆。

伏明之纪，是谓胜长。长气不宣，藏气反布，收气自政，化令乃衡，寒清数举，暑令乃薄。承化物生，生而不长，成实而稚，遇化已老，阳气屈伏，蛰虫早藏。其气郁，其用暴，其动彰伏变易，其发痛，其藏心，其果栗桃，其实络濡，其谷豆稻，其味苦咸，其色玄丹，其畜马彘，其虫羽鳞，其主冰雪霜寒，其声徵羽。其病昏惑悲忘，从水化也，少徵与少羽同，上商与正商同，少其病句，盖统上句而言，从革条同。邪伤心也。凝惨凓冽，则暴雨霖霆，眚于九，其主骤注雷霆震惊，沉黔淫雨。

卑监之纪，是谓减化。化气不令，生政独彰，长气整，雨乃愆，收气平，风寒并兴，草木荣美，秀而不实，成而粃也。其气散，其用静定，其动疡涌分溃痈肿。其发濡滞，其藏脾，其果李栗，其实濡核，其谷豆麻，其味酸甘，其色苍黄，其畜牛犬，其虫倮毛，其主飘怒振发，其声宫角，其病留满否塞，从木化也，少宫与少角同，上宫与正宫同，上角与正角同，其病飧泄，邪伤脾也。振拉飘扬，则苍干散落，其眚四维，其主败折虎狼，清气乃用，生政乃辱。

从革之纪，是谓折收。收气乃后，生气乃扬，长化合德，火政乃宣，庶类以蕃。其气扬，其用躁切，其动铿禁瞀厥，其发咳喘，其藏肺，其果李杏，其实壳络，其谷麻麦，其味苦辛，其色白丹，其畜鸡羊，其虫介羽，其主明曜炎烁，其声商徵，其病嚏咳鼽衄，从火化也，少商与少徵同，上商与正商同，上角与正角同，邪伤肺也。炎光赫烈，则冰雪霜雹，眚于七，其主鳞伏彘鼠，岁气早至，_当
_{是藏气早至，谓水为金复也。}乃生大寒。

涸流之纪，是谓反阳，藏令不举，化气乃昌，长气宣布，蛰虫不藏，土润水泉减，草木条茂，荣秀满盛。其气滞，其用渗泄，其动坚止，其发燥槁，其藏肾，其果枣杏，其实濡肉，其谷黍稷，其味甘咸，其色黔玄，甚畜彘牛，其虫鳞倮，其主埃郁昏翳，其声羽宫，其病痿厥坚

下，从土化也，少羽与少宫同，上宫与正宫同，其病癃閟，邪伤肾也，埃昏骤雨，则振拉摧拔，眚于一，其主毛显狐貉，变化不藏。故乘危而行（束本段），不速而至，暴虐无德，灾反及之，微者复微，甚者复甚，气之常也（不及则有胜，有胜则必复）。

发生之纪（叙太过），是谓启陈，土疏泄，苍气达，阳和布化，阴气乃随，生气淳化，万物以荣。其化生，其气美，其政散，其令条舒，其动掉眩巅疾，其德鸣靡启坼，其变振拉摧拔，其谷麻稻，其畜鸡犬，其果李桃，其色青黄白，其味酸甘辛，其象春，其经足厥阴少阳，其藏肝脾，其虫毛介，其物中坚外坚，其病怒，太角与少商①同，上徵则其气逆，其病吐利。不务其德，则收气复，秋气劲切，甚则肃杀，清气大至，草木凋零，邪乃伤肝（木太过而克土，则金为之复也）。

赫曦之纪，是谓蕃茂，阴气内化，阳气外荣，炎暑施化，物得以昌。其化长，其气高，其政动，其令鸣显，其动炎灼妄扰，其德暄暑郁蒸，其变炎烈沸腾，其谷麦豆，其畜羊彘，其果杏栗，其色赤白玄，其味苦辛咸，其象夏，其经手少阴太阳，手厥阴少阳，其藏心肺，其虫羽鳞，其物脉濡，其病笑疟疮疡血流狂妄目赤，上羽与正徵同，其收齐，其病痉，上徵而收气后也。暴烈其政，藏气

---

① 少商：顾本作"上商"。

内经评文素问

二〇〇

乃复，时见凝惨，甚则雨水霜雹切寒，邪伤心也。

敦阜之纪，是谓广化，厚德清静，顺长以盈，至阴内实，物化充成，烟埃朦郁，见于厚土，大雨时行，湿气乃用，燥政乃辟，其化圆，其气丰，其政静，其令周备，其动濡积并稸，其德柔润重淖，其变震惊飘骤崩溃，其谷稷麻，其畜牛犬，其果枣李，其色黅玄苍，其味甘咸酸，其象长夏，其经足太阴阳明，其藏脾肾，其虫倮毛，其物肌核，其病腹满，四肢不举，大风迅至，邪伤脾也。

坚成之纪，是谓收引，天气洁，地气明，阳气随，阴治化，燥行其政，物以司成，收气繁布，化洽不终。其化成，其气削，其政肃，其令锐切，其动暴折疡疰，其德雾露萧飋，其变肃杀凋零，其谷稻黍，其畜鸡马，其果桃杏，其色白青丹，其味辛酸苦，其象秋，其经手太阴阳明，其藏肺肝，其虫介羽，其物壳络，其病喘喝，胸凭仰息。上徵与正商同，其生齐，其病咳，政暴变，则名木不荣，柔脆焦首，长气斯救，大火流，炎烁且至，蔓将槁，邪伤肺也。

流衍之纪，是谓封藏，寒司物化，天地严凝，藏政以布，长令不扬。其化凛，其气坚，其政谧，其令流注，其动漂泄沃涌，其德凝惨寒雾，其变冰雪霜雹，其谷豆稷，其畜彘牛，其果栗枣，其色黑丹黅，其味咸苦甘，其象冬，其经足少阴太阳，其藏肾心，其虫鳞倮，其物濡满，其病胀，上羽而长气不化也。政过则化气大举，而埃昏气交，大雨时降，邪伤肾也。故曰：不恒其德，则所胜来复，政恒其理，则所胜同化（束本段），此之谓也。以上论五运之平气与太过不及，是通篇主脑。

帝曰：天不足西北，左寒而右凉；地不满东南，右热而左温，其故何也（叙地理，盖言五运之气化，有因地而异者也）？岐伯曰：阴阳之气，高下之理，太少之异也（提唱）。东南方，阳也，阳者其精降于下，阳精不降则上脱。故右热而左温。西北方，阴也，阴者其精奉于上，阴精不上则下熄。故左寒而右凉。是以地有高下，气有温凉，高者气寒，下者气热。故适寒凉者胀，之温热者疮，下之则胀已，汗之则疮已，此腠理开闭之常，太少之异耳。言寒凉则腠理闭，故下之；温热则腠理开，故汗之。此其常也。第气有太少，其治不无轻重之耳。太少者，高下微甚故也。

帝曰：其于寿夭何如？岐伯曰：阴精所奉其人寿，阳精所降其人夭。凡天地之气，恒升多而降少，必待阳精下降以为养，则其得养力也微矣。故上奉者，常有余，下降者，常不足也。帝曰：善。其病也，治之奈何？岐伯曰：西北之气散而寒之，东南之气收而温之，所谓同病异治也。故曰：气寒气凉，治以寒凉，行水渍之。气温气热，治以温热，强其内守。必同其气，可使平也，假者反之。假者反之，乃唤醒必同其气之义，谓东南温热，治以温热，以其假温热也。西北寒凉，治以寒凉，以其假寒凉也。故必同其气而反治之。以上论四方地气之异也。

帝曰：善。一州之气生化寿夭不同，其故何也？岐伯曰：高下之理，地势使然也。崇高则阴气治之，污下则阳气治之，阳胜者先天，阴胜者后天，_{阳性暴而行速，阴性静而行迟，故其化有先后也。先盛者，必先衰，后发者，还后萎。故寿夭有不同矣。}此地理之常，生化之道也。帝曰：其有寿夭乎？岐伯曰：高者其气寿，下者其气夭，地之小大异也，小者小异，大者大异。_{以上论一州地气之异也。}故治病者，必明天道地理，阴阳更胜，气之先后，人之寿夭，生化之期，乃可以知人之形气矣。_{（束二段）。以上二段论土地之高下寒热寿夭，是五运之气化有因地而异者也。}

帝曰：善。其岁有不病_{（以下叙五运之平气）}，谓平气也。而藏气不应不用者，何也_{（有受制于六气者）}？_{藏气内变也，如木之平气，肝气当治，乃反不治，且生病者何也？}岐伯曰：天气制之，气有所从也。_{谓六气之司天者制之，五运不能自成其用，反为客邪之胜气所乘也。从，乘也，非从也。}帝曰：愿卒闻之。岐伯曰：少阳司天，火气下临，肺气上从，白起金用，草木眚，火见燔焫，革金且耗，大暑以行，咳嚏鼽衄鼻窒，曰疡，_{林亿云：别本作"日疡"，按：当是"目疡"。}寒热胕肿。风行于地，尘沙飞扬，心痛胃脘痛，厥逆鬲不通，其主暴速。

阳明司天，燥气下临，肝气上从，苍起木用而立，土乃眚，凄沧数至，木伐草萎，胁痛目赤，掉振鼓栗，筋痿不能久立。暴热至，土乃暑，阳气郁发，小便变，寒热如疟，甚则心痛，火行于槁，流水不冰，蛰虫乃见。

太阳司天，寒气下临，心气上从，而火且明，丹起金乃眚，寒清时举，胜则水冰，火气高明，心热烦，嗌干善渴，鼽嚏，喜悲数欠，热气妄行，寒乃复，霜不时降，善忘，甚则心痛。土乃润，水丰衍，寒客至，沉阴化，湿气变物，水饮内稸，中满不食，皮㾂肉苛，筋脉不利，甚则胕肿，身后痈。

厥阴司天，风气下临，脾气上从，而土且隆，黄起，水乃眚，土用革，体重肌肉萎，食减口爽，风行太虚，云物摇动，目转耳鸣。火纵其暴，地乃暑，大热消烁，赤沃下，蛰虫数见，流水不冰，其发机速。

少阴司天，热气下临，肺气上从，白起金用，草木眚，喘呕寒热，嚏鼽衄鼻窒，大暑流行，甚则疮疡燔灼，金烁石流。地乃燥清，凄沧数至，胁痛善太息，肃杀行，草木变。

太阴司天，湿气下临，肾气上从，黑起水变，林亿云：详前后文，此少"火乃眚"三字。埃冒云雨，胸中不利，阴痿气大衰而不起不用。当其时，反腰脽痛，动转不便也，厥逆。地乃藏阴，大寒且至，蛰虫早附，心下否痛，地裂冰坚，少腹痛，时害于食，乘金则止水增，味乃咸，行水减也。详"临"、"从"，起用之义，是谓如木之平运，若少阳司天，火气下临，木来生火，其气反泄，金乘起用，而水眚，失其平矣。余运义仿此。以上并论五运之平气，其气化，又有时受制于司天之六气也。下二节，乃推畅此节之义，谓不独天气制之，即地气亦有能制之者。

帝曰：岁有胎孕不育，治之不全，何气使然（又从五晋中单提出胎孕不育发之）？岐伯曰：六气五类，有相胜制也，同者盛之，异者衰之，此天地之道，生化之常也。五类承五运而生羽毛鳞介倮也，言六气之司天司泉者制之也。气同运者，盛而不制，不同运者，衰而制之。"同"所谓天符岁会也。故厥阴司天，毛虫静，羽虫育，介虫不成；在泉，毛虫育，倮虫耗，羽虫不育。少阴司天，羽虫静，介虫育，毛虫不成；在泉，羽虫育，介虫耗不育。太阴司天，倮虫静，鳞虫育，羽虫不成；在泉，倮虫育，鳞虫缺"耗"字。不成。少阳司天，羽虫静，毛虫育，倮虫不成；在泉，羽虫育，介虫耗，毛虫不育。阳明司天，介虫静，羽虫育，介虫不成；在泉，介虫育，毛虫耗，羽虫不成。太阳司天，鳞虫静，倮虫育，林亿云：当有"鳞虫不成"句；在泉，鳞虫林亿云：当是"鳞虫"下漏"育，羽，虫"三字。耗，倮虫不育。诸乘所不成之运，则甚也（挽到五运，以醒本旨）。此句是补叙，以足上义。前谓同者盛之，言气与运同，则当运之物盛而不制，此言气与运同，则不当运之物受制更甚也。故气主有所制，以岁天干言。岁立有所生，以岁地支言。地气制己胜（迭醒"制"字），以六气司地言。天气制胜己，以六气司天言，制己胜，制胜己详绎上文，育耗之五类自见。天制色，地制形，五类之形色也，上文五类言形，未言色者，可推而知也。二句是申释上二句之事。五类衰盛，各随其气之所宜也（先回应一笔）。故有胎孕不育，治之不全，此气之常也（再重顿一笔，锁住上文），**所谓中根也**（再醒一笔）。血肉之体，神机根于中上，所谓五虫是也。**根于外者亦五**（激起下文），草木之体，气立根于外，其气亦如五虫之有生有成，有制有胜也，下所谓五谷是也。**故生化之别**，当加"各"字，文意方醒，谓根中根外，皆各有五也，**有五气五味五色五类五宜也**（束上领下，一笔两用）。**帝曰：何谓也？岐伯曰：根于中者，命曰神机**（双峰对峙，从上渡下），**神去则机息。根于外者，命曰气立，气止则化绝。故各有制，各有胜，各有生，各有成。故曰：不知年之所加，气之同异，不足以言生化**（用反撇之笔，似束上而实趋下，官止神行），**此之谓也。**以上推论五运之昝见于五虫者，末以根中根外对发，与下节山断云连，错综有致。

　　帝曰：气始而生化（承上节），**气散而有形，气布而蕃育，气终而象变，其致一也。然而五味所资**（折入五谷），**生化有薄厚，成熟有多少，终始不同，其故何也？岐伯曰：地气制之也，非天不生，地不长也。**司地之气制之也，非天地生长之自有缺陷也。前节言天气制之，次节两言天泉，此节又言地气制之，蝉联而下脱，却有法，一丝不苟。**帝曰：愿闻其道。岐伯曰：寒热燥湿，不同其化也。故少阳在泉，寒毒不生，其味辛，其治苦酸，其谷苍丹。阳明在泉，湿毒不生，其味酸，其气湿，其治辛苦甘，其谷丹素。太阳在泉，热毒不生，其味苦，其治淡咸，其谷黔秬。厥阴在泉，清毒不生，其味甘，其治酸苦，其谷苍赤，其气专，**

其味正。少阴在泉，寒毒不生，其味辛，其治辛苦甘，其谷白丹。太阴在泉，燥毒不生，其味咸，其气热，其治甘咸，其谷黅秬。化淳则咸守，气专则辛化而俱治。以上推论五运之眚，有见于五谷之五味五色，厚薄不同者，五谷即根于外之类也，逐段带出"治"字，又与下节钩连有致。五虫、五谷两节，是申明五运平气，而亦有眚者，皆六气之司天、司地者制之也。文虽言六气，而意实主于五运，不但是申释，临从起用之事并与首节线索不乱。

故曰：补上下者从之，治上下者逆之，以所在寒热盛衰而调之（接叙治法）。上下跟天泉来，指人身之上下言，语意极精，与上文似断似续。上言五虫五谷，是物之受制于天泉之气也，人身之气可例而知矣，中间省却多少繁文。故曰：上取下取，内取外取，以求其过。能毒者以厚药，不胜毒者以薄药，此之谓也。气反者，病在上，取之下；病在下，取之上；病在中，傍取之。上下四傍取之也，故凡病气内结者，宣散与渗泄并用也。治热以寒，温而行之；治寒以热，凉而行之；治温以清，冷而行之；治清以温，热而行之。故消之削之，吐之下之，补之写之，久新同法。

帝曰：病在中而不实不坚，且聚且散，奈何？岐伯曰：悉乎哉问也！无积者求其藏，虚则补之，药以祛之，食以随之，行水渍之，和其中外，可使毕已。以上论治病之法。

帝曰：有毒无毒，服有约乎？岐伯曰：病有久新，方有大小，有毒无毒，固宜常制矣。大毒治病，十去其六；

常毒治病，十去其七；小毒治病，十去其八；无毒治病，十去其九。谷肉果菜，食养尽之，无使过之，伤其正也。不尽，行复如法，必先岁气，无伐天和，无盛盛，无虚虚，而遗人夭殃，无致邪，无失正，绝人长命。<small>以上从治病法中推出用药之法。</small>

帝曰：其久病者，有气从不康，病去而瘠，<small>谓气已从而不康健，病已去而更瘦瘠。</small>奈何？岐伯曰：昭乎哉圣人之问也！化不可代，时不可违。夫经络以通，血气以从，复其不足，与众齐同，养之和之，静以待时，谨守其气，无使倾移，其形乃彰，生气以长，命曰圣王。故《大要》曰：无代化，无违时，必养必和，待其来复，此之谓也。<small>以上从治病法中推出病后调养之法。</small>帝曰：善。

<small>此篇当分五层：首论五运之平与太过不及，是通篇主脑；次论地理，是论五运之平气有时因地而异也；次论六气司天，是论五运之平气有时受制于天气，而邪气起用，致不能得其平也；次推及五虫、五谷，是承上而推极言之，谓五运平气更有受制于司地者；末乃论治法以结之。通篇以五运为骨，四方六气皆傍衬也，用意极整，而措词布局详略错综，遂使人心迷目眩矣。至其体大思精，光雄力厚，正与《气交变》相埒①。篇中"岁有不病而藏气不应不用"一段文义，从前注者均未详晰，今思此即《五运行大论》所谓"气相得而病者，以下临上，不当位也"之义耳。岁有不病者，岁运得其平气也；藏气不应不用者，应运之藏气病而不应不用也。如木司运得平气，因少阳、</small>

<small>① 相埒（liè 列）：相等。</small>

少阴司天，木为火泄，不能自化，而金乘之，木乃眚矣。在人则肝阴素裕①者，为时令热气所灼，而反病燥也。火司运得平气，因太阴司天，火为土泄，不能自化，而水乘之，火乃眚矣。在人则元阳素壮者，为时令湿气所渍，而反病寒也。土司运得平气，因阳明司天，土为金泄，不能自化，而木乘之，土乃眚矣。在人则脾胃素健者，为时令凉气所抑，而反病风也。金司运得平气，因太阳司天，金为水泄，不能自化，而火乘之，金乃眚矣。在人则肺气素充者，为时令寒气所遏，而反病热也。水司运得平气，因厥阴司天，水为木泄，不能自化，而土乘之，水乃眚矣。在人则肾阴素固者，为时令风气所散，而反病湿热也。故曰：天气制之，气有所从者。从，乘也。天制其运，而邪气得以乘之也。是皆以眚者为本运，起用者为客邪。旧注乃以起用者为本运，夫起用者以其已废而复之之词也，已废则不得谓之岁有不病矣，起用则不得谓之不应不用矣。至于天气制胜己，地气制己胜，天制形，地制色，是专指五虫言。形者，毛羽倮介鳞也；色者，青赤黄白黑也。如火司天，则水色之黑虫不成，故曰制胜己，又曰制色也。火司地，则金形之介虫不育，故曰制己胜，又曰制形也。在人则当以《灵枢·阴阳二十五人篇》金木水火土五形之人应之。夫五谷百果之丰歉，禽畜诸虫之蕃耗，历年各异，有不因旱潦而然者，即天地之气默为制之也。时行瘟疫之病，有专害婴儿者，有专害妇人者，有专害贵逸者，有专害劳贱者，亦天地之气默为制之也。儒者能推见其理，其于病机药治之道，不皎然矣乎？独恨古书失传，其遗文轶义仅见于此，而莫由考其全体，征其实用也，致前人斥运气之说迂而诞，泛而不切于用也。岂不惜哉！岂不惜哉！

---

① 肝阴素裕：平素肝阴充盛。素，平素；裕：充裕。

卷二十一

六元正纪大论篇第七十一

刺法论篇七十二亡

本病论篇七十三亡

黄帝问曰：六化六变，胜复淫治，甘苦辛咸酸淡先后，余知之矣（即指"至真要大论"）。夫五运之化（提明立论本旨），或从五气，当作天气。或逆天气，或从天气而逆地气，或从地气而逆天气，或相得，或不相得，余未能明其事。欲通天之纪，从地之理，和其运，调其化，使上下合德，无相夺伦，天地升降，不失其宜，五运宣行，勿乖其政，调之正味，从逆奈何？帝意是欲举五运与六气合参，以明治法也。故前叙六气，即以六气为经，五运为纬，后叙五运，亦带定六气也。岐伯稽首再拜对曰：昭乎哉问也！此天地之纲纪，变化之渊源，非圣帝孰能穷其至理欤！臣虽不敏，请陈其道，令终不灭，久而不易。帝曰：愿夫子推而次之，从其类序，分其部主，别其宗司，昭其气数，明其正化，可得闻乎？岐伯曰：先立其年，以明其气（理清头绪），金木水火土，运行之数，寒暑燥湿风火，临御之化，则天道可见，民气可调，阴阳卷舒，近而无惑，数之可数者，请遂言之（以上总冒）。帝曰：太阳之政奈何（分叙六气）？岐伯曰：辰戌之纪也。

太阳　太角　太阴　壬辰　壬戌　其运风，其化鸣紊启拆，其变振拉摧拔，其病眩掉目瞑。

太角初正　少徵　太宫　少商　太羽终

太阳　太徵　太阴　戊辰　戊戌　同正徵　其运热，其化暄暑郁燠，其变炎烈沸腾，其病热郁。

太徵　少宫　太商　少羽终　少角初

太阳　太宫　太阴　甲辰岁会同天符　甲戌岁会同天符　其运阴埃，其化柔润重泽，其变震惊飘骤，其病湿下重。

太宫　少商　太羽终　太角初　少徵

太阳　太商　太阴　庚辰　庚戌　其运凉，其化雾露萧飅，其变肃杀凋零，其病燥背瞀胸满。

太商　少羽终　少角初　太徵　少宫

太阳　太羽　太阴　丙辰天符　丙戌天符　其运寒，其化凝惨溧冽，其变冰雪霜雹，其病大寒留于溪谷。

太羽终　太角初　少徵　太宫　少商

凡此太阳司天之政，气化运行先天，天气肃，地气静，寒临太虚，阳气不令，水土合德，上应辰星镇星。其谷玄黅，其政肃，其令徐。寒政大举，泽无阳焰，则火发待时。少阳中治，时雨乃涯，止极雨散，还于太阴，云朝北极，湿化乃布，泽流万物，寒敷于上，雷动于下，寒湿之气，持于气交。民病寒湿，发肌肉萎，足痿不收，濡写血溢。初之气，地气迁，气乃大温，草乃早荣，民乃厉，温病乃作，身热头痛呕吐，肌腠疮疡。二之气，大凉反至，民乃惨，草乃遇寒，火气遂抑，民病气郁中满，寒乃始。三之气，天政布，寒气行，雨乃降，民病寒，反热中，痈疽注下，心热瞀闷，不治者死。四之气，风湿交争，风化为雨，乃长乃化乃成，民病大热少气，肌肉萎，足痿，注下赤白。五之气，阳复化，草乃长，乃化乃成，民乃舒。终之气，地气正，湿令行，阴凝太虚，埃昏郊野，民乃惨凄，寒风以至，反者孕乃死。故岁宜苦以燥之温之，<small>林亿云：九字当在"避虚邪以安其正"下。愚按：文义自顺，不必移置。</small>必折其郁气，先资其化源，抑其运气，扶其不胜，无使暴过而生其疾，食岁谷以全其真，避虚邪以安其正。适气同异，多少制之，同寒湿者燥热化，异寒湿者燥湿化，故同者多之，异者少之，用寒远寒，用凉远凉，用温远温，用热远热，食宜同法。有假者反常，反是者病，所谓时也。帝曰：善。阳明之政奈何？岐伯曰：卯酉之纪也。

阳明　少角　少阴　清热胜复同，同正商。丁卯岁会
　丁酉　其运风清热。

少角<small>初正</small>　太徵　少宫　太商　少羽<small>终</small>

阳明　少徵　少阴　寒雨胜复同，同正商。

癸卯同岁会　癸酉同岁会　其运热寒雨。

少徵　太宫　少商　太羽终　太角初

阳明　少宫　少阴，风凉胜复同。己卯　己酉，其运雨风凉。

少宫　太商　少羽终　少角初　太徵

阳明　少商　少阴　热寒胜复同，同正商。乙卯天符乙酉岁会，太一天符，其运凉热寒。

少商　太羽终　太角初　少徵　太宫

阳明　少羽　少阴　雨风胜复同　辛卯少宫同。辛酉其运寒雨风。

少羽终　少角初　太徵　少宫　太商

凡此阳明司天之政，气化运行后天，天气急，地气明，阳专其令，炎暑大行，物燥以坚，淳风乃治，风燥横运，流于气交，多阳少阴，云趋雨府，湿化乃敷。燥极而泽，其谷白丹，间谷命太者，其耗白甲品羽，金火合德，上应太白荧惑。其政切，其令暴，蛰虫乃见，流水不冰，民病咳嗌塞，寒热发，暴振栗癃闷，清先而劲，毛虫乃死，热后而暴，介虫乃殃，其发躁，胜复之作，扰而大乱，清热之气，持于气交。初之气，地气迁，阴始凝，气始肃，水乃冰，寒雨化。其病中热胀面目浮肿，善眠，鼽衄，嚏欠，呕，小便黄赤，甚则淋。二之气，阳乃布，民乃舒，物乃生荣。疠大至，民善暴死。三之气，天政布，凉乃行，燥热交合，燥极而泽，民病寒热。四之气，寒雨降，病暴仆，振栗谵妄，少气，嗌干引饮，及为心痛痈肿疮疡疟寒之疾，骨痿血便。五之气，春令反行，草乃生荣，民气和。终之气，阳气布，候反温，蛰虫来见，流水不冰，民乃康平，其病温。故食岁谷以安其气，食间谷以去其邪，岁宜以咸以苦以辛，汗之清之散之，安其运气，无使受邪，折其郁气，资其化源。以寒热轻重少多其制，同热者多天化，同清者多地化，用凉远凉，用热远热，用寒远寒，用温远温，食宜同法。有假者反之，此其道也。反是者，乱天地之经，扰阴阳之纪也。帝曰：善。少阳之政奈何？岐伯曰：寅申之纪也。

少阳　太角　厥阴　壬寅_{同天符}　壬申_{同天符}，其运风鼓，其化鸣紊启坼，其变振拉摧拔，其病掉眩，支胁，惊骇。

太角_{初正}　少徵　太宫　少商　太羽_终

少阳　太徵　厥阴　戊寅天符　戊申天符，其运暑，其化暄嚣郁燠，其变炎烈沸腾，其病上热郁，血溢血泄心痛。

太徵　少宫　太商　少羽_终　少角_初

少阳　太商　厥阴　甲寅　甲申，其运阴雨，其化柔润重泽，其变震惊飘骤，其病体重，胕肿痞饮。

太宫　少商　太羽　太角　少徵

少阳　太商　厥阴　庚寅　庚申　同正商，其运凉，其化雾露清切，其变肃杀凋零，其病肩背胸中。

太商　少羽　少角　太徵　少宫

少阳　太羽　厥阴　丙寅　丙申，其运寒肃，其化凝惨溧冽，其变冰雪霜雹，其病寒浮肿。

太羽终　太角初　少徵　太宫　少商

凡此少阳司天之政，气化运行先天，天气正，地气扰，风乃暴举，木偃沙飞，炎火乃流，阴行阳化，雨乃时应，火木同德，上应荧惑岁星。其谷丹苍，其政严，其令扰。故风热参布，云物沸腾，太阴横流，寒乃时至，凉雨并起。民病寒中，外发疮疡，内为泄满。故圣人遇之，和而不争。往复之作，民病寒热疟泄，聋瞑呕吐，上怫肿色变。初之气，地气迁，风胜乃摇，寒乃去，候乃大温，草木早荣。寒来不杀，温病乃起，其病气怫于上，血溢目赤，咳逆头痛，血崩胁满，肤腠中疮。二之气，火反郁，白埃四起，云趋雨府，风不胜湿，雨乃零，民乃康。其病热郁于上，咳逆呕吐，疮发于中，胸嗌不利，头痛身热，昏愦脓疮。三之气，天政布，炎暑至，少阳临上，雨乃涯。民病热中，聋瞑血溢，脓疮咳呕，衄衊渴嚏欠，喉痹目赤，善暴死。四之气，凉乃至，炎暑间化，白露降，民气和平，其病满身重。五之气，阳乃去，寒乃来，雨乃降，气门乃闭，刚木早凋，民避寒邪，君子周密。终之气，地气正，风乃至，万物反生，霿雾以行。其病关闭不禁，心痛，阳气不藏而咳。抑其运气，赞所不胜，必折其郁气，先取化源，暴过不生，苛疾不起。故岁宜以咸以辛以酸①，渗之泄之，渍之发之，观气寒温以调其过，同风热者多寒化，异风热者少寒化，用热远热，用温远温，用寒远寒，用凉远凉，食宜同法，此其道也。有假者反之，反是者，病之阶也。帝曰：善。太阴之政奈何？岐伯曰：丑未之纪也。

太阴　少角　太阳　清热胜复同，同正宫，丁丑　丁未　其运风清热。

少角初正　太徵　少宫　太商　少羽终

太阴　少徵　太阳　寒雨胜复同，癸丑　癸未　其运热寒雨。

少徵　太宫　少商　太羽终　太角初②

太阴　少宫　太阳　风清胜复同，同正宫，己丑太一天符，己未太一天符其运雨风清。

少宫　太商　少羽终　少角初　太徵

太阴　少商　太阳　热寒胜复同，乙丑　乙未　其运凉热寒。

少商　太羽终　太角初　少徵　太宫

太阴　少羽　太阳　雨风胜复同，同正宫。辛丑同岁会　辛未同岁会　其运寒雨风。

少羽终　少角初　太徵　少宫　太商

凡此太阴司天之政，气化运行后天，阴专其政，阳气

---

① 宜以咸以辛以酸：顾本作"宜咸辛宜酸"。

② 初：顾本无。

退辟，大风时起，天气下降，地气上腾，原野昏霚，白埃四起，云奔南极，寒雨数至，物成于差夏。民病寒湿，腹满，身䐜愦，胕肿，痞逆寒厥拘急。湿寒合德，黄黑埃昏，流行气交，上应镇星辰星。其政肃，其令寂，其谷黅玄。故阴凝于上，寒积于下，寒水胜火，则为冰雹，阳光不治，杀气乃行。故有余宜高，不及宜下，有余宜晚，不及宜早，土之利，气之化也，民气亦从之，间谷命其太也。初之气，地气迁，寒乃去，春气正，风乃来，生政乃布，万物以荣①，民气条舒，风湿相薄，雨乃后。民病血溢，经络②拘强，关节不利，身重筋痿。二之气，大火正，物承化，民乃和，其病温疠大行，远近咸若，湿蒸相薄，雨乃时降。三之气，天政布，湿气降，地气腾，雨乃时降，寒乃随之。感于寒湿，则民病身重胕肿，胸腹满。四之气，畏火临，溽蒸化，地气腾，天气否隔，寒风晓暮，蒸热相薄，草木凝烟，湿化不流，则白露阴布，以成秋令。民病腠理热，血暴溢疟，心腹满热，胪胀，甚则胕肿。五之气，惨令已行，寒露下，霜乃早降，草木黄落，寒气及体，君子周密，民病皮腠。终之气，寒大举，湿大化，霜乃积，阴乃凝，水坚冰，阳光不治。感于寒则病人关节禁固，腰脽痛，寒湿推于气交而为疾也。必折其郁气，而取化源，益其岁气，无使邪胜，食岁谷以全其真，

---

① 生政乃布，万物以荣：顾本作"生布万物以荣"。
② 经络：顾本作"筋络"。

食间谷以保其精。故岁宜以苦燥之温之，甚者发之泄之。不发不泄，则湿气外溢，肉溃皮拆而水血交流。必赞其阳火，令御甚寒，从气异同，少多其制①也，同寒者以热化，同湿者以燥化，异者少之，同者多之，用凉远凉，用寒远寒，用温远温，用热远热，食宜同法。假者反之，此其道也，反是者病也。帝曰：善，少阴之政奈何？岐伯曰：子午之纪也。

少阴　太角　阳明　壬子　壬午，其运风鼓，其化鸣紊启拆，其变振拉摧拔，其病支满。

太角初正　少徵　太宫　少商　太羽终

少阴　太徵　阳明　戊子天符　戊午太一天符，其运炎暑，其化喧曜郁燠，其变炎烈沸腾，其病上热血溢。

太徵　少宫　太商　少羽终　少角初

少阴　太宫　阳明　甲子　甲午，其运阴雨，其化柔润时雨，其变震惊飘骤，其病中满身重。

太宫　少商　太羽终　太角初　少徵

少阴　太商　阳明　庚子同天符　庚午同天符　同正商。其运凉劲，其化雾露萧飔，其变肃杀凋零，其病下清。

太商　少羽终　少角初　太徵　少宫

少阴　太羽　阳明　丙子岁会　丙午，其运寒，其化

---

① 制：顾本作“判”。

<![CDATA[footer/side]]>

凝惨栗冽，其变冰雪霜雹，其病寒下。

太羽终　太角初　少徵　太宫　少商

凡此少阴司天之政，气化运行先天，地气肃，天气明，寒交暑，热加燥，云驰雨府，湿化乃行，时雨乃降，金火合德，上应荧惑太白。其政明，其令切，其谷丹白。水火寒热持于气交而为病始也。热病生于上，清病生于下，寒热凌犯而争于中，民病咳喘，血溢血泄，鼽嚏，目赤，眦疡，寒厥入胃，心痛，腰痛，腹大，嗌干肿上。初之气，地气迁，燥将去，寒乃始，蛰复藏，水乃冰，霜复降，风乃至，阳气郁，民反周密，关节禁固，腰脽痛，炎暑将起，中外疮疡。二之气，阳气布，风乃行，春气以正，万物应荣，寒气时至，民乃和，其病淋，目瞑目赤，气郁于上而热。三之气，天政布，大火行，庶类蕃鲜，寒气时至。民病气厥心痛，寒热更作，咳喘目赤。四之气，溽暑至，大雨时行，寒热互至。民病寒热，嗌干，黄瘅，鼽衄，饮发。五之气，畏火临，暑反至，阳乃化，万物乃生，乃长乃荣①，民乃康，其病温。终之气，燥令行，余火内格，肿于上，咳喘，甚则血溢。寒气数举，则霿雾翳，病生皮腠，内舍于胁，下连少腹而作寒中，地将易也。必抑其运气，资其岁胜，折其郁发，先取化源，无使暴过而生其病也。食岁谷以全真气，食间谷以辟虚邪。岁

---

① 乃长乃荣：顾本作"乃长荣"。

宜咸以软之，而调其上，甚则以苦发之，以酸收之，而安其下，甚则以苦泄之。适气同异而多少之，同天气者以寒清化，同地气者以温热化，用热远热，用凉远凉，用温远温，用寒远寒，食宜同法。有假则反，此其道也，反是者病作矣。帝曰：善。厥阴之政奈何？岐伯曰：巳亥之纪也。

厥阴　少角　少阳，清热胜复同，同正角。丁巳天符，丁亥天符，其运风清热。

少角初正　太徵　少宫　太商　少羽终

厥阴　少徵　少阳　寒雨胜复同，癸巳同岁会　癸亥同岁会　其运热寒雨。

少徵　太宫　少商　太羽终　太角初

厥阴　少宫　少阳　风清胜复同，同正角。己巳　己亥　其运雨风清。

少宫　太商　少羽终　少角初　太徵

厥阴　少商　少阳　寒热胜复同，同正角。乙巳　乙亥　其运凉热寒。

少商　太羽终　太角初　少徵　太宫

厥阴　少羽　少阳　雨风胜复同，辛巳　辛亥　其运寒雨风。

少羽终　少角初　太徵　少宫　太商

凡此厥阴司天之政，气化运行后天，诸同正岁，气化运行同天，诸同正岁，即同正宫，同正角诸岁也，运行同天，气化早暮与二十四节气相同，不先后也。天气扰，地气正，风生高远，炎热从之，云趋雨府，湿化乃行，风火同德，上应岁星荧惑。其政挠，其令速，其谷苍丹，间谷言太者，其耗文角品羽。风燥火热，胜复更作，蛰虫来见，流水不冰，热病行于下，风病行于上，风燥胜复形于中。初之气，寒始肃，杀气方至，民病寒于右之下。二之气，寒不去，华雪水冰，杀气施化，霜乃降，名草上焦，寒雨数至，阳复化，民病热于中。三之气，天政布，风乃时举，民病泣出，耳鸣掉眩。四之气，溽暑湿热相薄，争于左之上，民病黄瘅而为胕肿。五之气，燥湿更胜，沉阴乃布，寒气及体，风雨乃行。终之气，畏火司令，阳乃大化，蛰虫出见，流水不冰，地气大发，草乃生，人乃舒，其病温疠，必折其郁气，资其化源，赞其运气，无使邪胜，岁宜以辛调上，以咸调下，畏火之气，无妄犯之，用温远温，用热远热，用凉远凉，用寒远寒，食宜同法。有假反常，此之道也，反是者病。

帝曰：善。夫子言可谓悉矣（轻束一句），然何以明其应乎（以下逐层辨析前义作结，辨应与时）？岐伯曰：昭乎哉问也！夫六气者，行有次，止有位，故常以正月朔日平旦视之，睹其位而知其所在矣。运有余，其至先，运不及，其至后，此天之道，气之常也。运非有余非不足，是谓正岁，其至当其时也。帝曰：胜复之气，其常在也，灾眚时至，候之^①奈何？岐伯曰：非气化者，是谓灾也。

帝曰：天地之数，终始奈何（挟敷与位）？岐伯曰：悉乎哉问也！是明道也。数之始，起于上而终于下，岁半之前，天气主之，岁半之后，地气主之，上下交互，气交主之，岁纪毕矣。故曰位明，气月可知乎，所谓气也。位明，则节气中，气之分月者可知矣。帝曰：余司其事（辨气化），则而行之，不合其数，何也？岐伯曰：气用有多少，化洽有盛衰，衰盛多少，同其化也。帝曰：愿闻同化何如？岐伯曰：风温春化同，热曛昏火夏化同，胜与复同，燥清烟露秋化同，云雨昏暝埃长夏化同，寒气霜雪冰冬化同，此天地五运六气之化，更用盛衰之常也。

帝曰：五运行同天化者，命曰天符，余知之矣。愿闻同地化者何谓也？岐伯曰：太过而同天化者三，不及而同天化者亦三，太过而同地化者三，不及而同地化者亦三，此凡二十四岁也。帝曰：愿闻其所谓也。岐伯曰：甲辰甲戌太宫下加太阴，壬寅壬申太角下加厥阴，庚子庚午太商下加阳明，如是者三。癸巳癸亥少徵下加少阳，辛丑辛未少羽下加太阳，癸卯癸酉少徵下加少阴，如是者三。戊子戊午太徵上临少阴，戊寅戊申太徵上临少阳，丙辰丙戌太羽上临太阳，如是者三。丁巳丁亥少角上临厥阴，乙卯乙酉少商上临阳明，己丑己未少宫上临太阴，如是者三。除

---

① 之：顾本作"也"。

此二十四岁，则不加不临也。帝曰：加者何谓？岐伯曰：太过而加同天符，不及而加同岁会也。帝曰：临者何谓？岐伯曰：太过不及，皆曰天符，而变行有多少，病形有微甚，生死有早晏耳。

帝曰：夫子言用寒远寒，用热远热，余未知其然也，愿闻何谓远（辨治法）？岐伯曰：热无犯热，寒无犯寒，从者和，逆者病，不可不敬畏而远之，所谓时与①六位也。帝曰：温凉何如？岐伯曰：司气以热，用热无犯，司气以寒，用寒无犯，司气以凉，用凉无犯，司气以温，用温无犯，间气同其主无犯，异其主则小犯之，是谓四畏，必谨察之。帝曰：善。其犯者何如？岐伯曰：天气反时，则可依时②，及胜其主则可犯之③，以平为期，而不可过，是谓邪气反胜者。故曰：无失天信，无逆气宜，无翼其胜，无赞其复，是谓至治。

帝曰：善。五运气行主岁之纪，其有常数乎（分叙五运）？岐伯曰：臣请次之。

甲子　甲午岁

上少阴火　中太宫土运　下阳明金

热化二，雨化五，燥化四，所谓正化日也。其化上咸寒，中苦热，下酸热，所谓药食宜也。

---

① 与：顾本作"兴"。
② 时：顾本作"则"。王冰注：反甚为病，则可依时。作"时"义胜。
③ 之：顾本无。

乙丑　乙未岁

上太阴土　中少商金运　下太阳水

热化寒化胜复同，所谓邪气化日也，灾七宫。湿化五，清化四，寒化六，所谓正化日也。其化上苦热，中酸和，下甘热，所谓药食宜也。

丙寅　丙申岁

上少阳相火　中太羽水运　下厥阴木

火化二，寒化六，风化三，所谓正化日也，其化上咸寒，中咸温，下辛温，所谓药食宜也。

丁卯岁会　丁酉岁

上阳明金　中少角木运　下少阴火

清化热化胜复同，所谓邪气化日也，灾三宫，燥化九，风化三，热化七，所谓正化日也。其化上苦，小温，中辛和，下咸寒，所谓药食宜也。

戊辰　戊戌岁

上太阳水，中太徵火运，下太阴土，寒化八，热化七，湿化五，所谓正化日也。其化上苦温，中甘和，下甘温，所谓药食宜也。

己巳　己亥岁

上厥阴木　中少宫土运　下少阳相火

风化清化胜复同，所谓邪气化日也，灾五宫，风化三，湿化五，火化七，所谓正化日也。其化上辛凉，中甘和，下咸寒，所谓药食宜也。

庚午<small>同天符</small>　庚子岁<small>同天符</small>

上少阴火　中太商金运　下阳明金

热化七，清化九，燥化九，所谓正化日也。其化上咸寒，中辛温，下酸温，所谓药食宜也。

辛未<small>同岁会</small>　辛丑岁<small>同岁会</small>

上太阴土　中少羽水运　下太阳水

雨化风化胜复同，所谓邪气化日也。灾一宫，雨化五，寒化一，所谓正化日也。其化上苦热，中苦和，下苦热，所谓药食宜也。

壬申<small>同天符</small>　壬寅岁<small>同天符</small>

上少阳相火　中太角木运　下厥阴木

火化二，风化八，所谓正化日也。其化上咸寒，中酸和，下辛凉，所谓药食宜也。

癸酉<small>同岁会</small>　癸卯岁<small>同岁会</small>

上阳明金　中少徵火运　下少阴火

寒化雨化胜复同，所谓邪气化日也。灾九宫，燥化九，热化二，所谓正化日也。其化上苦小温，中咸温，下咸寒，所谓药食宜也。

甲戌岁会<small>同天符</small>　甲辰岁<small>岁会同天符</small>

上太阳水　中太宫土运　下太阴土

寒化六，湿化五，正化日也。其化上苦热，中苦温，下苦温，药食宜也。

乙亥　乙巳岁

上厥阴木　中少商金运　下少阳相火

热化寒化胜复同，邪气化日也。灾七宫，风化八，清化四，火化二，正化度也。其化上辛凉，中酸和，下咸寒，药食宜也。

丙子岁会　丙午岁

上少阴火　中太羽水运　下阳明金

热化二，寒化六，清化四，正化度也。其化上咸寒，中咸热，下酸温，药食宜也。

丁丑　丁未岁

上太阴土　中少角木运　下太阳水

清化热化胜负同，邪气化度也。灾三宫，雨化五，风化三，寒化一，正化度也。其化上苦温，中辛温，下甘热，药食宜也。

戊寅天符　戊申岁天符

上少阳相火　中太徵火运　下厥阴木

火化七，风化三，正化度也。其化上咸寒，中甘和，下辛凉，药食宜也。

己卯　己酉岁

上阳明金　中少宫土运　下少阴火

风化清化胜复同，邪气化度也。灾五宫，清化九，雨化五，热化七，正化度也。其化上苦小温，中甘和，下咸寒，药食宜也。

庚辰　庚戌岁

上太阳水　中太商金运　下太阴土

寒化一，清化九，雨化五，正化度也。其化上苦热，中辛温，下甘热，药食宜也。

辛巳　辛亥岁

上厥阴木　中少羽水运　下少阳相火

雨化风化胜复同，邪气化度也。灾一宫，风化三，寒化一，火化七，正化度也。其化上辛凉，中苦和，下咸寒，药食宜也。

壬午　壬子岁

上少阴火　中太角木运　下阳明金

热化二，风化八，清化四，正化度也。其化上咸寒，中酸凉，下酸温，药食宜也。

癸未　癸丑岁

上太阴土　中少徵火运　下太阳水

寒化雨化胜复同，邪气化度也。灾九宫，雨化五，火化二，寒化一，正化度也。其化上苦温，中咸温，下甘热，药食宜也。

甲申　甲寅岁

上少阳相火　中太宫土运　下厥阴木

火化二，雨化五，风化八，正化度也。其化上咸寒，中咸和，下辛凉，药食宜也。

乙酉大一天符　乙卯岁天符

上阳明金　中少商金运　下少阴火

热化寒化胜负同，邪气化度也。灾七宫，燥化四，清化四，热化二，正化度也。其化上苦小温，中苦和，下咸寒，药食宜也。

丙戌天符　丙辰岁天符

上太阳水　中太羽水运　下太阴土

寒化六，雨化五，正化度也。其化上苦热，中咸温，下甘热，药食宜也。

丁亥天符　丁巳岁天符

上厥阴木　中少角木运　下少阳相火

清化热化胜负同，邪气化度也。灾三宫，风化三，火化七，正化度也。其化上辛凉，中辛和，下咸寒，药食宜也。

戊子天符　戊午岁太一天符

上少阴火　中太徵火运　下阳明金

热化七，清化九，正化度也。其化上咸寒，中甘寒，下酸温，药食宜也。

己丑太一天符　己未岁太一天符

上太阴土　中少宫土运　下太阳水

风化清化胜复同，邪气化度也。灾五宫，雨化五，寒化一，正化度也。其化上苦热，中甘和，下甘热，药食宜也。

庚寅　庚申岁

上少阳相火　中太商金运　下厥阴木

火化七，清化九，风化三，正化度也。其化上咸寒，中辛温，下辛凉，药食宜也。

辛卯　辛酉岁

上阳明金　中少羽水运　下少阴火

雨化风化胜复同，邪气化度也。灾一宫，清化九，寒化一，热化七，正化度也。其化上苦小温，中苦和，下咸寒，药食宜也。

壬辰　壬戌岁

上太阳水　中太角木运　下太阴土

寒化六，风化八，雨化五，正化度也。其化上苦温，中酸和，下甘温，药食宜也。

癸巳同岁会　癸亥同岁会

上厥阴木　中少徵火运　下少阳相火

寒化雨化胜复同，邪气化度也。灾九宫，风化八，火化二，正化度也。其化上辛凉，中咸和，下咸寒，药食宜也。

凡此定期之纪，胜复正化，皆有常数，不可不察（总束上文），故知其要者，一言而终，不知其要，流散无穷，此之谓也。帝曰：善。五运之气，亦复岁乎？“岁”字疑误（以下亦逐层辨析前文未尽之义，此辨五气内郁发之）。岐伯曰：郁极乃发，待时而作也。“时”即九宫生成之数也。九宫者，四立、二分、二至为八宫，土王四维，寄居坤宫也。

帝曰：请问其所谓也（发也）。岐伯曰：五常之气，太过不及，其发异也。帝曰：愿卒闻之。岐伯曰：太过者暴，不及者徐，暴者为病甚，徐者为病持。帝曰：太过不及其数何如？岐伯曰：太过者其数成，不及者其数生，土常以生也。

帝曰：其发也何如？岐伯曰：土郁之发（此辨五发之象也），岩谷震惊，雷殷气交，埃昏黄黑，化为白气，飘骤高深，击石飞空，洪水乃从，川流漫衍，田牧土驹。化气乃敷，善为时雨，始生始长，始化始成。故民病心腹胀，肠鸣而为数后，甚则心痛胁䐜，呕吐霍乱，饮发注下，胕肿身重。云奔雨府，霞拥朝阳，山泽埃昏，其乃发也。以其四气，四气正当离宫之末，坤宫之前半也。云横天山，浮游生灭，怫之先兆。

金郁之发，天洁地明，风清气切，大凉乃举，草树浮烟，燥气以行，霜雾数起，杀气来至，草木苍干，金乃有声。故民病咳逆，心胁满引少腹，善暴痛，不可反侧，嗌干面尘，色恶。山泽焦枯，土凝霜卤，怫乃发也，其气五。夜零白露，林莽声凄，怫之兆也。

水郁之发，阳气乃辟，阴气暴举，大寒乃至，川泽严凝，寒雾结为霜雪，甚则黄黑昏翳，流行气交，乃为霜杀，水乃见祥。故民病寒客心痛，腰脽痛，大关节不利，屈伸不便，善厥阴，痞坚腹满。阳光不治，空积沉阴，白埃昏瞑，而乃发也。其气二火前后。太虚深玄，气犹麻散，微见而隐，色黑微黄，怫之先兆也。

木郁之发，太虚埃昏，云物以扰，大风乃至，屋发折木，木有变。故民病胃脘当心而痛，上支两胁，鬲咽不通，食饮不下，甚则耳鸣眩转，目不识人，善暴僵仆。太虚苍埃，天山一色，或气浊色黄黑郁若，横云不起雨，而乃发也。其气无常。长川草偃，柔叶呈阴，松吟高山，虎啸岩岫，怫之先兆也。

火郁之发，太虚肿翳，大明不彰，炎火行，大暑至，山泽燔燎，材木流津，广厦腾烟，土浮霜卤，止水乃减，蔓草焦黄，风行惑言，湿化乃后。故民病少气，疮疡痈肿，胁腹胸背，面首四肢，䐜愤胪胀，疡痱呕逆，瘛疭骨痛，节乃有动，注下温疟，腹中暴痛，血溢流注，精液乃少，目赤心热，甚则瞀闷懊侬，善暴死。刻终大温，汗濡玄府，其乃发也，其气四。动复则静，阳极反阴，湿令乃化乃成，华发水凝，山川冰雪，焰阳午泽，怫之先兆也。有怫之应而后报也（束本节），皆观其极而乃发也（应醒）。木发无时，水随火也。谨候其时，病可与期，失时反岁，五气不行，生化收藏，政无恒也。

帝曰：水发而雹雪，土发而飘骤，木发而毁折，金发而清明，火发而曛昧（此辨五发之象有异也），水兼土象，土兼风象，风兼金象，金兼火象，火兼水象。何气使然？岐伯曰：气有多少，发有微甚。微者当其气，甚者兼其下，征其下气，而见可知也。王冰云：下谓六位之下承者也。

帝曰：善。五气之发不当位者何也（此辨五发之时有差也，事繁文碎）？岐伯曰：命其差。帝曰：差有数乎？岐伯曰：当有"先"字。后皆三十度而有奇也（叙所差度数）。三十日又四十三刻又四分，刻之三也。

帝曰：气至而先后者何（叙先后之差之故）？岐伯曰：运太过则其至先，运不及则其至后，此后之常也。帝曰：当时而至者何也？岐伯曰：非太过非不及，则至当时，非是者眚也。

帝曰：善。气有非时而化者何也（叙非时之差，其复化亦有先后也）？岐伯曰：太过者当其时（陪笔），此"当时"与上文义稍不同，上文为至之不先不后，此为发之乘其本气也。如春木太过，土气受郁，则土郁之发也，必常土气得令之时，而自正其化，是得时而化也。不及者归其己胜也（正笔）。如春木不及，金气来胜，夏火制金，而木乃复化，是归己胜也。所谓非时而化也。

帝曰：四时之气，至有早晏高下左右，其候何如（补叙四时常气之差）？岐伯曰：行有逆顺，至有迟速，故太过者化先天，不及者化后天（此常气之先后，非郁之发也）。

帝曰：愿闻其行何谓也（叙方位是求差之本也）？岐伯曰：春气西行，夏气北行，秋气东行，冬气南行（分四方是以天象言也）。故春气始于下，秋气始于上，夏气始于中，冬气始于标。春气始于左，秋气始于右，冬气始于后，夏气始于前，此四时正化之常。故至高之地，冬气常在，至下之地，春气常在（突出地理，是带叙亦差中之一事也）。必谨察之（以上五运之事毕矣）。帝曰：善。

黄帝问曰：五运六气之应见，六化之正，六变之纪何如（以下又统论运气正变之应也）？岐伯对曰：夫六气正纪，有化有变，有胜有复，有用有病，不同其候（提清头绪，单言六气者，运气之数，五六虽异，而五行气化之应见则一也），帝欲何乎？帝曰：愿尽闻之。

岐伯曰：请遂言之。夫气之所至也（唱起），厥阴所至为和平（此叙六气之应象也），少阴所至为暄，太阴所至为埃溽，少阳所至为炎暑，阳明所至为清劲，太阳所至为寒氛，时化之常也（笔笔缴醒）。厥阴所至为风府，为璺启；璺即"衅"字，王冰云：微裂也。少阴所至为火府，为舒荣；太阴所至为雨府，为员盈；少阳所至为热府，为行出；阳明所至为司杀府，为庚苍；太阳所至为寒府，为归藏。司化之常也。

厥阴所至，为生为风摇；少阴所至，为荣为形见；太阴所至，为化为云雨；少阳所至，为长为蕃鲜；阳明所至，为收为雾露；太阳所至，为藏为周密；气化之常也。厥阴所至，为风生，终为肃；少阴所至，为热生，中为寒；太阴所至，为湿生，终为注雨，少阳所至，为火生，终为蒸溽；阳明所至，为燥生，终为凉；太阳所至，为寒生，中为温。德化之常也。

厥阴所至为毛化，少阴所至为羽化，太阴所至为倮化，少阳所至为羽化，阳明所至为介化，太阳所至为鳞化。德化之常也。

厥阴所至为生化，少阴所至为荣化，太阴所至为濡化，少阳所至为茂化，阳明所至为坚化，太阳所至为藏化。布政之常也。

厥阴所至为飘怒大凉，少阴所至为大暄寒，太阴所至为雷霆骤注烈风，少阳所至为飘风燔燎霜凝，阳明所至为散落温，太阳所至为寒雪冰雹白埃。气变之常也。

厥阴所至为挠动，为迎随；少阴所至为高明焰，为曛；太阴所至为沉阴，为白埃，为晦暝；少阳所至为光显，为彤云，为曛；阳明所至为烟埃，为霜，为劲切，为凄鸣；太阳所至为刚固，为坚芒，为立。令行之常也。

厥阴所至为里急，少阴所至为疡胗身热，太阴所至为积饮否隔，少阳所至为嚏呕为疮疡，阳明所至为浮虚，太阳所至为屈伸不利。病之常也。

厥阴所至为支痛，少阴所至为惊惑，恶寒战栗，谵妄，太阴所至为稸满，少阳所至惊躁，瞀昧暴痛①，阳明所至为鼽尻阴股膝髀腨胻足痛，太阳所至为腰痛。病之常也。

厥阴所至为緛戾，少阴所至为悲妄衄衊，太阴所至为中满霍乱吐下，少阳所至为喉痹耳鸣呕涌，阳明所至皴揭，太阳所至为寝汗痉。病之常也。

厥阴所至为胁痛、呕泄，少阴所至为语笑，太阴所至

---

① 痛：顾本作"病"。

为重胕肿，少阳所至为暴注，瞤瘛，暴死，阳明所至为鼽嚏，太阳所至为流泄禁止。病之常也。

凡此十二变者（束本节，以一"变"字锁上十二"常"字，群山万壑赴荆门①），报德以德，报化以化，报政以政，报令以令，气高则高，气下则下，气后则后，气前则前，气中则中，气外则外，位之常也。十二"常"字，归宿于此。一"常"字，旧作"当"，于义不协，万变皆归于常也，真大彻悟。故风胜则动（又总叙应象大体），热胜则肿，燥热则干，寒胜则浮，湿胜则濡泄，甚则水闭胕肿，随气所在，以言其变耳（顿住）。

帝曰：愿闻其用也（此叙六气之相判而成其用也，即所谓制则生化也）。岐伯曰：夫六气之用，各归不胜而为化，故太阴雨化，施于太阳；太阳寒化，施于少阴，少阴热化，施于阳明；阳明燥化，施于厥阴；厥阴风化，施于太阴，各命其所在以征之也。帝曰：自得其位何如？岐伯曰：自得其位常化也。帝曰：愿闻所在也。岐伯曰：命其位而方月可知也。

帝曰：六位之气，六位以四时之周流言。盈虚何如（此叙六气相胜之机也，上言相制之常，此言相胜之变）？岐伯曰：太少异也。太者之至徐而常，少者暴而亡。"太"、"少"二字，似当互易。帝曰：天地之气，天地以上下之升降言，四时各有升降

① 群山万壑赴荆门：杜甫《咏怀古迹其三》诗句之一。

之气也。盈虚何如？岐伯曰：天气不足，地气随之；地气不足，天气从之，运居其中而常先也。恶所不胜，归所同和，随运归从，而生其病也（随手唤醒五运，运先而气从之者，气之盛衰，因运之异同而为微甚也。观此则可知单言气而运赅其中矣）。故上胜则天气降而下，下胜则地气迁而上。随气①多少而差其分，微者小差，甚者大差，甚则位易气交，易则大变生而病作矣。《大要》曰：甚纪五分，微纪七分，其差可见，此之谓也。自"黄帝问曰：五运六气之应见"至此，中凡二节，而实两义。上一节是申叙运气正变之象，下二节是申叙应象正变之理，一正一变，分两段叙之。

帝曰：善。论言热无犯热，寒无犯寒（此叙治法之宜忌也），余欲不远寒不远热奈何？岐伯曰：悉乎哉问也！发表不远热，攻里不远寒。帝曰：不发不攻，而犯寒犯热何如（层层搜遍，事无剩义）？岐伯曰：寒热内贼，其病益甚。

帝曰：愿闻无病者何如？岐伯曰：无者生之，有者甚之。帝曰：生者何如？岐伯曰：不远热则热至，不远寒则寒至，寒至则坚否，腹满痛急下利之病生矣（此误药之病也）。热至则身热，吐下霍乱，痈疽疮疡，瞀郁注下，瞤瘛肿胀，呕鼽衄头痛，骨节变，肉痛血溢血泄，淋闭之病生矣。

帝曰：治之奈何？岐伯曰：时必顺之，犯者治以胜也（以药治药，取气味相制也）。

---

① 随气：顾本无。

黄帝问曰：妇人重身，毒之何如？岐伯曰：有故无殒，亦无殒也。帝曰：愿闻其故何谓也？岐伯曰：大积大聚，其可犯也，衰其太半而止，过者死。此盖引大积大聚为喻，以示用药无过之意。言虽无殒，亦不可过积聚，且然况重身乎？旧解谓重身而病积聚者，殊非。林亿云"妇人重身"一条，与上下文不接，疑他处错简。愚按：直须删去，文理方顺，前人曲解，不足信也。前人重改旧文，每强为之说，殊不知论文法固乖，论事理更害大也，何若移去别存之为得耶？

帝曰：善。郁之甚者，治之奈何？岐伯曰：木郁达之，火郁发之，土郁夺之，金郁泄之，水郁折之（随手带出五运，可知经意本非板分运气也）。然调其气，过者折之，以其畏也，所谓写之。帝曰：假者何如？岐伯曰：有假其气，则无禁也。所谓主气不足，客气胜也。此主客之义，与《至真要大论》中主客不同。此谓主为当时之气，客为非时之气也。彼谓主气奉令于客气，是以客气为正矣。又别一义，详后评。

帝曰：至哉圣人之法①，天地大化，运行之节，临御之纪，阴阳之政，寒暑之令，非夫子孰能通之，请藏之灵兰之室，署曰六元正纪，非斋戒不敢示，慎传也。

此篇合论五运六气之事也。先论六十年六气之事，各纬之以五运；即接论天符、岁会之事以结之；次论六十年五运之事，仍贯之以六气；即接论五郁、五发之事以结之；后总论气化正变之应象，又接论正化相制之理，变化相胜之数，而以治法结之。篇幅极长，头绪极

---

① 法：顾本作"道"。

繁，而井井有条，一丝不乱，首尾衔接，妙义环生，令人读之惟恐其尽。凡读此等文，当先察其大义之所在，以得其命脉，再观其承接转折提掇顿挫之处，以会其筋节，则头绪虽繁，段落虽多，而万山稠叠之中，自有脉络分明之致矣。大气盘旋，精力弥满，沉挚①之思，醲郁之味，真太古元音也。尝论五运以言人身五藏之本气，所谓五人也；六气以言四时之天气感于人身者也。玩前后诸篇之词旨，知此说为不诬矣。又六气之分主客者，主即言身气也，客即言时气也，与以五运六气立言者同义。盖作者立言，各随所取而命之，故此篇以运气立言，则六气不复言主客矣。下篇以六气主客立言，则不复言五运矣。天泉言气之升降高下也，胜复郁发言气之循环盛衰也；五运之病言内伤也，六气之病言外感也；主气之病言内伤也，客气之病言外感也；六化言内伤也，反胜言外感也。天泉在内伤，则藏气之亢于上，郁于下也；在外感，则邪气之中于上，中于下也。有胜即有郁，在内伤为藏气之相乘，在外感为邪气之直中。有复即有发，此久病之转换也。在内伤为虚实之夹杂，在外感为邪气之深传。病证之变幻，真假之难辨，莫甚于此矣。参透真谛，便知天地万象不外五行，辨证施治具有造化生心之妙。

---

① 沉挚：深沉真挚。

卷二十二

至真要大论篇第七十四

帝问曰：五气交合，盈虚更作（即指《五常政大论》），余知之矣。六气分治，司天地者，其至何如（提明立论本旨）？岐伯再拜对曰：明乎哉问也。天地之大纪，人神之通应也。

帝曰：愿闻上合昭昭，下合冥冥奈何（再提醒司天地）？岐伯曰：此道之所主，工之所疑也（略顿）。

帝曰：愿闻其道也（直下）。岐伯曰：厥阴司天，其化以风（叙天化）；少阴司天，其化以热；太阴司天，其化以湿；少阳司天，其化以火；阳明司天，其化以燥；太阳司天，其化以寒。以所临藏位，命其病者也。（拖出“病”字一类）。此句即运气全旨也。圣人只藉此，以明五行盛衰生制之机，以为察病之本也。熊圣臣①曰：某藏受某病，即某藏之本气本运有乖也；某府受某邪，即某府之本气本运有伤也。义即本此。

帝曰：地化奈何（叙地化）？岐伯曰：司天同候，间气皆然。帝曰：间气何谓（叙间气，二者俱用略笔）？岐伯曰：司左右者是谓间气也。帝曰：何以异之（轻轻束住上文）？岐

---

① 熊圣臣：熊立品（约1707—1780），清代医家。字圣臣，号松园老人。江西新建人。撰有《瘟疫传症汇编》等。

伯曰：主岁者纪岁，间气者纪步也。

帝曰：善。岁主奈何（直下）？岐伯曰：厥阴司天为风化，在泉为酸化，司气为苍化，间气为动化（叙事变化错综有致）。

少阴司天为热化，在泉为苦化，不司气化，居气为灼化。

太阴司天为湿化，在泉为甘化，司气为黅化，间气为柔化。

少阳司天为火化，在泉为苦化，司气为丹化，间气为明化。

阳明司天为燥化，在泉为辛化，司气为素化，间气为清化。

太阳司天为寒化，在泉为咸化，司气为玄化，间气为藏化。

故治病者，必明六化分治，五味五色所生，五藏所宜，乃可以言盈虚病生之绪也（从“病”字提出“治”字，高唱入云，总冒通篇，通篇作意，只此两字均于首节揭清）。

帝曰：厥阴在泉而酸化先，余知之矣（此承上文，叙主岁之物，所谓物生其应也）。风化之行也何如？既言司天为风化，在泉为酸化，何以言地化与天同候也？岐伯曰：风行于地，所谓本也，天之六化，本由地而上也，故其候同五味之化，乃言其形之附于地者，而其气实一也，故曰合气。余气同法。厥阴如此，余可知矣。本乎天者（中“本”字），天之气也；本乎地者，地之气也。天地合气，六节分而万物化生矣（义精包扫一切）。故曰：谨候气宜，无失病机（醒"病"字），此之谓也。

帝曰：其主病何如（即跟病说下）？岐伯曰：司岁备物，则无遗主矣。帝曰：先岁物何也？岐伯曰：天地之专精也。司岁物其气盛满，以已充也。先岁物，其气专精，以犹藏也。母孕子气，故不似非岁之气散也。帝曰：司气者何如？岐伯曰：司气者主岁同，然有余不足也。运有太过不及故也。"有"上当更有"有"字。帝曰：非司岁物何谓也？岐伯曰：散也，故质同而异等也。气味有薄厚，性用有躁静，治保有多少，力化有浅深（关束上文，体大思精，带醒"治"字，引起下文，不作两橛），此之谓也。

帝曰：岁主藏害何谓？岐伯曰：以所不胜命之，则其要也（遥承所临藏位来，从"病"字引到"治"字）。

帝曰：治之奈何？岐伯曰：上淫于下，所胜平之；外淫于内，所胜治之。

帝曰：善。平气何如？岐伯曰：谨察阴阳所在而调之，以平为期。正者正治，反者反治。

帝曰：夫子言察阴阳所在而调之，论言人迎与寸口相应，若引绳，小大齐等，命曰平。阴之所在寸口，何如（从"治"字引到脉上，此所谓气脉其应也）？岐伯曰：视岁南北可知之矣。帝曰：愿卒闻之。岐伯曰：北政之岁，少阴在泉，则寸口不应；厥阴在泉，则右不应；太阴在泉，则左不应。南政之岁，少阴司天，则寸口不应；厥阴司天，则右不应；太阴司天，则左不应。诸不应者反其诊则见矣。

帝曰：尺候何如？岐伯曰：北政之岁，三阴在下，则寸不应；三阴在上，则尺不应。南政之岁，三阴在天，则寸不应；三阴在泉，则尺不应。左右同。故曰知其要者，一言而终，不知其要，流散无穷（锁住上文），此之谓也。

以上几总冒一节，申释二节，皆全篇之上游也。

帝曰：善。天地之气，内淫而病何如（轻提一笔）？岐伯曰：岁厥阴在泉（实叙在泉之病），风淫所胜，则地气不明，平野昧，草乃早秀。民病洒洒振寒，善伸数欠，心痛支满，两胁里急，饮食不下，鬲咽（咽与噎同）不通，食则呕，腹胀善噫，得后与气，则快然如衰，身体皆重。

岁少阴在泉，热淫所胜，则焰浮川泽，阴处反明。民病腹中常鸣，气上冲胸，喘不能久立，寒热皮肤痛，目瞑齿痛颔肿，恶寒发热如疟，少腹中痛，腹大，蛰虫不藏。

岁太阴在泉，【草乃早荣】，湿淫所胜，则埃昏岩谷，黄反见黑，至阴之交。民病饮积心痛，耳聋，浑浑焞焞，嗌肿（嗌与咽同）喉痹，阴病血见，少腹痛肿，不得小便，病冲头痛，目似脱，项似拔，腰似折，髀不可以回，腘如结，腨如别。

岁少阳在泉，火淫所胜，则焰明郊野，寒热更至。民病注泄赤白，少腹痛，溺赤，甚则血便，少阴同候。

岁阳明在泉，燥淫所胜，则雾雾清暝。民病喜呕，呕有苦，善太息，心胁痛，不能反侧，甚则嗌干面尘，身无膏泽，足外反热。

岁太阳在泉，寒淫所胜，则凝肃惨栗。民病少腹控睾引腰脊，上冲心痛，血见，嗌痛颔肿。

帝曰：善。治之奈何？岐伯曰：诸气在泉，风淫于内，治以辛凉（接叙治法，以完上义），佐以苦，以甘缓之，以辛散之。热淫于内，治以咸寒，佐以甘苦，以酸收之，以苦发之。湿淫于内，治以苦热，佐以酸淡，以苦燥之，以淡泄之。火淫于内，治以咸冷，佐以苦辛，以酸收之，以苦发之。燥淫于内，治以苦温，佐以甘辛，以苦下之。寒淫于内，治以甘热，佐以苦辛，以咸写之，以辛润之，以苦坚之。

帝曰：善。天气之变何如？岐伯曰：厥阴司天，风淫所胜（实叙在天之病），则太虚埃昏，云物以扰，寒生春气，流水不冰。民病胃脘当心而痛，上支两胁，鬲咽不通，饮食不下，舌本强，食则呕，冷泄腹胀，溏泄瘕水闭，蛰虫不去①，病本于脾。冲阳绝，死不治。

少阴司天，热淫所胜，怫热至，火行其政。民病胸中烦热，溢干、右胠满、皮肤痛，寒热咳喘，大雨且至，唾血血泄，鼽衄嚏呕，溺色变，甚则疮疡胕肿、肩背臂臑及缺盆中痛，心痛肺䐜，腹大满，膨膨而喘咳，病本于肺。尺泽绝，死不治。

---

① 去：道藏本作"出"。

太阴司天，湿淫所胜，则沉阴且布，雨变枯槁，胕肿骨痛，阴痹。阴痹者，按之不得，腰脊头项痛、时眩、大便难，阴气不用，饥不欲食，咳唾则有血，心如悬，病本于肾。太溪绝，死不治。

少阳司天，火淫所胜，则温气流行，金政不平。民病头痛，发热恶寒而疟，热上（谓热格于上也）皮肤痛，色变黄赤，传而为水，身面肿、腹满仰息、泄注赤白、疮疡、咳唾血、烦心，胸中热，甚则䘌衄，病本于肺。天府绝，死不治。

阳明司天，燥淫所胜，则木乃晚荣，草乃晚生，筋骨内变。民病左胠胁痛，寒清于中，感而疟，大凉革候，咳，腹中鸣，注泄鹜溏，名木敛，生菀于下，草焦上首，心胁暴痛，不可反侧，嗌干面尘腰痛，丈夫癫疝，妇人少腹痛，目昧眦，疡疮痤痈，蛰虫来见，病本于肝。太冲绝，死不治。

太阳司天，寒淫所胜，则寒气反至，水且冰，血变于中，发为痈疡。民病厥心痛，呕血血泄，䘌衄善悲，时眩仆。运火炎烈，雨暴乃雹。胸腹满，手热肘挛掖肿，心澹澹大动，胸胁胃脘不安，面赤目黄，善噫嗌干，甚则色炲，渴而欲饮，病本于心。神门绝，死不治。

所谓动气，知其藏也（束六脉一句，神回气合）。

帝曰：善。治之奈何？岐伯曰：司天之气（接叙治法，以完上意），风淫所胜，平以辛凉，佐以苦甘，以甘缓之，以酸写之。热淫所胜，平以咸寒，佐以苦甘，以酸收之。湿淫所胜，平以苦热，佐以酸辛，以苦燥之，以淡泄之。湿上甚而热（独多一笔），治以苦温，佐以甘辛，以汗为故而止。火淫所胜，平以酸冷，佐以苦甘，以酸收之，以苦发之，以酸复之。热淫同。燥淫所胜，平以苦湿，佐以酸辛，以苦下之。寒淫所胜，平以辛热，佐以甘苦，以咸写之。

帝曰：善。邪气反胜，治之奈何（叙反胜之治法）？岐伯曰：风司于地，清反胜之，治以酸温，佐以苦甘，以辛平之。热司于地，寒反胜之，治以甘热，佐以苦辛，以咸平之。湿司于地，热反胜之，治以苦冷，佐以咸甘，以苦平之。火司于地，寒反胜之，治以甘热，佐以苦辛，以咸平之。燥司于地，热反胜之，治以辛寒，佐以苦甘，以酸平之，以和为制。寒司于地，热反胜之，治以咸冷，佐以甘辛，以苦平之。

帝曰：其司天邪胜何如？岐伯曰：风化于天，清反胜之，治以酸温，佐以甘苦。热化于天，寒反胜之，治以甘温，佐以苦酸辛。湿化于天，热反胜之，治以苦寒，佐以苦酸。火化于天，寒反胜之，治以甘热，佐以苦辛。燥化于天，热反胜之，治以辛寒，佐以苦甘。寒化于天，热反胜之，治以咸冷，佐以苦辛。

帝曰：六气相胜奈何（因反胜引到相胜）？相胜者得位而侮人，非反胜也。岐伯曰：厥阴之胜（叙六胜之病），耳鸣头眩，愦愦欲吐，胃鬲如寒，_{寒似当作"塞"。}大风数举，倮虫不滋。肤胁气并，化而为热，小便黄赤，胃脘当心而痛，上支两胁，肠鸣飧泄，少腹痛，注下赤白，甚则呕吐，鬲咽不通。少阴之胜，心下热，善饥，脐下反动，气游三焦。炎暑至，木乃津，草乃萎。呕逆躁烦，腹满痛溏泄，传为赤沃。太阴之胜，火气内郁，疮疡于中，流散于外，病在肤胁，甚则心痛，热格，_{谓热格于上也。}头痛喉痹项强。独胜则湿气内郁，寒迫下焦，痛留顶，互引眉间，胃满。雨数至，燥化乃见。少腹满，腰脽重强，内不便，善注泄，足下温，头重，足胫胕肿，饮发于中，胕肿于上。少阳之胜，热客于胃，烦心心痛，目赤欲呕，呕酸善饥，耳痛溺赤，善惊谵妄。暴热消烁，草萎水涸，介虫乃屈。少腹痛，下沃赤白。阳明之胜，清发于中，左肤胁痛，溏泄，内为嗌塞，_{嗌与噎同，与咽异，经文三字互用也。}外发癫疝。大凉肃杀，华英改容，毛虫乃殃。胸中不便，嗌塞而咳。太阳之胜，凝溧且至，非时水冰，羽乃后化。痔疟发，寒厥入胃则内生心痛，阴中乃疡，隐曲不利，互引阴股，筋肉拘苛，血脉凝泣，络满色变，或为血泄，皮肤痞肿，腹满食减，热反上行，头项囟顶脑户中痛，目如脱，寒入下焦，传为濡写。

帝曰：治之奈何（_{接叙治法，以完本义}）？岐伯曰：厥阴之胜，治以甘清，佐以苦辛，以酸写之。少阴之胜，治以辛寒，佐以苦咸，以甘写之，太阴之胜，治以咸热，佐以辛甘，以苦写之。少阳之胜，治以辛寒，佐以甘咸，以甘写之。阳明之胜，治以酸温，佐以辛甘，以苦泄之。太阳之胜，治以甘热，<small>林亿云：当作苦热。王冰云：六胜之至，皆先归其不胜，故先泻其不胜，次泻其来胜也。</small>佐以辛酸，以咸写之。

帝曰：六气之复何如（叙六复之病）？岐伯曰：悉乎哉问也！厥阴之复，少腹坚满，里急暴痛。偃木飞沙，倮虫不荣。厥心痛，汗发呕吐，饮食不入，入而复出，筋骨掉眩清厥，甚则入脾，食痹而吐。冲阳绝，死不治。

少阴之复，燠热内作，烦躁鼽嚏，少腹绞痛，火见燔焫，嗌燥，分注时止，气动于左，上行于右，咳，皮肤痛，暴瘖心痛，郁冒不知人，乃洒淅恶寒，振栗谵妄，寒已而热，渴而欲饮，少气骨痿，隔肠不便，外为浮肿哕噫。赤气后化，流水不冰，热气大行，介虫不复。病痱胗疮疡、痈疽痤痔，甚则入肺，咳而鼻渊。天府绝，死不治。

太阴之复，湿变乃举，体重中满，食饮不化，阴气上厥，胸中不便，饮发于中，咳喘有声。大雨时行，鳞见于陆，头顶痛重，而掉瘛尤甚，呕而密默，唾吐清液，甚则入肾，窍写无度。太溪绝，死不治。

少阳之复，大热将至，枯燥燔爇，介虫乃耗。惊瘛咳衄，心热烦躁，便数憎风，厥气上行，面如浮埃，目乃瞤瘛，火气内发，上为口糜呕逆，血溢血泄，发而为疟，恶寒鼓栗，寒极反热，嗌络焦槁，渴引水浆，色变黄赤，少气脉萎，化而为水，传为胕肿，甚则入肺，咳而血泄。尺泽绝，死不治。

阳明之复，清气大举，森木苍干，毛虫乃厉。病生胠胁，气归于左，善太息，甚则心痛，否满腹胀而泄，呕苦咳哕烦心，病在鬲中，头痛，甚则入肝，惊骇筋挛。太冲绝，死不治。

太阳之复，厥气上行，水凝雨冰，羽虫乃死，心胃生寒，胸鬲不利，心痛否满，头痛善悲，时眩仆食减，腰脽反痛，屈伸不便，地裂冰坚，阳光不治，少腹控睾，引腰脊，上冲心，唾出清水，及为哕噫，甚则入心，善忘善悲。神门绝，死不治。

帝曰：善。治之奈何（接叙治法以完本义）？岐伯曰：厥阴之复，治以酸寒，佐以甘辛，以酸写之，以甘缓之。

少阴之复，治以咸寒，佐以苦辛，以甘写之，以酸收之，辛苦发之，以咸软之。

太阴之复，治以苦热，佐以酸辛，以苦写之，燥之泄之。

少阳之复，治以咸冷，佐以苦辛，以咸软之，以酸收之，辛苦发之，发不远热，无犯温凉。少阴同法。

阳明之复，治以辛温，佐以苦甘，以苦泄之，以苦下之，以酸补之。

太阳之复，治以咸热，佐以甘辛，以苦坚之。

治诸胜复（总束上文），寒者热之，热者寒之，温者清之，清者温之，散者收之，抑者散之，燥者润之，急者缓之，坚者软之，脆者坚之，衰者补之，强者写之，各安其气，必清必静，则病气衰去，归其所宗，此治之大体也。以上备叙天泉胜复证治，大义已明，下文皆申叙前义也。

帝曰：善。气之上下何谓也（申释天地之位）？岐伯曰：身半以上，其气三矣，天之分也，天气主之；身半以下，其气三矣，地之分也，地气主之。以名命气，以气命处，而言其病（语意极显，天地乃借名耳）。半，所谓天枢也。

故上胜而下俱病者，以地名之；下胜而上俱病者，以天名之。所谓胜至，报气屈伏而未发也（递到胜复与天地作钩连之致）。复至则不以天地异名，皆如复气为法也。初胜必有复气深藏于内，故以天地异名，以示气有偏据，治宜安其屈伏也，复至则病从内发，往往上下俱病，而无分于升降矣。故可直治其复也。

帝曰：胜复之动（中释胜复之时），时有常乎？气有必乎？岐伯曰：时有常位，而气无必也。帝曰：愿闻其道也。岐伯曰：初气终三气，天气主之，胜之常也；四气尽终气，地气主之，复之常也。有胜则复，无胜则否。

帝曰：善。复已而胜何如？岐伯曰：胜至而复，无常数也，衰乃止耳。复已而胜，不复则害，此伤生也。此"胜至"谓复气之太过也，又必有复气之迭至，上文所谓复至不以天地。异名者，又未可泥也。治复更有安其屈伏之义矣。

帝曰：复而反病何也？岐伯曰：居非其位，不相得也。大复其胜，则主胜之，故反病也，所谓火燥热也。谓复而反病者，皆不当其时而发之太过之故也，如夏凉，而秋又大热之类。

帝曰：治之何如？岐伯曰：夫气之胜也，微者随之，甚者制之；气之复也，和者平之，暴者夺之。皆随胜气，安其屈伏，无问其数，以平为期，此其道也。上二段，申叙天地之位，胜复之时，当作一节读。

帝曰：善。客主之胜复奈何（又以客主之义，发明六气内外之病，亦与上胜复作钩连之致）？岐伯曰：客主之气，胜而无复也。帝曰：其逆从何如？岐伯曰：主胜逆，客胜从，天之道也。主胜，内伤也；客胜，外感也。故内重者逆，外重者从。

帝曰：其生病何如？岐伯曰：厥阴司天，客胜则耳鸣掉眩，甚则咳；主胜则胸胁痛，舌难以言。

少阴司天，客胜则鼽嚏，颈项强，肩背瞀热，头痛少气，发热耳聋目瞑，甚则胕肿血溢，疮疡咳喘；主胜则心热烦躁，甚则胁痛支满。

太阴司天，客胜则首面胕肿，呼吸气喘；主胜则胸腹满，食已而瞀。

少阳司天，客胜则丹胗外发，及为丹熛疮疡，呕逆喉痹，头痛嗌肿，耳聋血溢，内为瘛疭；主胜则胸满咳仰息，甚而有血，手热。

阳明司天，清复内余，则咳衄嗌塞，心鬲中热，咳不止，而白血出者死。

太阳司天，客胜则胸中不利，出清涕，感寒则咳；主胜则喉嗌中鸣。

厥阴在泉，客胜则大关节不利，内为痉强拘瘛，外为不便；主胜则筋骨繇并，腰腹时痛。

少阴在泉，客胜则腰痛，尻股膝髀腨胻足病，瞀热以酸，胕肿不能久立，溲便变；主胜则厥气上行，心痛发热，鬲中，众痹皆作，发于胠胁，魄汗不藏，四逆而起。

太阴在泉，客胜则足痿下重，便溲不时，湿客下焦，发而濡写，及为肿隐曲之疾；主胜则寒气逆满，食饮不下，甚则为疝。

少阳在泉，客胜则腰腹痛而反恶寒，甚则下白溺白；主胜则热反上行而客于心，心痛发热，格中而呕，少阴同候。

阳明在泉，客胜则清气动下，少腹坚满而数便写；主胜则腰重腹痛，少腹生寒，下为鹜溏，则寒厥于肠，上冲胸中，甚则喘不能久立。

太阳在泉，寒复内余，则腰尻痛，屈伸不利，股胫足膝中痛。

帝曰：善。治之奈何（接叙治法）？岐伯曰：高者抑之，下者举之，有余折之，不足补之，佐以所利，和以所宜，必安其主客，适其寒温，同者逆之，异者从之。

帝曰：治寒以热，治热以寒，气相得者逆之，不相得者从之，余以知之矣。其于正味何如？岐伯曰：木位之主，其写以酸（辨五味补泻），其补以辛（主以五藏言）；火位之主，其写以甘，其补以咸；土位之主，其写以苦，其补以甘；金位之主，其补以酸；水位之主，其写以咸，其补以苦。

厥阴之客（客以六气言），以辛补之，以酸写之，以甘缓之。少阴之客，以咸补之，以甘写之，以咸收之。太阴之客，以甘补之，以苦写之，以甘缓之。少阳之客，以咸补之，以甘写之，以咸软之。阳明之客，以酸补之，以辛写之，以苦泄之。太阳之客，以苦补之，以咸写之，以苦坚之，以辛润之，开发腠理，致津液通气也。以上详叙主客胜负之病，而以治法结之。主客即从上文天地胜复之中，分别内外之证，非别有一事也。自此以下，皆反复申明治法之义。

帝曰：善。愿闻阴阳之三也何谓（以阴阳承上文起）？岐伯曰：气有多少异用也。帝曰：阳明何谓也？岐伯曰：两阳合明也。帝曰：厥阴何也？岐伯曰：两阴交尽也。

帝曰：气有多少，病有盛衰，治有缓急，方有大小，愿闻其约奈何（从阴阳卸到病与治）？岐伯曰：气有高下，病有远近，证有中外，治有轻重，适其至所为故也（总叙一笔）。

《大要》曰：君一臣二，奇之制也；君二臣四，偶之制也；君二臣三，奇之制也；君二臣六，偶之制也。

故曰：近者奇之（叙用方之法），远者偶之，汗者不以奇，下者不以偶，补上治上制以缓，补下治下制以急，急

二五二

则气味厚，缓则气味薄，适其至所，此之谓也。

病所远而中道气味之者，食而过之，无越其制度也。是故平气之道，近而奇偶，制小其服也。远而奇偶，制大其服也。大则数少，小则数多。多则九之，少则二之。奇之不去则偶之，是谓重方。偶之不去则反佐以取之，所谓寒热温凉反从其病也。

帝曰：善。病生于本，余知之矣。生于标者，治之奈何？岐伯曰：病反其本，得标之病，治反其本，得标之方。以上论制方之法，收笔落到标本，与后节遥作上下钩连之致。

帝曰：善。六气之胜，何以候之？岐伯曰：乘其至也（叙六胜之病机），清气大来，燥之胜也，风木受邪，肝病生焉。热气大来，火之胜也，金燥受邪，肺病生焉。寒气大来，水之胜也，火热受邪，心病生焉。湿气大来，土之胜也，寒水受邪，肾病生焉。风气大来，木之胜也，土湿受邪脾病生焉。所谓感邪而生病也。乘年之虚，则邪甚也。失时之和亦邪甚也。遇月之空，亦邪甚也。重感于邪，则病危矣。有胜之气，其必来复也（补"复"字一笔，虑周藻密①）。

帝曰：其脉至何如（叙六胜之脉象）？岐伯曰：厥阴之至其脉弦，少阴之至其脉钩，太阴之至其脉沉，少阳之至大而浮，阳明之至短而涩，太阳之至大而长。"其脉至何如"

① 虑周藻密：思路严谨，措词缜密。藻：辞藻，措辞。密：缜密。

句，是问六胜之脉也，而此答以平脉者，得其平气而盛衰之致可推矣。故下文云。至而和则平，至而甚则病，至而反者病，至而不至者病，未至而至者病。阴阳易者危。以上叙六胜之病与脉，文气未完，当与下标本合为一节。

帝曰：六气标本所从不同奈何（遥承上节，病反其本，两"反"字来）？岐伯曰：气有从本者，有从标本者，有不从标本者也（叙标本之病）。帝曰：愿卒闻之。岐伯曰：少阳太阴从本，少阴太阳从本从标，阳明厥阴不从标本，从乎中也。故从本者化生于本，从标本者有标本之化，从中者以中气为化也。

帝曰：脉从而病反者（叙标本之脉），其诊何如？岐伯曰：脉至而从，按之不鼓，诸阳皆然。帝曰：诸阴之反，其脉何如？岐伯曰：脉至而从，按之鼓甚而盛也。

是故百病之起，有生于本者，有生于标者，有生于中气者，有取本而得者，有取标而得者，有取中气而得者，有取标本而得者，有逆取而得者，有从取而得者（叙标本之治）。逆，正顺也，若顺，逆也。

故曰：知标与本，用之不殆（唱叙标本之用，收束本节），明知逆顺，正行无问，此之谓也。不知是者，不足以言诊，足以乱经。故《大要》曰：粗工嘻嘻，以为可知，言热未已，寒病复始，同气异形，迷诊乱经。此之谓也。

夫标本之道，要而博，小而大，可以言一而知百病之害，言标与本，易而勿损，察本与标，气可令调，明知胜复，为万民式，天之道毕矣。以上叙标本之病与脉及治法。标本即从六胜中分辨出来，即报气届伏之意，本为胜，而复为标也。但胜复又各有标本，是病气传变之事也。

帝曰：胜复之变，早晏何如（上节重叙六胜，此节重叙六复）？岐伯曰：夫所胜者胜至已病，病已愠愠而复已萌也。夫所复者，胜尽而起（语气偏重复边），得位而甚，胜有微甚，复有少多，胜和而和，胜虚而虚（以上论胜复之机），天之常也。

帝曰：胜复之作，动不当位，或后时而至，其故何也（虽胜复并举，而所叙之事却偏重在复，细读《六元正纪论》便知此节大旨，已详于彼论五发之中也）？岐伯曰：夫气之生与其化衰盛异也。寒暑温凉盛衰之用，其在四维，故阳之动始于温，盛于暑；阴之动始于清，盛于寒；春夏秋冬各差其分。故《大要》曰：彼春之暖，为夏之暑，彼秋之忿，为冬之怒。谨按四维，斥候皆归，其终可见，其始可知。此之谓也（以上论早晏之时）。

帝曰：差有数乎？岐伯曰：又凡三十度也。"又"字无著，当是"差"之讹也。

帝曰：其脉应皆何如？岐伯曰：差同正法，待时而去也。正法即前节所叙六胜之脉也。盖某气之至，即见某脉，胜复与正化无二诊也。《脉要》曰：春不沉，夏不弦，冬不涩，秋不数，是谓四塞。沉甚曰病，弦甚曰病，涩甚曰病，数甚曰病，参见曰病，复见曰病，未去而去曰病，去而不去曰病，反者死。故曰气之相守司也，如权衡之不得相失也

（以上论早晏之脉）。夫阴阳之气清净，则生化治，动则苛疾起，此之谓也。

帝曰：幽明何如？岐伯曰：两阴交尽故曰幽，两阳合明故曰明。幽明之配，寒暑之异也。帝曰：分至何如？岐伯曰：气至之谓至，气分之谓分。至则气同，分则气异，所谓天地之正纪也（以上又补叙早晏两笔）。

帝曰：夫子言春秋气始于前，冬夏气始于后，余已知之矣。然六气往复，主岁不常也，其补写奈何（以下归到治法作收）？岐伯曰：上下所主，随其攸利，正其味，则其要也，左右同法。《大要》曰：少阳之主，先甘后咸；阳明之主，先辛后酸；太阳之主，先咸后苦；厥阴之主，先酸后辛；少阴之主，先甘后咸；太阴之主，先苦后甘。佐以所利，资以所生，是谓得气。以上叙胜复之时与脉与治，而偏重在复一边，与上节为对待，词意亦详略互出也。其带定"胜"字，与上节找到补"复"字同法。

帝曰：善。夫百病之生也，皆生于风寒暑湿燥火，以之化之变也（掀然大波起，从此至篇末，一气贯注）。

经言盛者写之，虚则补之，余锡以方士，而方士用之尚未能十全，余欲令要道必行，桴鼓相应，犹拔刺雪污，工巧神圣，可得闻乎？岐伯曰：审察病机，无失气宜，此之谓也。

帝曰：愿闻病机何如？岐伯曰：诸风掉眩，皆属于肝（施治必先知证，故先叙审证之法）；诸寒收引，皆属于肾；诸气膹郁，皆属于肺；诸湿肿满，皆属于脾；诸热瞀瘛，皆属于火；诸痛痒疮，皆属于心；诸厥固泄，皆属于下；诸痿喘呕，皆属于上；诸禁鼓栗，如丧神守，皆属于火；诸痉项强，皆属于湿；诸逆冲上，皆属于火；诸胀腹大，皆属于热；诸躁狂越，皆属于火；诸暴强直，皆属于风；诸病有声，鼓之如鼓，皆属于热；诸病胕肿，疼酸惊骇，皆属于火；诸转反戾，水液浑浊，皆属于热；诸病水液，澄澈清冷，皆属于寒，诸呕吐酸，暴注下迫，皆属于热。

故《大要》曰：谨守病机，各司其属，有者求之，无者求之，盛者责之，虚者责之，必先五胜，疏其血气，令其调达，而致和平（归到治法作收）。此之谓也。以上特笔提起以病机领起治法，为后半篇之冒。

帝曰：善。五味阴阳之用何如（叙五味阴阳，是调内病也）？岐伯曰：辛甘发散为阳，酸苦涌泄为阴，咸味涌泄为阴，淡味渗泄为阳。六者或收或散，或缓或急，或燥或润，或软或坚，以所利而行之，调其气使之①平也。

帝曰：非调气而得者，治之奈何？有毒无毒，何先何后，愿闻其道（叙有毒无毒，及制之大小，治外病也）。岐伯曰：有毒无毒，所治为主，适大小为制也。

帝曰：请言其制？岐伯曰：君一臣二，制之小也；君一臣三佐五，制之中也，君一臣三佐九，制之大也。

---

① 之：顾本作"其"。

寒者热之，热者寒之，微者逆之，甚者从之，坚者削之，客者除之，劳者温之，结者散之，留者攻之，燥者濡之，急者缓之，散者收之，损者温之，逸者行之，惊者平之，上之下之，摩之浴之，薄之劫之，开之发之，适事为故。以上论内外调治之大法。

帝曰：何谓逆从（接叙外病治法之逆从）？岐伯曰：逆者正治，从者反治，从少从多，观其事也。

帝曰：反治何谓？岐伯曰：热因寒用，寒因热用，塞因塞用，通因通用，必伏其所主，而先其所因，其始则同，其终则异，可使破积，可使溃坚，可使气和，可使必已。

帝曰：善。气调而得者何如（叙内病治法之逆从）？岐伯曰：逆之从之，逆而从之，从而逆之，疏气令调，则其道也。

帝曰：善。病之中外何如（合叙内外俱病治法之先后）？岐伯曰：从内之外者，调其内，从外之内者，治其外；从内之外而盛于外者，先调其内而后治其外，从外之内而盛于内者，先治其外而后调其内；中外不相及，则治主病。以上申"微者逆之，甚者从之"义。

帝曰：善。火热复，恶寒发热，有如疟状，或一日发，或间数日发，其故何也（另提以寒热之病引起寒热之治）？岐伯曰：胜复之气，会遇之时，有多少也。阴气多而阳气少，则其发日远；阳气多而阴气少，则其发日近。此胜复相薄，盛衰之节，疟亦同法。按：自火热至此，与上下文义不甚关切，亦恐错简。

帝曰：论言治寒以热，治热以寒（接叙寒热之治），而方士不能废绳墨而更其道也。有病热者寒之而热，有病寒者热之而寒，二者皆在，新病复起，奈何治之①？岐伯曰：诸寒之而热者取之阴；热之而寒者取之阳；所谓求其属也（此叙治之法）。

帝曰：善。服寒而反热，服热而反寒，其故何也？岐伯曰：治其王气，是以反也（此辨其治之理）。

帝曰：不治王而然者何也？岐伯曰：悉乎哉问也。不治五味属也（篇中处处归到五味，此更以五味合到五藏，是通篇治法之归宿也）。夫五味入胃，各归所喜，故②酸先入肝，苦先入心，甘先入脾，辛先入肺，咸先入肾，久而增气，物化之常也。气增而久，夭之由也。以上申"寒者热之，热者寒之"之义。

帝曰：善。方制君臣何谓也（从上文五味中分出君臣来）？岐伯曰：主病之谓君，佐君之谓臣，应臣之谓使，非上下三品之谓也。

帝曰：三品何谓？岐伯曰：所以明善恶之殊贯也（带叙三品之义）。

帝曰：善。病之中外何如（又从三品上中辨一笔）？此疑君

---

① 之：顾本无此字。
② 故：原作"攻"，据《素问》守山阁本改。

臣非三品者，将毋不问病之中外，而皆无择于善恶乎？下乃答以因病施法之旨，即上前有毒无毒所治，为主之义耳？**岐伯曰：调气之方，必别阴阳，定其中外，各守其乡。内者内治，外者外治，微者调之，其次平之，盛者夺之，汗者下之，寒热温凉，衰之以属，随其攸利，谨道如法，万举万全，气血正平，长有天命。**以上余波作结，读之悠然不尽。**帝曰：善。**

词清而辨理精而显，不入晦涩，不涉幽渺，广大浩博之中，有好整以暇之度，大论诸文，此篇最切于用。愿书万本诵万遍，口角流沫右手胝①。篇法有提掇，有关束，有穿插，有紧承，有遥接，有逆射，有顺拖，无法不备，无美不臻，处处见指点，懔挚神理，觉圣人慈祥恺恻②之心，千载下犹片片从面前流过也，岂非天地至文！合观通篇大意，固不外于审证施治，而头绪太繁，尤有可得而言者。起三节，叙天地人物之气化，固通篇之总冒也。次叙天泉胜复之病，而各以治法束之，看似详晰，实仍止浑，叙大体下乃申天地之位，申胜复之机，是释天泉胜复四项之义也。申论胜复之主客，是就前天泉胜复四项病证，分别有内伤外感之不同也。申论五味之补泻，是就前四项治法，分别有补泻之不同也。四段申释前义，犹觉有未尽之旨，于是以阴阳之三唱起，气有多少，方有大小，即接发六胜之病机脉象，与治法之有标本也。接发六复之差度，脉变与治法，五味之先后也。大义已无遗矣，犹恐词繁难寻要领也，于是重行提起，总括百病病机于十九条。百病者，赅内外而言也。故接叙调内者，五味阴阳之用；治外者，有毒无毒；方剂大小之制；逆之从之之理，寒之热之之义，而仍

---

① 愿书万本诵万遍，口角流沫右手胝：语出唐·李商隐诗《韩碑》。
② 恺恻：和乐恻隐。意思是对受苦难的人表示同情，心中不忍。

以方之君臣，病之中外结之。通篇大旨论证，则以分别内外为重，论治则以五味补泻为重也。详篇中主客之义，与前人所诠殊不相侔，窃以为必内伤外感之辨也。如太阳司天而主胜者，即为内寒盛于上焦立影也；太阳司天而客胜者，即为外寒中于上焦立影也；太阳在泉而主胜者，即为内寒盛于下焦立影也；太阳在泉而客胜者，即为外寒中于下焦立影也。余气同此。

著至教论篇第七十五

黄帝坐明堂召雷公而问之曰：子知医之道乎？雷公对曰：诵而颇能解，解而未能别，别而未能明，明而未能彰，读书能分出如许心界，方为有得。解者，知其词说也；别者，知其意之所指也；明者，知其理之根源也；彰者，知其理之无不通也。足以治群僚，不足至侯王，愿得受树天之度（有故作佶屈①之态），四时阴阳合之，别星辰与日月光，以彰经术，后世益明，上通神农，著至教，疑于二皇。林亿云：疑，全元起本作"拟"。

帝曰：善。无失之，此皆阴阳表里，上下雌雄相输应也。而道上知天文，下知地理，中知人事，可以长久，以教众庶，亦不疑殆，医道论篇，可传后世，可以为宝。

雷公曰：请受道，讽诵用解（以上泛论）。帝曰：子不闻《阴阳传》乎？曰：不知。曰：夫三阳天为业（以下专论三阳）。林亿云：天，《太素》作"太"。上下无常，合而病至，偏害阴阳。

雷公曰：三阳莫当，请闻其解。帝曰：三阳独至者，

---

① 佶屈：曲折义，形容文字艰涩难懂。

是三阳并至，并至如风雨，上为巅疾，下为漏病。林亿云：漏病，二便不禁也。外无期，内无正，不中经纪，诊无上下，以书别之^①。

雷公曰：臣治疏愈，说意而已。帝曰：三阳者至阳也，积并则为惊，病起疾风，至如礔砺，九窍皆塞，阳气滂溢，干嗌喉塞。即所谓阴不胜其阳，脉流薄疾并乃狂也。并于阴则上下无常，薄为肠澼，此谓三阳直心，坐不得起，卧者便身全，《甲乙经》作"卧便身重"。三阳之病也^②。

且以知天下，何以别阴阳，应四时，合之五行。

雷公曰：阳言不别，阴言不理，请起受解，以为至道。

帝曰：子若受传，不知合至道以惑师教，语子至道之要。病伤五藏，筋骨以消，子言不明不别，是世主学尽矣。肾且绝，恍恍日暮，从容不出，人事不殷。此盖肾绝之病情也，然文义不全，当有断简。

文义不全，当有断简。论三阳并至，义颇精，可识巅厥诸暴病之机矣。

示从容论篇第七十六

黄帝燕坐，召雷公而问之曰：汝受术诵书者，若能览观杂学，及于比类，通合道理，为余言子所长，五藏六

---

① 之：顾本无。
② 也：顾本无。

府，胆胃大小肠，脾胞膀胱，脑髓涕唾，哭泣悲哀，水所从行，此皆人之所生，治之过失，子务明之，可以十全，即不能知，为世所怨。雷公曰：臣请诵《脉经上下篇》，甚众多矣，别异比类，犹未能以十全，又安足以明之。

帝曰：子别试通五藏之过，六府之所不和，针石所败，毒药所宜，汤液滋味，具言其状，悉言以对，请问不知。雷公曰：肝虚肾虚脾虚，皆令人体重烦冤，当投毒药刺灸砭石汤液，或已，或不已，愿闻其解。帝曰：公何年之长而问之少，余真问以自谬也。吾问子窈冥，子言《上下篇》以对，何也？夫脾虚浮似肺，肾小浮似脾，肝急沉散似肾，此皆工之所时乱也，然从容得之。若夫三藏土木水参居，此童子之所知，问之何也？篇首至此分两段读，笔意忽离忽即，忽操忽纵，两"何也"逼得紧。

雷公曰：于此有人，头痛，筋挛骨重，怯然少气，哕噫腹满，时惊不嗜卧，此何藏之发也？脉浮而弦，切之石坚，不知其解，复问所以三藏者，以知其比类也。帝曰：夫从容之谓也（神来之笔）。夫年长则求之于府，年少则求之于经，年壮则求之于藏。今子所言皆失，八风菀熟，五藏消烁，传邪相受。夫浮而弦者，是肾不足也；沉而石者，是肾气内著也（一喷一醒）；怯然少气者，是水道不行，形气消索也；咳嗽烦冤者，是肾气之逆也。一人之气，病在一藏也。若言三藏俱行，不在法也。此四句义有难晓。一人之气病兼二三藏者，事之所常有，经之所已言也。即如脉之浮弦，而按之石坚者，固曾见之矣，岂此文别有专指耶？

雷公曰：于此有人，四肢解墯，喘咳血泄，而愚诊之，以为伤肺，切脉浮大而紧，愚不敢治，粗工下砭石，病愈多出血，血止身轻，此何物也？帝曰：子所能治，知亦众多，与此病失矣。譬以鸿飞，亦冲于天。夫圣人之治病，循法守度，援物比类，化之冥冥，循上及下，何必守经。今夫脉浮大虚者，是脾气之外绝，去胃外归阳明也（语意可玩）。脾气不根，外浮于经，故脉浮大，是阴气外越也。夫二火不胜三水，是以脉乱而无常也。紧脉，左右弹而无常，是寒盛而阳气不得伸也。四肢解墯，此脾精之不行也。喘咳者，是水气并阳明也。血泄者，脉急血无所行也。经脉得寒而缩急，血不得畅行而旁溢也。若夫以为伤肺者，折转。若失以狂也。不引比类，是知不明也。夫伤肺者（申伤肺之证，是比类之法也），脾气不守，胃气不清，经气不为使，真藏坏决，经脉傍绝，五藏漏泄，不衄则呕，此二者不相类也。"二"字是合伤肺，与上脾病言之。譬如天之无形，地之无理，白与黑相去远矣。是失，吾过矣。以子知之，故不告子，明引比类从容，是以名曰诊轻，轻，当作"经"。是谓至道也。

笔机清利，掉运极灵，而乏深厚宽博之致。论诸脉主病，确凿不移。"一人之气，病在一藏"二语，读者当以意会之。可见古人审病之精，必推见病气发原之一藏，以为施治之的。

疏五过论篇第七十七

黄帝曰：呜呼远哉！闵闵乎若视深渊，若迎浮云，视深渊尚可测，迎浮云莫知其际。圣人之术，为万民式，论裁志意，必有法则，循经守数，按循医事，为万民副。故事有五过四德（总提），汝知之乎？雷公避席再拜曰：臣年幼小，蒙愚以惑，不闻五过与四德，比类形名，虚引其经，心无所对（一顿）。诵其词而未得其意也。帝曰：凡未诊病者（分叙，以下皆七情内伤之病），必问尝贵后贱，虽不中邪，病从内生，名曰脱营。尝富后贫，名曰失精，五气留连，病有所并。医工诊之，不在藏府，不变躯形，诊之而疑，不知病名。身体日减，气虚无精，病深无气，洒洒然时惊。病深者，以其外耗于卫，内夺于荣也①。良工所失，不知病情，此②治之一过也。

欲③诊病者，必问饮食居处，暴乐暴苦，始乐后苦，皆伤精气，精气竭绝，形体毁沮。暴怒伤阴，暴喜伤阳，厥气上行，满脉去形。愚医治之，不知补写，不知病情，精华日脱，邪气乃并，此治之二过也。

善为脉者，必以比类奇恒，从容知之，为工而不知道，此诊之不足贵，此治之三过也。诊有三常，必问贵贱，封君败伤，及欲侯王。故贵脱势，虽不中邪，精神内伤，身必败亡。始富后贫，虽不伤邪，皮焦筋屈，痿躄为挛。医不能严，不能动神，外为柔弱，乱至失常，病不能

---

① 也：顾本无。
② 此：顾本后有"亦"字。
③ 欲：顾本前有"凡"字。

移，则医事不行，此治之四过也。

凡诊者，必知终始，有知余绪，切脉问名，当合男女。离绝菀结，忧恐喜怒，五藏空虚，血气离守，工不能知，何术之语？尝富大伤，斩筋绝脉，身体复行，令泽不息，故伤败结，留薄归阳，脓积寒炅。粗工治之，亟刺阴阳，身体解散，四肢转筋，死日有期。医不能明，不问所发，唯言死日，亦为粗工，此治之五过也。凡此五者，皆受术不通（总束），人事不明也。故曰：圣人之治病也（振起，以圣人镇住通篇全局），必知天地阴阳，四时经纪，五藏六府，雌雄表里，刺灸砭石、毒药所主，从容人事，以明经道，贵贱贫富，各异品理，问年少长，勇怯之理，审于分部，知病本始，八正九候，诊必副矣。

治病之道（反唱叹作收），气内为宝，循求其理，求之不得，过在表里。守数据治，无失俞理，能行此术，终身不殆。不知俞理，五藏菀熟，痈发六府，诊病不审，是谓失常。谨守此治，与经相明。《上经》《下经》，揆度阴阳，奇恒五中，决以明堂，审于终始，可以横行。

流利疏畅，似非太古之文。

徵四失论篇第七十八

黄帝在明堂，雷公侍坐。黄帝曰：夫子所通书受事众多矣，试言得失之意，所以得之，所以失之（造句颇灵）。雷公对曰：循经受业，皆言十全，其时有过失者，请闻其事解也。帝曰：子年少智未及邪？将言以杂合耶？夫经脉十二，络脉三百六十五，此皆人之所明知，工之所循用也。所以不十全者，精神不专，志意不理，外内相失，故时疑殆。诊不知阴阳逆从之理，此治之一失矣。受师不卒，妄作杂术，谬言为道，更名自功，妄用砭石，后遗身咎，此治之二失也。不适贫富贵贱之居，坐之薄厚，形之寒温，不适饮食之宜，不别人之勇怯，不知比类，足以自乱，不足以自明，此治之三失也。诊病不问其始，忧患饮食之失节，起居之过度，或伤于毒，不先言此，卒持寸口，何病能中？妄言作名，为粗所穷，此治之四失也。是以世人之语者，驰千里之外，不明尺寸之论，诊无人事。治数之道，从容之葆，坐持寸口，诊不中五脉，百病所起，始以自怨，遗师其咎。是故治不能循理，弃术于市，妄治时愈，愚心自得（句法颇练）。呜呼！窈窈冥冥，孰①知其道？道之大者，拟于天地，配于四海，汝不知道之论，受以明为晦。

　　所论医失，乃下士浇风，岂明堂大论哉！不独文章气体之薄矣。

---

　　① 孰：顾本作"熟"。

卷二十四

阴阳类论篇第七十九

　　孟春始至，黄帝燕坐，临观八极，正八风之气，而问雷公曰：阴阳之类，经脉之道，五中所主，何藏最贵？雷公对曰：春甲乙，青中主，肝治七十二日，是脉之主时，臣以其藏最贵。帝曰：却念上下经，阴阳从容，子所言贵，最其下也（一顿）。雷公致斋七日，旦复侍坐。帝曰：三阳为经，二阳为维，一阳为游部，此知五藏终始。三阳①为表，二阴为里，一阴至绝作朔晦，却具合以正其理。雷公曰：受业未能明。帝曰：所谓三阳者（分叙三阳三阴），太阳为经，三阳脉至手太阴，弦浮而不沉，决以度，察以心，合之阴阳之论。所谓二阳者，阳明也，至手太阴，弦而沉急不鼓，炅至以病皆死。一阳者，少阳也，至手太阴，上连人迎，弦急悬不绝，此少阳之病也，专阴则死。三阴者，六经之所主也，交于太阴，伏鼓不浮，上空志心。二阴至肺，其气归膀胱，外连脾胃。一阴独至，经绝，经气外浮，不能内合，故脉浮滑，按之即空。气浮不鼓，钩而滑。此六脉者（总束上文，以上重论阴阳之脉也），乍阴乍

---

　　① 三阳：《类经·疾病类·阴阳贵贱合病》作"三阴"，义胜。

阳，交属相并，缪通五藏，合于阴阳，先至为主，后至为客。脉至有先后，所谓头本也。主客未详，或者此先至，指其人之常脉也，后至指其脉之乍变也。

雷公曰：臣悉尽意，受传经脉，颂得从容之道，以合《从容》，不知阴阳，不知雌雄。帝曰：三阳为父（又总提），二阳为卫，一阳为纪；三阴为母，二阴为雌，一阴为独使。二阳一阴（又分叙），阳明主病，不胜一阴，软而动①，九窍皆沉。三阳一阴，太阳脉胜，一阴不能止，内乱五藏，外为惊骇。二阴二阳，病在肺，少阴脉沉，胜肺伤脾，外伤四肢。二阴二阳皆交至，病在肾，骂詈妄行，巅疾为狂。二阴一阳，病出于肾，阴气客游于心，脘下空窍堤，闭塞不通，四肢别离。阴气即肾气也，上逆心包，下控少腹膀胱，以致闭塞不通，四肢别离，是心疝也。窍堤者，窍以为通，堤以为束，即膀胱也。一阴一阳代绝，代绝，软弱之极也。此阴气至心，上下无常，出入不知，喉咽干燥，病在土脾。二阳三阴，至阴皆在，阴不过阳，阳气不能止阴，阴阳并绝，阴阳二气隔而不和，是气血不能相从也。浮为血瘕，沉为脓胕。阴阳皆壮，下至阴阳，若二气皆壮而不和，是即阴阳并至也，必见证于前后二阴，谓二便之或不通，或不禁也。上合昭昭，下合冥冥，诊决死生之期，遂合岁首。

雷公曰：请问短期。黄帝不应。雷公复问。黄帝曰：在经论中。雷公曰：请闻短期。黄帝曰：冬三月之病（紧

---

① 软而动：《甲乙经》卷四第一前有"脉"字。

顶"期"字说下），病合于阳者，至春正月，脉有死征，皆归出春。冬三月之病，在理已尽，四字当有错落。草与柳叶皆杀，【春】林亿云：《太素》无"春"字。阴阳皆绝，期在孟春。春三月之病，曰阳杀，阴阳皆绝，期在草干。夏三月之病，至阴不过十日，阴阳交，期在溓水。秋三月之病，三阳俱起，不治自已。阴阳交合者，立不能坐，坐不能起。三阳独至，期在石水。二阴林亿云：全元起本作"三阴"。独至，期在盛水。

风神朗秀，气体大方。

方盛衰论篇第八十

雷公请问：气之多少，何者为逆？何者为从？黄帝答曰：阳从左，阴从右，老从上，少从下。是以春夏归阳为生，归秋冬为死，反之，则归秋冬为生。是以气多少，逆皆为厥（总冒）。无论气之多少，但逆皆为厥也。问曰：有余者厥耶？答曰：一上不下，寒厥到膝（此逆而下寒重者），少者秋冬死，老者秋冬生。气上不下（此逆而上起重者，言其证以有余，而实起于不足也，诊者每易眩惑），头痛巅疾，求阳不得，求阴不审，五部隔无征，若居旷野，若伏空室，绵绵乎属不满日（一顿）。是以少气之厥（直指少气之厥），令人妄梦，其极至迷。三阳绝，三阴微，是为少气。言其脉浮极而沉微，是气并于阳而阴不足也。是以肺气虚，则使人梦见白物，见人斩血藉藉，得其时则梦见兵战。肾气虚，则使人梦见舟船溺人，得其时则梦伏水中，若有畏恐。肝气虚，则梦见菌香按：《脉经》作"园苑"。林亿云：全注云：菌香是桂。生草，得其时则梦伏树下不敢起。心气虚，则梦救火阳物，得其时则梦燔灼。脾气虚，则梦饮食不足，得其时则梦筑垣盖屋。此皆五藏气虚，阳气有余，阴气不足，合之五诊，调之阴阳，以在《经脉》（顿住，以下唱叹前意作结）。诊有十度，度人脉度、藏度、肉度、筋度、俞度。阴阳气尽，人病自具（提二句）。脉动无常（泛论脉气之变），散阴颇阳，脉脱不具，诊无常行，诊必上下，度民君卿，受师不卒，使术不明，不察逆从，是为妄行，持雌失雄，弃阴附阳，不知并合，诊故不明（顿一笔），传之后世，反论自章（论诊脉之难）。至阴虚，天气绝（遥承三阳绝，三阴微来，交互以申其义，归到阴阳并交）；至阳盛，地气不足；阴阳并交，至人之所行。阴阳并交者，阳气先至，阴气后至。阴阳和同，则先后相从，浮沉相得也，先至后至，脉来之头本也。是以圣人持诊之道（落到圣人），先后阴阳而持之，奇恒之势乃六十首，诊合微之事，追阴阳之变，章五中之情，其中之论，取虚实之要，定五度之事，知此乃足以诊。是以切阴不得阳，诊消亡（又反叙以游衍交势）；得阳不得阴，守学不湛；知左不知右，知右不知左，知上不知下，知先不知后，故治不久。知丑知善，知病知不病，知高知下，知坐知起，知行知止，用之有纪，诊道乃具，万世不殆。起所有余，知所不足，度事上下，脉事因格。是以形弱气虚死；形气有余，脉①不足死；脉气有余，形气不足生（折入正面，收束通篇）。是以诊有大方，坐起有常，出入有行，以转神明，必清必净，上观下观，司八正邪，别五中部，按脉动静，循尺滑涩，寒温之意，视其大小，合之病能，逆从以得，复知病名，诊可十全，不失人情。故诊之，或视息视意，故不失条理，道甚明察，故能长久。不知此道，失经绝理，妄言妄期，此谓失道。

　　发挥"厥"字，以"虚"字为根源，以"阴阳并交"为归宿，层次清楚，笔致松秀。

解精微论篇第八十一

　　黄帝在明堂，雷公请曰：臣受业传之，行教以经论，从容形法，阴阳刺灸，汤药所滋；行治有贤不肖，未必能十全。若先言悲哀喜怒，燥湿寒暑，阴阳妇女，请问其所以然者，卑贱富贵，人之形体所从，君下通使，临事以适道术，谨闻命矣。请问有毚愚仆漏之间，不在经者，欲闻其状。帝曰：大矣（顿住）。以上间间布置，若无意为文者。公请问：哭泣而泪不出者，若出而少涕，其故何也（点明本义）？帝曰：在经有也（略顿）。复问：不知水所从生（进楼一笔），涕所从出也。帝曰：若问此者，无益于治也（又略顿），工之所知，道之所生也。夫心者（振起，先理头绪），五藏之专精也；目者，其窍也；华色者，其荣也。是以人有

---

　　① 脉：顾本后有"气"字。

德也，则气和于目；有亡，忧知于色（从旁面指证）。是以
悲哀则泣下，泣下水所由生（合到正意）。水宗者，积水也；
积水者，至阴也；至阴者，肾之精也。宗精之水所以不出
者，是精持之也，辅之裹之，故水不行也。夫水之精为
志，火之精为神，水火相感，神志俱悲，是以目之水生
也。故谚言曰：心悲名曰志悲。志与心精，共凑于目也。
是以俱悲则神气传于心，精上不传于志，而志独悲，故泣
出也（应泣出）。神气传于心，则精一于上而下，绝于志，志遂独，
而悲生矣。独，孤悄之意也。泣涕者脑也，脑者阴也，髓者骨
之充也，故脑渗为涕。志者骨之主也，是以水流而涕从之
者，其行类也。夫涕之与泣者，譬如人之兄弟，急则俱
死，生则俱生，其志以早悲，是以涕泣俱出而横行也。夫
人涕泣俱出而相从者，所属之类也（应涕出）。雷公曰：大
矣（顿住）。请问人哭泣而泪不出者，若出而少，涕不从之
何也？帝曰：夫泣不出者，哭不悲也。不泣者，神不慈
也。神不慈则志不悲，阴阳相持，是精不上，志不独也。泣安
能独来？夫志悲者惋，惋则冲阴，阴者脑也。冲阴则志去
目，志去则神不守精，精神去目，涕泣出也。且子独不诵
不念夫经言乎，厥则目无所见。夫人厥则阳气并于上（又
旁证一笔），阴气并于下。是精上不传于志的影子。阳并于上，
则火独光也；阴并于下，则足寒，足寒则胀也。夫一水不

胜五火，故目眦盲。是以气①目之热气也。冲风，泣下而不止。夫风之中目也，阳气内守于精，是火气燔目，故见风则泣下也。有以比之，夫火疾风生乃能雨（又以旁证作结），此之类也。

　　紧圆秀润，无笔不转，无转不灵，最宜学步。铸词颇见名贵，其操纵伸缩，皆有可寻之迹。真是金针线脚，初学之阶梯也。

---

　　①　气：顾本无。

遗　篇

刺法论篇第七十二^①

黄帝问曰：升降不前，气交有变，即成暴郁，余已知之。如何预救生灵，可得却乎？岐伯稽首再拜对曰：昭乎哉问！臣闻夫子言，既明天元，须穷法刺，可以折郁扶运，补弱全真，写盛蠲余，令除斯苦。帝曰：愿卒闻之。岐伯曰：升之不前，即有甚凶也。木欲升，而天柱窒抑之，木欲发郁，亦须待时，当刺足厥阴之井。火欲升，而天蓬窒抑之，火欲发郁，亦须待时，君火相火，同刺包络之荥。土欲升，而天冲窒抑之，土欲发郁，亦须待时，当刺足太阴之俞。金欲升，而天英窒抑之，金欲发郁，亦须待时，当刺手太阴之经。水欲升而天芮窒抑之，水欲发郁，亦须待时，当刺足少阴之合。

帝曰：升之不前，可以预备，愿闻其降，可以先防。岐伯曰：既明其升，必达其降也。升降之道，皆可先治也。木欲降而地晶窒抑之，降而不入，抑之郁发，散而可得位，降而郁发，暴如天间之待时也，降而不下，郁可速矣。降可折其所胜也，当刺手太阴之所出，刺手阳明之所

---

① 刺法论篇第七十二：顾本缺，据道藏本、读书堂本补。

入。火欲降而地玄窒抑之，降而不入，抑之郁发，散而可矣①。当折其胜，可散其郁，当刺足少阴之所出，刺足太阳之所人②。土欲降而地苍窒抑之，降而不下，抑之郁发③，散而可入。当折其所胜，可散其郁，当刺足厥阴之所出，刺足少阳之所入。金欲降而地肜窒抑之，降而不下，抑之郁发，散而可入。当折其胜，可散其郁，当刺心包络所出，刺手少阳所入也。水欲降而地阜窒抑之，降而不下，抑之郁发，散而可入。当折其土，可散其郁，当刺足太阴之所出，刺足阳明之所入。

帝曰：五运之至，有前后与升降往来，有所承抑之，可得闻乎刺法？岐伯曰：当取其化源也。是故太过④取之，不及资之。太过④取之，次抑其郁，取其运之化源，令折郁气。不及扶资，以扶运气，以避虚邪也。【资取之法今出《密语》】。黄帝问曰：升降之刺，以知要⑤，愿闻司天未得迁正，使司化之失其常政，即万化之或其皆妄然⑥，与民为病，可得先除，欲济群生，愿闻其说。岐伯稽首再拜曰：悉乎哉问！言其至理，圣念慈悯，欲济群生，臣乃

---

① 散而可矣：据下文例应为"散而可入"。
② 人：读书堂本、道藏本均作"入"，义胜。
③ 抑之郁发：读书堂本、道藏本前有"散"字，据上下文例疑为衍文。
④ 太过：读书堂本、道藏本皆作"大过"。
⑤ 以知要：《类经·运气类·司天不迁正不退位之刺》为"以知其要"，句顺。
⑥ 即万化之或其皆妄然：读书堂本"即万化之"后缺文。道藏本作"即万化之机，其皆妄然"，义胜。

尽陈斯道，可申洞微。太阳复布，即厥阴不迁正，不迁正即气塞于上，当写足厥阴之所流。厥阴复布，少阴不迁正，不迁正气塞于上，当刺心包络脉之所流。少阴复布，太阴不迁正，不迁正即气留于上，当刺足太阴之所流。太阴复布，少阳不迁正，不迁正则气塞未通，当刺手少阳之所流。少阳复布，则阳明不迁正，不迁正则气未通上，当刺手太阴之所流。阳明复布，太阳不迁正，不迁正则复塞其气，当刺足少阴之所流。

帝曰：迁正不前，以通其要，愿闻不退，欲折其余，无令过失，可得明乎？岐伯曰：气过有余，复作布正，是名不过①位也，使地气不得后化，新司天未可迁正，故复布化令如故②也。

巳亥之岁，天数有余，故厥阴不退位也，风行于上，木化布天，当刺足厥阴之所入。子午之岁，天数有余，故少阴不退位也，热行于上，火余化布天，当刺手厥阴之所入。丑未之岁，天数有余，故太阴不退位也，湿行于上，雨化布天，当刺足太阴之所入。寅申之岁，天数有余，故少阳不退位也，热行于上，火化布天，当刺手少阳之所入。卯酉之岁，天数有余，故阳明不退位也，金行于上，燥化布天③，当刺手太阴之所入。辰戌之岁，天数有余，

---

① 过：据上下文宜为"退"。

② 化令如故也：读书堂本作"化令如故也"，道藏本作"化令如旧岁"。疑道藏本误。

③ 金行……布天：读书堂本、道藏本无。

故太阳不退位也，寒行于上，凛①水化布天，当刺足少阴之所入。故天地气逆，化成民病，以法刺之，预可平疴。

黄帝问曰：刚柔二干，失守其位，使天运之气皆虚乎？与民为病，可得平乎？岐伯曰：深乎哉问！明其奥旨，天地迭移，三年化疫，是谓根之可见，必有逃门。假令甲子，刚柔失守，刚未正，柔孤而有亏，时序不令，即音律非从，如此三年，变大疫也。详其微甚，察其浅深，欲至而可刺，刺之，当先补肾俞，次三日，可刺足太阴之所注。又有下位己卯不至，而甲子孤立者，次三年作土疬，其法补写，一如甲子同法也。其刺以毕，又不须夜行及远行，令七日洁，清净斋戒。所有自来肾有久病者，可以寅时面向南，净神不乱思，闭气不息七徧，以引颈咽气顺之，如咽甚硬物，如此七徧后，饵舌下津令无数。

假令丙寅，刚柔失守，上刚干失守，下柔不可独主之，中水运非太过，不可执法而定之，布天有余，而失守上正，天地不合，即律吕音异，如此即天运失序，后三年变疫。详其微甚，差有大小，徐至即后三年，至甚即首三年，当先补心俞，次五日，可刺肾之所入。又有下位地甲子，辛巳柔不附刚，亦名失守，即地运皆虚，后三年变水疬，即刺法皆如此矣。其刺如毕，慎其大喜欲情于中，如不忌，即其气复散也。令静七日，心欲实，令少思。

---

① 凛：据上文例，此字疑衍。

假令庚辰，刚柔失守，上位失守，下位无合，乙庚金运，故非相招，布天未退，中运胜来，上下相错，谓之失守，姑洗林钟，商音不应也。如此则天运化易，三年变大疫。详其天数，差有微甚，微即微，三年至，甚即甚，三年至，当先补肝俞，次三日，可刺肺之所行。刺毕，可静神七日，慎勿大怒，怒必真气却散之。又或在下，地甲子乙未失守者，即乙柔干①，即上庚独治之，亦名失守者，即□□②孤主之，三年变疠，名曰金疠，其至待时也，详其地数之等③差，亦推其微甚，可知迟速尔。诸位乙庚失守，刺法同，肝欲平，即勿怒。

假令壬午，刚柔失守，上壬未迁正，下丁独然，即虽阳年，亏及不同，上下失守，相招其有期，差之微甚，各有其数也。律吕二角，失而不和，同音有日，微甚如见，三年大疫，当刺脾之俞，次三日，可刺肝之所出也。刺毕，静神七日，勿大醉歌乐，其气复散，又勿饱食，勿食生物，欲令脾实，气无滞饱，无久坐，食无太酸，无食一切生物，宜甘宜淡。又或地下甲子，丁酉失守其位，未得中司，即气不当位，下不与壬奉合者，亦名失守，非名合德，故柔不附刚，即地运不合，三年变疠。其刺法，一如木疫之法。

---

① 即乙柔干：读书堂本同，道藏本作"即一柔干"。

② □□：道藏本、读书堂本亦缺。人民卫生出版社 1963 年版《素问》为"天运"二字。

③ 等：读书堂本同，道藏本缺文。

假令戊申，刚柔失守，戊癸虽火运，阳年不太过也，上失其刚，柔地独主，其气不正，故有邪干，迭移其位，差有浅深，欲至将合，音律先同，如此天运失时，三年之中，火疫至矣。当刺肺之俞。刺毕，静神七日，勿大悲伤也，悲伤即肺动，而真气复散也。人欲实肺者，要在息气也。又或地下甲子，癸亥失守者，即柔失守位也，即上失其刚也，即亦名戊癸不相合德者也，即运与地虚，后三年变疠，即名火疠。是故立地五年，以明失守，以湿法刺，于是疫之与疠，即是上下刚柔之名也，穷归一体也。即刺疫法，只有五法，即总其诸位失守，故只归五行而统之也。

黄帝曰：余闻五疫之至，皆相染易，无问大小，病状相似，不施救疗，如何可得不相移易者？岐伯曰：不相染者，正气存内，邪不可干，避其毒气，天牝从来，复得其往，气出于脑，即不邪干。气出于脑，即室先想心如日。欲将入于疫室，先想青气自肝而出，左行于东，化作林木；次想白气自肺而出，右行于西，化作戈甲；次想赤气自心而出，南行于上，化作焰明；次想黑气自肾而出，北行于下，化作水；次想黄气自脾而出，存于中央，化作土。五气护身之毕，以想头上如北斗之煌煌，然后可入于疫室。又一法：于春分之日，日未出而吐之。又一法：于雨水日后三浴，以药泄汗。又一法：小金丹方：辰砂二两，水磨雄黄一两，叶子雌黄一两，紫金半两，同入合中，外固了，地一尺筑地实，不用炉，不须药制，用火二十斤煅之也，七日终，候冷七日取，次日出合子，埋药地中七日，取出，顺日研之三日，炼白沙蜜为丸，如梧桐子大，每日望东吸日华气一口，冰水下一丸，和气咽之，服十粒，无疫干也。

黄帝问曰：人虚即神游失守位，使鬼神外干，是致夭亡，何以全真？愿闻刺法。岐伯稽首再拜曰：昭乎哉问！谓神移失守，虽在其体，然不致死，或有邪干，故令夭寿。只如厥阴失守，天以虚，人气肝虚，感天重虚，即魂游于上，邪干厥大气，身温犹可刺之，刺其足少阳之所过，次刺肝之俞。人病心虚，又遇君相二火司天失守，感而三虚，遇火不及，黑尸鬼犯之，令人暴亡，可刺手少阳之所过，复刺心俞。人脾病，又遇太阴司天失守，感而三虚，又遇土不及，青尸鬼邪犯之于人，令人暴亡，可刺足阳明之所过，复刺脾之俞。人肺病，遇阳明司天失守，感而三虚，又遇金不及，有赤尸鬼干人，令人暴亡，可刺手阳明之所过，复刺肺俞。人肾病，又遇太阳司天失守，感而三虚，又遇水运不及之年，有黄尸鬼干犯人正气，吸人神魂，致暴亡，可刺足太阳之所过，刺足少阳之俞。

黄帝问曰：十二藏之相使，神失位，使神彩之不圆，恐邪干犯，治之可刺，愿闻其要。岐伯稽首再拜曰：悉乎哉，问至理，道真宗！此非圣帝，焉究斯源？是谓气神合道，契符上天。心者，君主之官，神明出焉，可刺手少阴之源。肺者，相傅之官，治节出焉，可刺手太阴之源。肝者，将军之官，谋虑出焉，可刺足厥阴之源。胆者，中正之官，决断出焉，可刺足少阳之源。膻中者，臣使之官，喜乐出焉，可刺心包络所流。脾为谏议之官，知周出焉，可刺脾之源。胃为仓廪之官，五味出焉，可刺胃之源。大肠者，传道之官，变化出焉，可刺大肠之源。小肠者，受盛之官，化物出焉，可刺小肠之源。肾者，作强之官，伎巧出焉，刺其肾之源。三焦者，决渎之官，水道出焉，刺三焦之源。膀胱者，州都之官，精液藏焉，气化则能出矣，刺膀胱之源。凡此十二官者，不得相失也。是故刺法有全神养真之旨，亦法有修真之道，非治疾也，故要修养和神也。道贵常存，补神固根，精气不散，神守不分，然即神守而虽不去亦全真，人神不守，非达至真，至真之要，在乎天玄，神守天息，复入本元，命曰归宗。

本病论篇第七十三①

"本病"当与"本藏"、"本腧"、"本神"同体，不得仍讲升降不前之事。

黄帝问曰：天元九窒，余已知之，愿闻气交，何名失守？岐伯曰：谓其上下升降，迁止退位，各有经论，上下各有不前，故名失守也。是故气交失易位，气交乃变，变易非常，即四时失序，万化不安，变民病也。帝曰：升降

---

① 本病论篇第七十三：顾本缺，据道藏本、读书堂本补。

不前，愿闻其故。气交有变，何以明知？岐伯曰：昭乎问哉！明乎道矣。气交有变，是谓天地机，但欲降而不得降者，地窒刑之。又有五运太过，而先天而至者，即交不前，但欲升而不得其升，中运抑之，但欲降而不得其降，中运抑之。于是有升之不前，降之不下者，有降之不下，升而至天者，有升降俱不前，作如此之分别，即气交之变，变之有异，常各各不同，灾有微甚者也。帝曰：愿闻气交遇会胜抑之由，变成民病，轻重如何？岐伯曰：胜相会，抑伏使然。是故辰戌之岁，木气升之，主逢天柱，胜而不前。又遇庚戌，金运先天，中运胜之，忽然不前。木运升天，金乃抑之，升而不前，即清生风少，肃杀于春，露霜复降，草木乃萎。民病温疫早发，咽嗌乃干，四肢满，肢节皆痛。久而化郁，即大风摧拉，折陨鸣紊。民病卒中偏痹，手足不仁。

是故巳亥之岁，君火升天，主窒天蓬，胜之不前。又厥阴未迁正，则少阴未得升天，水运以至其中者，君火欲升，而中水运抑之，升之不前，即清寒复作，冷生旦暮。民病伏阳，而内生烦热，心神惊悸，寒热间作。日久成郁，即暴热乃至，赤风肿翳，化疫，温疠暖作，赤气瘴而化火疫，皆烦而躁渴，渴甚，治之以泄之可止。

是故子午之岁，太阴升天，主窒天冲，胜之不前。又或遇壬子，木运先天而至者，中木运抑之也。升天不前，即风埃四起，时举埃昏，雨湿不化。民病风厥涎潮，偏痹不随，胀满。久而伏郁，即黄埃化疫也。民病夭亡，脸肢胕，黄疸，满闭，湿令弗布，雨化乃微。

是故丑未之年，少阳升天，主窒天蓬，胜之不前。又或遇太阴未迁正者，即少阴未升天也，水运以至者。升天不前，即寒雾反布，凛冽如冬，水复涸，冰再结，暄暖乍作，冷复布之，寒暄不时。民病伏阳在内，烦热生中，心神惊骇，寒热间争，以成久郁，即暴热乃生，赤风气瞳翳，化成郁疠，乃化作伏热内烦，痹而生厥，甚则血溢。

是故寅申之年，阳明升天，主窒天英，胜之不前。又或遇戊申戊寅，火运先天而至，金欲升天，火运抑之，升之不前，即时雨不降，西风数举，咸卤燥生。民病上热，喘嗽血溢。久而化郁，即白埃翳雾，清生杀气。民病胁满悲伤。寒鼽嚏嗌干，手拆皮肤燥。

是故卯酉之年，太阳升天，主窒天芮，胜之不前。又遇阳明未迁正者，即太阳未升天也，土运以至。水欲升天，土运抑之，升之不前，即湿而热蒸，寒生两间。民病注下，食不及化。久而成郁，冷来客热，冰雹卒至。民病厥逆而哕，热生于内，气痹于外，足胫酸疼，反生心悸懊热，暴烦而复厥。

黄帝曰：升之不前，余已尽知其旨。愿闻降之不下，可得明乎？岐伯曰：悉乎哉问！是之谓天地微旨，可以尽陈斯道，所谓升已必降也。至天三年，次岁必降，降而入地，始为左间也。如此升降往来，命之六纪者矣。

是故丑未之岁，厥阴降地，主窒地晶，胜而不前。又或遇少阴未退位，即厥阴未降下，金运以至中。金运承之，降之未下，抑之变郁，木欲降下，金承之，降而不下，苍埃远见，白气承之，风举埃昏，清燥①行杀，霜露复下，肃杀布令。久而不降，抑之化郁，即作风燥相伏，暄而反清，草木萌动，杀霜乃②，蛰③未见，惧清伤藏。

是故寅申之岁，少阴降地，主窒地玄，胜之不入。又或遇丙申丙寅，水运太过，先天而至。君火欲降，水运承之，降而不下，即彤云才见，黑气反生，暄暖如舒，寒常布雪，凛冽复作，天云惨凄。久而不降，伏之化郁，寒胜复热，赤风化疫，民病面赤心烦，头痛目眩也，赤气彰而温病欲作也。

是故卯酉之岁，太阴降地，主窒地苍，胜之不入。又或少阳未退位者，即太阴未得降也，或木运以至。木运承之，降而不下，即黄云见而青霞彰，郁蒸作而大风，雾翳埃胜，折损乃作。久而不降也，伏之化郁，天埃黄气，地布湿蒸，民病四肢不举，昏眩肢节痛，腹满填臆。

是故辰戌之岁，少阳降地，主窒地玄，胜之不入。又或遇水运太过，先天而至也。水运承之，火降不下④即彤云才见，黑气反生，暄暖欲生，冷气卒至，甚即冰雹也。

---

① 燥：道藏本作"躁"。
② 杀霜乃：脱文。后疑脱"下"字。
③ 蛰未见：脱文。疑蛰后脱"虫"字。
④ 火降不下：道藏本作"水降不下"。

久而不降，伏之化郁，冷气复热，赤风化疫，民病面赤心烦，头痛目眩也，赤气彰而热病欲作也。

是故巳亥之岁，阳明降地，主窒地彤，胜而不入。又或遇太阴未退位，即少阳未得降，即火运以至之。火运承之不下，即天清而肃，赤气乃彰，暄热反作。民皆昏倦，夜卧不安，咽干引饮，懊热内烦，大清朝暮，暄还复作。久而不降，伏之化郁，天清薄寒，远生白气。民病掉眩，手足直而不仁，两胁作痛，满目忙忙。

是故子午之年，太阳降地，主窒地阜，胜之，降而不入。又或遇土运太过，先天而至。土运承之，降而不入，即天彰黑气，暝暗凄惨，才施黄埃，而布湿寒化，令气蒸湿，复令久而不降，伏之化郁。民病大厥，四肢重怠，阴痿少力，天布沉阴，蒸湿间作。

帝曰：升降不前，晰知其宗，愿闻迁正，可得明乎？岐伯曰：正司中位，是谓迁正位，司天不得其迁正者，即前司天以过交司之。即遇司天太过有余日也，即仍旧治天数，新司天未得迁正也。厥阴不迁正，即风暄不时，花卉萎瘁，民病淋溲，目系转，转筋，喜怒，小便赤。风欲令而寒由不去，温暄不正，春正失时。

少阴不迁正，即冷气不退，春冷后寒，暄暖不时。民病寒热，四肢烦痛，腰脊强直。木气虽有余，位不过于君火也。

太阴不迁正，即云雨失令，万物枯焦，当生不发。

民病手足肢节肿满，大腹水肿，填臆不食，飧泄，胁满，四肢不举。雨化欲令，热犹治之，温煦于气，亢而不泽。

少阳不迁正，即炎灼弗令，苗莠不荣，酷暑于秋，肃杀晚至，霜露不时。民病瘤疟骨热，心悸惊骇，甚时血溢。

阳明不迁正，则暑化于前，肃杀于后，草木反荣。民病寒热鼽嚏，皮毛折，爪甲枯燋①，甚则喘嗽息高，悲伤不乐。热化乃布，燥化未令，即清劲未行，肺金复病。

太阳不迁正，即冬清反寒，易令于春，杀霜在前，寒冰于后，阳光复治，凛冽不作，雾云待时。民病温疠至，喉闭嗌干，烦燥而渴，喘息而有音也。寒化待燥，犹治天气，过失序，与民作灾。

帝曰：迁正早晚，以命其旨，愿闻退位，可得明哉？岐伯曰：所谓不退者，即天数未终，即天数有余，名曰复布政，故名曰再治天也，即天令如故而不退位也。

厥阴不退位，即大风早举，时雨不降，湿令不化，民病温疫，疵废风生，民病皆肢节痛，头目痛，伏热内烦，咽喉干引饮。

少阴不退位，即温生春冬，蛰虫早至，草木发生，民

---

① 燋：道藏本作"焦"。

病膈热咽干，血溢惊骇，小便赤涩，丹瘤疮疡留毒。

太阴不退位，而取寒暑不时，埃昏布作，湿令不去，民病四肢少力，食饮不下，泄注淋满，足胫寒，阴痿闭塞，失溺小便数。

少阳不退位，即热生于春，暑乃后化，冬温不冻，流水不冰，蛰虫出见，民病少气，寒热更作，便血上热，小腹坚满，小便赤沃，甚则血溢。

阳明不退位，即春生清冷，草木晚荣，寒热间作，民病呕吐暴注，食饮不下，大便干燥，四肢不举，目瞑掉眩。

太阳不退位，即春寒复作，冰雹乃降，沉阴昏翳，二之气寒犹不去，民病痹厥，阴痿失溺，腰膝皆痛，温疠晚发①。

帝曰：天岁早晚，余以知之，愿闻地数，可得闻乎？岐伯曰：地下迁正升②及退位不前之法，即地土产化万物失时之化也。帝曰：余闻天地二甲子，十干十二支，上下经纬天地，数有迭移，失守其位，可得昭乎？岐伯曰：失之迭位者，谓虽得岁正，未得正位之司，即四时不节，即生大疫。【注《玄珠密语》云：阳年三十年，除六年天刑，计有太过二十四年，除此六年，皆作太过之用，令不然之旨。今言迭支迭位，皆可作其不及也。】此数语上，明有

---

① 太阳不退位……温疠晚发：原脱，据读书堂本补。
② 升：后疑脱"天"字。

"注"字以冠之，即前篇资取之法今出《密语》，亦注文也。《元珠密语》乃王冰所撰，二篇固伪托，亦何至以此语入黄帝口中，是可知注者之陋极矣。

假令甲子阳年土运太窒，如癸亥天数有余者，年虽交得甲子，厥阴犹尚治天，地已迁正，阳明在泉，去岁少阳以作右间，即厥阴之地阳明，故不相和奉者也。癸巳相会，土运太过，虚反受木胜，故非太过也，何以言土运太过？况黄钟不应太窒，木既胜而金还复，金既复而少阴如至，即木胜于火，而金复微，如此则甲己失守，后三年化成土疫，晚至丁卯，早至丙寅，土疫至也，大小善恶，推其天地，详乎太一。又只如甲子年，如甲至子而合，应交司而治天，即下己卯未迁正，而戊寅少阳未退位者，亦甲己下有合也，即土运非太过，而木乃乘虚而胜土也。金次又行，复胜之，即反邪化也。阴阳天地殊异尔，故其大小善恶，一如天地之法旨也。

假令丙寅阳年太过，如乙丑天数有余者，虽交得丙寅，太阴尚治天也。地已迁正，厥阴司地，去岁太阳以作右间，即天太阴而地厥阴①，故地不奉天化也。乙辛相会，水运太虚，反受土胜，故非太过，即太簇之管，太羽不应，土胜而雨化，水②复即风，此者丙辛失守其会，后三年化成水疫，晚至己巳，早至戊辰，甚即速，微即徐，水

① 厥阴：原脱"阴"字。据读书堂本补。
② 水：疑为"木"字之误。

疫至也。大小善恶，推其天地数，及太乙游宫。又只如丙寅年，丙至寅且合，应交司而治天，即辛巳未得迁正，而庚辰太阳未退位者，亦丙辛不合德也。即水运亦小，虚而小胜，或有复，后三年化疠，名曰水疠，其状如水疫，治法如前。

假令庚辰阳年太过，如己卯天数有余者，虽交得庚辰年也，阳明犹尚治天，地以迁正，太阴司地，去岁少阴，以作右间，即天阳明而地太阴也，故地不奉天也。乙巳相会，金运太虚，反受火胜，故非太过也。即姑洗之管，太商不应，火胜热化，水复寒刑，此乙庚失守，其后三年，化成金疫也。速至壬午，徐至癸未，金疫至也。大小善恶，推本年天数及太一也。又只如庚辰，如庚至辰，且应交司而治天，即下乙未未得迁正者，即地甲午少阴未退位者，且乙庚不合德也，即下乙未干失刚，亦金运小虚也。有小胜或无复，后三年化疠，名曰金疠，其状如金疫也，治法如前。

假令壬午阳年太过，如辛巳天数有余者，虽交后壬午年也，厥阴犹尚治天。地已迁正，阳明在泉，去岁丙申少阳，以作右间，即天厥阴而地阳明，故地不奉天者也。丁辛相合会，木运太虚，反受金胜，故非太过也。即蕤宾之管，太角不应。金行燥胜，火化热复，甚即速，微即徐，疫至大小善恶，推疫至之年天数及太一。又只如壬至午，且应交司而治之，即下丁酉未得迁正者，即地下丙申少阳未得退位者，见丁壬不合德也，即丁柔干失刚，亦木运小虚也，有小胜小复。后三年化疠，名曰木疠，其状如风疫，法治如前。

假令戊申阳年太过，如丁未天数太过者，虽交得戊申年也，太阴犹尚治天。地已迁正，厥阴在泉，去岁壬戌太阳，以退位作右间，即天丁未，地癸亥，故地不奉天化也。丁癸相会，火运太虚，反受水胜，故非太过也。即夷则之管，上太徵不应，此戊癸失守其会，后三年化疫也，速至庚戌，大小善恶，推疫至之年天数及太一。又只如戊申，如戊至申，且应交司而治天，即下癸亥未得迁正者，即地下壬戌太阳未退位者，见戊癸未合德也，即下癸柔干失刚，见火运小虚也，有小胜，或无复也。后三年化疠，名曰火疠也，治法如前。治之法，可寒之泄之。

黄帝曰：人气不足，天气如虚，人神失守，神光不聚，邪鬼干人，致有夭亡，可得闻乎？岐伯曰：人之五藏，一藏不足，又会天虚，感邪之至也。人忧愁思虑即伤心，又或遇少阴司天，天数不及，太阴作接间至，即谓天虚也，此即人气天气同虚也。又遇惊而夺精，汗出于心，因而三虚，神明失守。心为君主之官，神明出焉，神失守位，即神游上丹田，在帝太一帝君泥丸君下，神既失守，神光不聚，却遇火不及之岁，有黑尸鬼见之令人暴亡。人饮食劳倦即伤脾，又或遇太阴司天，天数不及，即少阳作接间至，即谓之虚也，此即人气虚而天气虚也。又遇饮食饱甚，汗出于胃，醉饱行房，汗出于脾，因而三虚，脾神失守。脾为谏议之官，智周出焉，神既失守，神光失位而不聚也，却遇土不及之年，或己年或甲年失守，或太阴天虚，青尸鬼见之，令人卒亡。

人久坐湿地，强力入水，即伤肾。肾为作强之官，伎巧出焉，因而三虚，肾神失守，神志失位，神光不聚，却遇水不及之年，或辛不会符，或丙年失守，或太阳司天虚，有黄尸鬼至，见之令人暴亡。

人或恚怒，气逆上而不下，即伤肝也。又遇厥阴司天，天数不及，即少阴作接间至，是谓天虚也，此谓天虚人虚也。又遇疾走恐惧，汗出于肝，肝为将军之官，谋虑出焉，神位失守，神光不聚。又遇木不及年，或丁年不符，或壬年失守，或厥阴司天虚也，有白尸鬼见之，令人暴亡也（热伤肺一条）。已上五失守者，天虚而人虚也，神游失守其位，即有五尸鬼干人，令人暴亡也，谓之曰尸厥。人犯五神易位，即神光不圆也，非但尸鬼，即一切邪犯者，皆是神失守位故也。此谓得守者生，失守者死，得神者昌，失神者亡。

二篇义浅笔稚，世皆斥其伪矣，揣其时当出于王启玄①之后，刘

---

① 王启玄：王冰，唐著名医学家。号启玄子。因重行注释编次《素问》，并补入运气七篇，对保存古代医籍和解释古奥文字有所贡献，其所注《增广补注黄帝内经素问》，至今岐黄家奉为圭臬。

温舒①之前，决非温舒所自作也。时有古义杂出其间，如"入疫室者先存想五藏之神"，见于巢氏《病源候论》，即其分辨五疫、五疠成于三年，俱卓有精义，必有所受之矣。第篇中仅排次其位，而无所发明其理，注中更引用咒语，尤为鄙俚。故二篇者，纪数之文也，不当以义理绳之。

---

① 刘温舒：宋医学家。著有《素问入式运气论奥》，该书补入《刺法论》《本病论》。

周 序①

　　大先兄澄之观察②，生而好学，自幼入塾，沉酣经史词章之学，口不绝吟，手不停披，往往寒不思衣，饥不思食。中年以后，积劳多病，时医每至束手，乃发奋专攻医学。取《黄帝内经》日夜研求，豁然贯通，若有神助。继则遍阅历代名医著作，于仲景《伤寒论》、王氏《脉诀》诸书，尤有心得。凡前人有未发明者，或有误解者，皆一一阐明而纠正之。晚年乃举所属稿手订成编，并取古书之重要者，如《神农本草经》、王叔和《脉经》，精为校刊，以饷后学。盖积三十年之精力，乃得观成，而吾兄之心血亦瘁③于斯矣，故未周甲④而逝。生平淡于名利，虽承先公贵显之后，而布衣蔬食，其刻苦有非寒士所能及者。乙酉膺拔萃⑤，戊子举于

---

① 周序：出自《周氏医学丛书》1936 年福慧双修馆缩印影印本。
② 观察：清代对道员的尊称。
③ 瘁：劳累，困病。
④ 周甲：满六十年。干支纪年一甲子为六十年，故称。
⑤ 膺拔萃：被选拔为拔贡。膺，指膺选，当选义；拔萃，清代用以代称拔贡。

乡，壬辰成进士，就内阁中书，截取①同知②，分南河③，历任扬军厅④，兼管河务。趋公所至，皆以书簏⑤自随，丹铅满几，寝馈不辍。自僚友以至齐民⑥，遇奇险之症，踵门求诊，无不应手辄验，故一时颂声著于大江南北。民国修《清史》，采访舆论⑦，为著列传，以表彰之。顾其书卷帙繁重，邮筒不便，是以四方同志每苦无从觅寄。今用影印缩为袖珍本，分赠各图书馆，并寄南北各书坊发行，以广流传。俾读者知中国医学为数千年神圣相传之精微，迥出寻常技术之上，而吾兄生平阐明医理以饷后学之志，亦可告慰矣。书既印成，爰志其原委于此。

中华⑧二十五年十一月至德⑨周学熙

---

① 截取：清制，根据官员食俸年限及科分、名次，核定其截止期限，由吏部予以选用，称为截取。又举人于中式后经过三科，由本省督抚给咨赴吏部候选，亦称截取。

② 同知：官名。清代唯府州及盐运使置同知，府同知即以同知为官称，州同知称州同，盐同知称盐同。

③ 分南河：分管南河事务。清雍正七年（1729）改河道总督为江南河道总督，掌管防治江南（今江苏、安徽两省）境内的黄河、运河、洪泽湖、海口等。时称总督为南河总督，所管理诸河为南河。

④ 扬军厅：清代地方行政机构。

⑤ 书簏：藏书用的竹箱子。

⑥ 齐民：犹平民。《庄子·渔父》："上以忠于世主，下以化于齐民。"《汉书·食货志下》："世家子弟富人或斗鸡走狗马，弋猎博戏，辞齐民。"颜师古注引如淳曰："齐，等也。无有贵贱，谓之齐民，若今言平民矣。"

⑦ 舆论：公众的言论。

⑧ 中华：指中华民国。

⑨ 至德：即建德县。民国三年（1914）改建德县为秋浦县，民国二一年（1932）又改秋浦县为至德县。

校注后记

一、作者生平考

《内经评文素问》为清·周学海撰。周学海（1856—1906），字澄之，建德（今安徽东至）人，周氏生平见于《散原精舍文集》卷六"浙江候补道周君墓志铭"、《周氏医学丛书》缩印影印本（1936）中其弟周学熙的序言和《清史稿·列传·周学海传》。周氏曾为光绪十八年进士，任内阁中书，官至浙江候补道。周氏自幼入塾，早年沉酣于经史词章之学，中年始发奋攻读医学，对《黄帝内经》《伤寒论》《脉经》犹有心得，服膺张璐、叶桂两家，证治每取张璐。《清史稿》载：在江淮为官期间，时诊治疑难杂症，无不应手辄效，声名日隆。

二、著作与版本流传考证

《内经评文》于清光绪二十四年（1898）刊行，分为《内经评文素问》和《内经评文灵枢》两部分。现存《内经评文素问》分别收录于《内经评文》单行本和《周氏医学丛书》丛书本中，经研究两个本子版式、内容完全一样，字体及排版完全一致，甚至各栏线断裂的位置和长度都完全一致，而且都有"光绪戊戌皖南建德周氏藏版"的牌记，可见两版本是出于同一藏版印刷，前后年代相差不过数年。比较发现，丛书本有字体残缺、字迹模糊现象，确定单行本刊印早于丛书本。1936 年其弟周学熙因四方同志每苦无从觅寄其书，为广流传，遂用《周氏医学丛书》（丛书本）影印缩为袖珍本，分增各图书馆，并寄南北各书坊发行。1984 年江苏广陵古籍出版社重印《周氏医学丛书》，经与广陵古籍出版社联系，其所刊行丛书仍是采用"光绪戊戌皖南建德周氏藏版"重印发行。由此可以确认，目前各图书馆所藏《内经评文素问》古籍本皆是同一藏版印刷，属于同一版本系统。

三、著作内容与学术影响考证

《中国医籍提要》中称《内经评文》为《内经》善本，但认为周氏评文为乡夫子语。郑洪新等主编《周学海医学全书》中校注《内经评文素问》，以校为主，基本未见注释。书末《周学海医学学术思想研究》一文，主要是参考了《读医随笔》中的内容，说明周学海对《内经》的发挥。对评文的价值则分两方面论述，一是剖析层次利于研求经旨，一是勘误求真。可见，近人对《内经评文素问》的研究甚少，可能因为周氏常年"沉酣经史词章之学"，评文中指掌典故甚丰，读者非古文功底深厚者莫能明，阅读起来有一定难度。

通过深入研究，我们认为《中国医籍提要》中称周氏评文为乡夫子语的评语有失公允。《左传·襄公二十五年》引孔子的话说："言之无文，行之不远。"意思是说，文章如果没有文采是不会流传久远的。《黄帝内经》流传至今，被古今医家争相诵读，奉为圭臬，这虽然与其所阐发的中医经典理论有关，但实际上也与其用辞奥雅、结构紧凑、文理清晰有关。然自全元起、杨上善、王冰以降，虽《内经》注疏纷杂，但未有点评其文理者。

周氏沉酣经史辞章之学，又精通医道，在诵读《内经》时，关注到《内经》的文理修辞，惊讶于"其内益于身心性命，外裨于文章功力，有胜于泛读空文万万者"，遂"仿茅鹿门、储同人评《左氏传》《战国策》文例，取两经之文，为之分析腠理，指点起伏，使览者见其脉络贯通，义理昭著，抑扬顿挫，情韵流连"。周氏实乃以辞章之学评点《内经》文理之第一人。

四、《内经评文素问》的评注特色

郑洪新认为，周氏"品评文章中重于经文结构，文理神韵的研究为其一大特色"[郑洪新·明清名医全书大成：周学海医学全书．北京：[M]，中国中医药出版社，1999：657]的观点是极为准确的。评文以旁注、夹注、篇尾小结的形式，对《内经》每篇详细品评，便于读者领悟经文。我们认为，周氏评点经文主要体现以下特色：

1. 分析全文结构，有助研习经旨

周氏十分精细地对每篇经文的结构段落进行点评，以使经文层次井然，文理清晰，帮助读者更好地理解经文原意。如《素问·痹论》中，周氏将全文分了七节，分别概括了每节所述内容：

"黄帝问曰：痹之安生……所谓痹者，各以其时重感于风寒湿之气也。"周评曰："此第一节，凡三段。叙三痹是病原，叙五痹、五藏痹乃病机也。三段冒全篇，首段又冒次二段，末句虽是束上而又领下，一笔两用，山断云连。"

"凡痹之客五藏者……若沃以汤，涩于小便，上为清涕。"周评曰："此第二节，叙五藏六府之痹证也。此处顿断，谓五藏六府风寒湿之痹证毕矣。而五藏六府之痹，不仅因此也，此特三气之先伤于阳，而渐内舍于阴者耳。若夫饮食居处，径伤于阴，其痹聚不尤易乎！故下文阴气者，乃承上文更进一层说法。"

"阴气者，静则神藏，躁则消亡……其留皮肤间者易已。"周评曰："此第三节，重叙五藏内伤之痹，而以生死之故束之。"

"帝曰：其客于六府者何也……岐伯曰：五藏有俞，六府有合，循脉之分，各有所发，各随其过，则病瘳也。"周评曰："此第四节，轻叙府痹之亦有内因，而以治法总束之，应分两段读。痹之大义，至此已尽。下三节申论病机，抱定三气，语不离宗。"

每段评述指出了段落大意及段落之间的层递关系。读周氏评文，对《素问·痹论》之结构、内容了然于胸，如一位医学大师逐字逐句、逐层逐段细细讲解，娓娓道来。

2. 提炼全篇要点，分析入微入细

为读者正确理解经义，周氏每篇经文必精点全文奥旨，指出重要词句的作用，为强调词句在文中的作用，多用"总挈全篇""开门见山""另提""直下""束上即以起下，一笔两用"等语。如《素问·上古天真论》"上古之人，其知道者"句后，周氏立刻点评"提出'道'字，为一篇主脑"，使人知晓本篇为论养生之道专篇。

3. 分析重点句式，评点写作手法

周氏评文，常详细指出经文的写作手法和句式，引起读者重视。《素问·阴阳应象大论》"阳化气，阴成形"句，周氏指出此句为上下文之过渡，"二句从无形卸到有形，是中间一纽"，从论自然之阴阳转而阐发人体之阴阳，起到承上启下之作用。

《素问·气厥论》篇文字不多，采用排比句式，一气呵成，周氏对此写作手法大加赞叹："中间十六排，前以一句提，后以一句结，自古文阵之奇，未有过于此者。十六排或短或长，或急或缓，照应俱在有意无意之间，大致与《刺疟》相似，宽平正大之中，自具一片生机，真化工之笔。"尤其认为最后一句"故得之气厥也"为点睛之笔："'厥'字点睛欲飞，中间十六移字全注在此。"周氏的点评使读者了解了《内经》文字句式的多样和唯美。

如《素问·诊要经终论》的尾评是："首言人气，次言刺法，次言刺逆，而以经终结之，层次井井，排偶到底，法律整齐，此极冠冕文字。《灵》《素》皆善于用整，妙于用排，使读者不觉其板，圣神传道之文如是。"认为篇中运用了递进、排偶手法，使人清楚地了解本篇的结构、笔法、文字特点等。

4. 语言博奥典雅，诗词典故熨帖

周氏评文中喜用诗词典故，体现了周氏深厚的古文修养。如周氏评《素问·上古天真论》最后一段："四项衔接而下，有宣圣中行狂狷之思，直起直落，阵势奇横。"这里的"宣圣"指的是孔子。汉平帝元始元年谥孔子为褒成宣公。此后历代王朝皆尊孔子为圣人，诗文中多称为"宣圣"。"中行狂狷"是《论语·子路》的话："子曰：'不得中行而与之，必也狂狷乎！狂者进取，狷者有所不为也。'"何晏《集解》引包咸曰："中行，行能得其中者，言不得中行则欲得狂狷者。狂者，进取于善道。狷者，守节无为。"在《素问·阴阳离合论》中周氏尾评有一句话："龙门之桐，高百尺而无枝。"这句话语出汉·枚乘《七发》："龙门之桐，高百尺而无枝。"后人以"百尺无枝"比喻极罕见的坚拔有用之材。有时周氏甚至直接引用古诗词来表达自己的意思，如在《素问·至真要大论》评注中引用唐·李商隐《韩碑》诗"愿书万本诵万遍，口角流沫右手胝"来表达对经文的贪婪痴迷之情，大赞该篇"觉圣人慈祥恺恻之心，千载下犹片片从面前流过也，岂非天地至文"！

5. 校勘文字精妙，所论颇有见地

周氏虽然十分推崇《内经》，但亦不盲从，对经文中错简、讹误运用训诂、音韵、校勘等方法考证古义，明确提出自己的看法，凡一百余处，大多甚有见地，多被后世医家所引用、采信。如《素问·诊要经终论》"春刺散俞，及与分理，血出而止，甚者传气，间者环也"句后，周氏先引"林亿云：《太素》作'环已'"，后提出自己的看法："按：病甚者得刺即流通，其气可渐愈矣。若轻者病旋已也。"非常符合临床实践。再如《素问·三部九候论》"留瘦不移，节而刺之"句，周氏认为："'瘦'乃'瘢'之讹也。"《素问·阴阳应象大论》"阴阳者，万物之能始也"句，有人认为"能"为"胎"之借字。如果能作"胎"解，与文中"始"字同义，有始无终，不合常理。周氏认为，"能"当作"终"。经文原义，豁然而解。

6. 教导经文读法，彰显坟典神韵

周氏为了让读者更好地理解经文神韵，甚至指点如何正确诵读。如《素问·上古天真论》开篇，周氏点拨读者"高唱而入"："昔在黄帝"句要"一顿"，"生而神灵，弱而能言，幼而徇齐，长而敦敏"句，要"四句一气读"，"成而登天"四字要"逐字重读、缓读"。评文中经常有"略顿""反顿""提唱"等语，提示经文正确读法。

周氏毫不掩饰其对《内经》的喜爱，以及诵读经文的兴奋心情，在评文中大胆地抒发自己的情感。在《素问·

咳论》尾评中写道:"前总论,后分叙,意象渊涵,生机洋溢,读者不知手之舞之足之蹈之也。前以五藏六府皆有咳,挈起下截;后以关于肺,回应上截。前主肺以融贯五藏六府,后叙五藏六府而归于肺,上下纽合一片,不分两橛。"手舞足蹈之景象跃然纸上。在《素问·脉要精微论》尾评中说:"熟读《周易》六十四,便知《内经》之理,非圣人不能发;熟读《周官》三百六,便知《内经》之文,非圣人之才不能作也。真所谓天理烂熟之书。"赞叹溢美之词有感而发。

总之,周氏以新奇的角度来评点《内经》,使读者豁然开朗、耳目一新,实为《素问》研读者之优秀参读本。

总 书 目

I

IV